Achim Stenzel

Verschmerzt! 99

hypnotische Angebote bei chronischen Schmerzen

CIP-Medien

Bibliografische Information der Deutschen Nationalbibliothek

Die Deutsche Nationalbibliothek verzeichnet diese Publikation in der Deutschen Nationalbibliografie; detaillierte bibliografische Daten sind im Internet über http://dnb.d-nb.de abrufbar.

1. Auflage 2009
CIP-Medien, München
ISBN 978-3-932096-86-0

Bezugsquelle:
CIP-Medien
Nymphenburger Str. 185
80634 München
Fax 089-132133
E-Mail: cipmedien@aol.com
www.cip-medien.com

Cover: Silvia Pohl
Coverabbildung: Simone Stenzel
Layout: Lucy S. Wiedner

Inhalt

Substitution

Migräneprophylaxe

Symptomorientierte Techniken – Ablenkung vom Schmerz 134

Sich vom Schmerz distanzieren

Veränderung des Zeitgefühls

Das Paradies muss darin bestehen, dass ein Schmerz aufhört. Aber das bedeutet doch, dass wir im Paradies leben, solange wir keine Schmerzen haben! Und wir merken es nicht!

Lars Gustafsson, 1978

Der Autor

Achim Stenzel ist Diplom-Psychologe, Psychologischer Psychotherapeut, Verhaltenstherapeut, spezieller Schmerzpsychotherapeut, Klinischer Hypnotherapeut und war lange Jahre Leitender Psychologe der Bad Mergentheimer Schmerzkliniken. Seit 2008 arbeitet er im Diabetes Zentrum Mergentheim. Er ist als Dozent und Supervisor in Aus- und Weiterbildung tätig.

Vorwort

Es war einmal

Es war einmal ein mittelalter Hypnotherapeut. An seinen weniger kreativen Tagen (durfte er es wagen, so etwas zu sagen?) sehnte er sich nach passenden Suggestionen, die den Schmerzen seiner leidgeprüften Patienten[1] Einhalt gebieten konnten. Doch ach: der zündende Einfall blieb aus. Da seine Zeit zwischen den Sitzungen stets knapp bemessen war, führte die hastige Suche in verschiedenen Büchern und Skripten oft nicht zum gewünschten Ergebnis. Und so kam es, wie es kommen musste. Eines Tages entfuhr ein Schwur dem solcherart blockierten Meister: „Scheibenkleister! Selbst schreiben will ich nun das Buch, das ich so oft vergeblich such'!"

So entstand diese Sammlung hypnotischer Texte zur Schmerzlinderung.

Die Frage „Wer hat's erfunden?" ist bei gewissen Kräuterbonbons sicherlich leichter zu beantworten als in Bezug auf die hier vorgestellten Texte. Der Autor, mal mehr Jäger, mal mehr Sammler, hat sie zwar über einen längeren Zeitraum zusammengetragen, sie existieren und kursieren aber schon viel, viel länger.
Die Antwort auf die Frage „Wo hat er's gefunden?" fällt leichter – die jeweiligen Quellen werden genannt. Soviel ist sicher: Der Autor hat die Texte gefunden und nicht erfunden. Die meisten Fundstücke wurden überarbeitet, einige praktisch im Wortlaut übernommen. Manchmal war der Ausgangspunkt auch nur eine Idee, aus der ein schmerzspezifischer Interventionstext gestaltet wurde. Möge das Blättern in diesen Seiten zur Entfaltung von Potenzialen beitragen!

Achim Stenzel

1 Der einfacheren Lesbarkeit halber wurde im gesamten Text auf die jeweilige Nennung der männlichen und weiblichen Form verzichtet.

Einleitung

Zielgruppe

Dieses Handbuch wendet sich an Therapeuten, die eine Hypnose-Ausbildung absolviert haben und mit chronischen Schmerzpatienten arbeiten. Es enthält demzufolge keine Hilfestellungen zum Aufbau von Rapport, zur Tranceinduktion und -vertiefung oder zur Rücknahme. Diese Hypnose-Elemente gehören zu den hier vorausgesetzten Grundfertigkeiten. Schmerzspezifisch ausgestaltet und im Buch enthalten sind dagegen die Primings, die den Veränderungsrahmen vorgeben, die Interventionstexte und schließlich Anregungen zu posthypnotischen Suggestionen. Unter Priming wird in diesem Zusammenhang die verbesserte Fähigkeit zur Verarbeitung, Wahrnehmung oder Identifikation von Vorstellungen und Suggestionen verstanden, wobei die Informationsverarbeitung durch die kurz vorher erfolgte Präsentation eines ähnlichen Reizes (z. B. Kontexte, Bilder, Metaphern) vorbereitet wird.

Indikation und Kontraindikation

Hypnotische Analgesie kann bei allen chronischen Schmerzen wirken; bei Schmerzen mit erkennbarer Organschädigung und bei solchen ohne belegte Organschädigung (vgl. MILZNER, 1999a). Zumindest teilweise eignen sich die Texte auch zur Behandlung akuter Schmerzen. Deren Veränderung erfordert in der Regel eine hohe Suggestibilität, welche vorab durch die gängigen Suggestibilitätstests geprüft werden muss oder deren Gegebenheit man, durch den schmerzbedingt hohen Leidensdruck, voraussetzt.

Die Kontraindikationen für die Anwendung von Hypnose bei chronischen Schmerzen unterscheiden sich nicht von denen, die grundsätzlich für Hypnose gelten (vgl. REVENSTORF & PETER, 2001). Darüber hinaus ist ein erstmalig auftretender oder anhaltender Schmerz zunächst selbstverständlich als Warnsignal einer potenziell zugrunde liegenden Funktionsstörung oder Organschädigung zu verstehen, die vor einer Behandlung mit Hypnose organmedizinisch abzuklären ist.

Hypnotherapeutische Schmerzdiagnostik

Da, wie es so schön heißt, der „liebe Gott die Diagnostik vor die Therapie" gesetzt hat, folgt auch dieses Buch dem „göttlichen Gesetz", indem es einige hypnotische Techniken zur Schmerzdiagnostik aufführt (siehe Techniken 1 bis 8). Deren Ziel besteht darin, psychosoziale Faktoren der Schmerzverursachung und -aufrechterhaltung, die dem Bewusstsein des Patienten und damit auch der Exploration des Interviewers nicht ohne weiteres zugänglich sind, in Trance und z. T. mithilfe ideomotorischer Signale aufzudecken. Dabei wird das Unbewusste des Patienten befragt, wobei es, durch die Initiierung entsprechender Fingersignale, auf diagnostische Fragen antworten soll. Der Patient bekommt vorab die Instruktion, die vereinbarten Fingersignale für „Ja", „Nein", „Ich weiß es nicht" oder „Ich möchte nicht antworten" nicht willkürlich hervorzurufen bzw. zu beeinflussen, sondern die jeweilige Antwort vertrauensvoll seinem Unbewussten zu überlassen (vgl. MILZNER, 1999a).

Problemorientiertes Vorgehen

Schmerzstörungen, bei denen psychosoziale Faktoren bei der Verursachung (z. B. ein Psychotrauma), der Beeinflussung des Schweregrades, der Exazerbation oder Aufrechterhaltung der Schmerzproblematik (z. B. Distress am Arbeitsplatz), eine wesentliche Rolle spielen, sollten in erster Linie mit problemorientierten Techniken (vgl. PETER, 2004) behandelt werden, d. h. es werden primär hypnotische Interventionen aus nicht schmerzspezifischen Anwendungsfeldern benötigt, die nicht Schwerpunkt dieses Handbuchs sind (siehe dazu z. B. REVENSTORF & PETER, 2001). Wenn, wie im oben genannten Beispiel, ein Psychotrauma behandelt werden soll, können u. a. verschiedene Dissoziationstechniken zur Dämpfung der Symptome zum Einsatz kommen. Bei Distress am Arbeitsplatz kann z. B. die Aktivierung allgemeiner und spezifischer Ressourcen zur Stressbewältigung hilfreich sein. Allerdings enthalten alle Techniken im Kapitel „Hypnotherapeutische Schmerzdiagnostik und problemorientierte Techniken" neben Suggestionen zur Diagnostik auch solche, die der problemorientierten Bearbeitung schmerzrelevanter Faktoren dienen, sodass sich u. U. die Anwendung weiterer problemorientierter Techniken erübrigt.

Die im nächsten Abschnitt näher erläuterte schmerzspezifisch-symptomorientierte Herangehensweise ist beim Vorliegen wesentlicher, Schmerz verursachender oder aufrechterhaltender psychosozialer Bedingungen zwar nicht unbedingt erforderlich, muss aber in folgenden Fällen dem problemorientierten Vorgehen vorangestellt werden:

a) Wenn die Ausprägung der Schmerzintensität eine Fokussierung auf andere Themen verhindert und
b) wenn die Einsicht des Patienten, was die Einbettung der Schmerzsymptomatik in psychosoziale Zusammenhänge angeht, noch nicht vorhanden ist und nur die unmittelbare Arbeit an den Schmerzsymptomen die Aufrechterhaltung des Rapports sicherstellt.

Symptomorientiertes Vorgehen

Die in diesem Buch vorgestellten Interventionstexte ermöglichen die symptomorientierte Behandlung chronischer Schmerzen. Die hypnotischen Interventionen konzentrieren sich dabei auf die Annahme, Reduktion oder Veränderung der Schmerzsymptome, im Sinne einer besseren Erträglichkeit. Es ist zu erwarten, dass die alleinige Anwendung symptomorientierter Techniken vor allem bei Personen zum Erfolg führen dürfte, bei denen Schmerz aufrechterhaltende psychosoziale Faktoren keine wesentliche Rolle spielen (HOPPE, 2001).

Das symptomorientierte Vorgehen kann, was dessen primäre Zielsetzung angeht, in drei Klassen von Techniken unterteilt werden (siehe Abb.1):

I. Annahme des Symptoms,
II. unmittelbare Symptomveränderung und
III. Ablenkung vom Symptom

Symptomorientierte Techniken zur Annahme des Schmerzes

Symptomorientierte Techniken mit dem Ziel der Annahme des Schmerzes (siehe Techniken 9 bis 11) sind indiziert bei Schmerzen hoher Intensität, von denen sich Patienten nicht ablenken können, deren aktive Veränderung nicht gelingen will oder zu viel Kraft kostet. Grundsätzlich ist die Annahme oder Akzeptanz von Schmerzen eine Erfolg versprechende Alternative zu allen Ansätzen, welche die Vermeidung oder die direkte Veränderung des Schmerzerlebens zum Ziel haben. In der so genann-

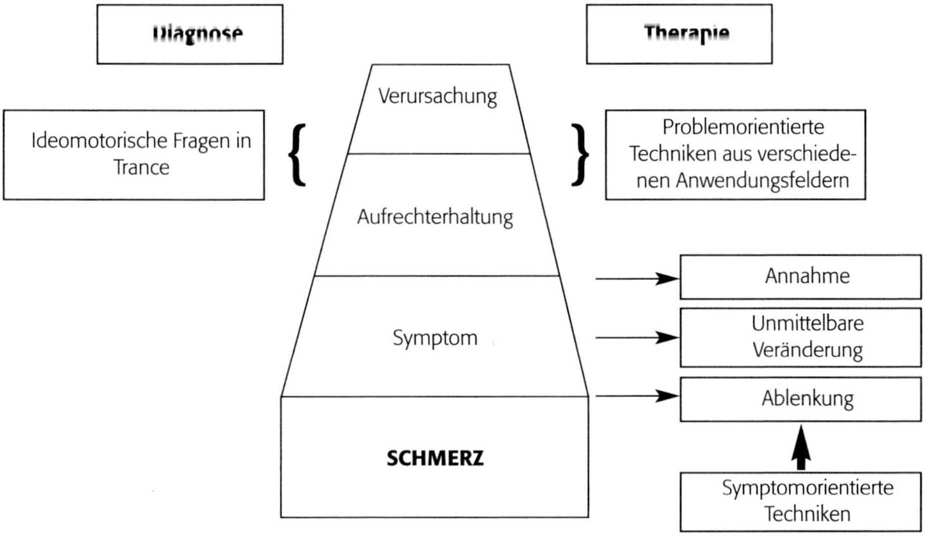

Abb. 1: Ebenen und Techniken der hypnotischen Schmerzveränderung

ten „Akzeptanz und Commitment-Therapie" – abgekürzt „ACT" – (Dahl, Wilson, Luciano & Hayes, 2005) werden zwei Hauptkriterien in Bezug auf die Annahme chronischer Schmerzen formuliert:

1. Die Bereitschaft, Schmerzen zu erleben und
2. die Aufnahme oder Beibehaltung bedeutungsvoller Aktivitäten im täglichen Leben – trotz und mit Schmerz.

Symptomorientierte Techniken zur unmittelbaren Veränderung der Schmerzempfindung

Die Anwendung symptomorientierter Techniken zur unmittelbaren Veränderung des Schmerzempfindens (siehe Techniken 12 bis 81) ist ohne explizite Hypnoseinduktion möglich, allerdings erhöht ein explizites Hypnoseritual deren Wirksamkeit.

Symptomorientierte Techniken, die auf eine unmittelbare Veränderung der Schmerzempfindung abzielen, können bei weit mehr Patienten angewandt werden als symptomorientierte Techniken zur Ablenkung vom Schmerz und sind letzteren möglicherweise auch überlegen, wie einige Befunde nahelegen (z. B. Peters, 1990). Die erforderliche Fokussierung der Aufmerksamkeit auf die Schmerzsymptomatik, kann die wahrgenommene Intensität der Schmerzen vorübergehend erhöhen. Die Patienten sollten im Voraus auf diese Möglichkeit hingewiesen werden.

Symptomorientierte Techniken zur Ablenkung von der Schmerzempfindung

Symptomorientierte Techniken mit dem Ziel der Ablenkung von der Schmerzempfindung (siehe Techniken 82 bis 98) sind vor allem bei Patienten mit hoher Suggestibilität und bei solchen mit hohem affektivem Schmerzanteil indiziert, deren Angst vor einer Hinwendung der Aufmerksamkeit zum Schmerz die aktive Mitarbeit blockiert. Die imaginierten Situationen zur Ablenkung von der Schmerzempfindung müssen einen schmerzantagonistischen Charakter haben und subjektiv bedeutsam genug sein, um wirken zu können. Die Anwendung sollte mit der Durchführung eines klassischen Hypnoserituals zur Tranceinduktion beginnen.

Allgemeine Hinweise zur hypnotischen Arbeit mit Schmerzpatienten

Motivationssteigerung durch Hinweise auf Wirksamkeitsuntersuchungen

Diejenigen unter den Patienten, die nur glauben, was sie sehen, lassen sich vielleicht mit den Ergebnissen moderner Bild gebender Verfahren, vom ehrenwerten Zustand des Zweifelns und der Skepsis in Bezug auf Hypnose, in den Zustand des Wissens um deren Zustandscharakter überführen. Hypnotherapie bei Schmerz erzeugt nachgewiesenermaßen hirnphysiologische Veränderungen, die vom Patienten als Veränderung des Schmerzempfindens wahrgenommen werden (vgl. PETER, 2004). Aus experimentellen Untersuchungen und der klinischen Praxis lässt sich die Faustformel ableiten, dass 75-90% aller Patienten ihre Schmerzempfindlichkeit hypnotisch reduzieren können. Der Einsatz von Hypnose hilft folgerichtig auch Schmerzmittel einzusparen.

Evaluation

Es hat sich bewährt, vor dem Beginn einer Hypnose, mit dem Ziel der Schmerzveränderung, nach der aktuellen Schmerzstärke zu fragen. Hilfreich ist dabei der Einsatz einer „Numerischen Rating-Skala (NRS)", die von 0 = kein Schmerz bis 10 = stärkster vorstellbarer Schmerz reicht. Auch nach der Rücknahme der Hypnose und der Reorientierung des Patienten, sollte nach der gegenwärtigen und der während der Hypnose empfundenen Schmerzstärke gefragt werden. Hinweise zur Wirkungsdauer der Schmerzreduktion erhält man durch entsprechende Eintragungen des Patienten in einen Schmerzkalender mit relativ kleinem Zeitfenster (z. B. halbstündliches Raster), die posthypnotisch so lange durchgeführt werden sollten, bis das prähypnotische Schmerzniveau wieder erreicht ist oder sich eine überdauernde Schmerzlinderung abzeichnet.

Anleitung zur Selbsthypnose

Da Schmerzhypnose, wie ein Analgetikum auch, meist nur eine begrenzte Wirkungsdauer hat, sollte man den Patienten zur Selbstanwendung anleiten (ein Schmerzpatient sucht ja auch nicht wegen jeder einzelnen Schmerztablette einen Arzt auf). Fremd angeleitete Hypnose dient also in der Regel nur als appetizer zur Selbsthypnose („Werden Sie zu Ihrem eigenen Schmerztherapeuten!"). Andere Verläufe, auch anhaltende Schmerzfreiheit, sind natürlich möglich, nicht zuletzt in Abhängigkeit von den jeweils vorliegenden ursächlichen und aufrechterhaltenden Faktoren sowie der Art der Schmerzen und der Chronifizierungsdauer.
Streng genommen muss man noch anmerken, dass eigentlich jede Hypnose eine Selbsthypnose ist, da das „Therapeutenhirn" dem „Patientenhirn" nur ein Angebot unterbreiten kann, das es annimmt, verändert oder ablehnt.

Der Therapieerfolg hängt wesentlich davon ab, wie häufig der Patient, die in der Sitzung mit dem Therapeuten durchgeführte Übung in Eigenregie zu Hause durchführt. Die Patienten sollten ermuntert werden, durchschnittlich zweimal am Tag zu üben, und zwar unabhängig von der momentanen Schmerzsituation. Auch in schmerzfreien Intervallen kann man zumindest Teile der jeweiligen Intervention durchführen – u. U. auch mithilfe der Erinnerung an die Schmerzempfindung. Schriftliche Anleitungen erleichtern dem Patienten die Durchführung dieser Hausaufgaben. Auch die Nutzung von Tonträger-Aufzeichnungen des Therapeuten kann eine sinnvolle Unterstützung des Patienten in der ersten Zeit der Eigenübung, aber auch im weiteren Verlauf der Therapie darstellen, gerade wenn bei größeren Schmerzstärken (etwa > NRS 7) die völlig eigenständige Selbsthypnose schwerfällt. Patientenberichte über Abwandlungen oder Ergänzungen der ursprünglichen Übungsprotokolle, die sich während der selbst- oder fremdangeleiteten Übungen als zielführend erwiesen haben, sollten gefördert und positiv verstärkt werden sowie in zukünftigen Übungseinheiten Beachtung finden.

Tipps zum Erlernen von Selbsthypnose für Patienten, mit explizitem Bezug auf chronische Schmerzen, finden sich bei ALMAN & LAMBROU (1995) oder bei STENZEL (2004).

Weitere wertvolle Informationen zur Planung und Durchführung von Hypnotherapie bei chronischen Schmerzerkrankungen findet man z. B. bei SCHOLZ (2006).

Aufbau der einzelnen Kapitel

Die nun folgende Auflistung der 99 hypnotischen Techniken zur Diagnostik und Therapie chronischer Schmerzen folgt einer einheitlichen Struktur.
Zunächst wurde eine Grobeinteilung vorgenommen in die Kapitel „Hypnotherapeutische Schmerzdiagnostik und problemorientierte Techniken" und „Symptomorientierte Techniken". Letzteres wurde nochmals untergliedert in die Abschnitte „Annahme des Schmerzes", „Unmittelbare Schmerzveränderung" und „Ablenkung vom Schmerz". Es sollte nicht unerwähnt bleiben, dass die einzelnen Techniken z. T. Elemente aus anderen Kapiteln und Abschnitten enthalten, sodass die Klassifikation lediglich dem inhaltlichen Schwerpunkt folgt. So dient beispielsweise die erste Technik „Erzeugung, Externalisierung und Utilisation der Schmerzgestalt", wie der Titel schon erahnen lässt, nicht nur diagnostischen, sondern auch therapeutischen Zwecken. Ein anderes Beispiel für die u. U. auch sinnvolle Sprengung der trennscharfen Kategorisierung ist die Technik „Kraftquellen der Vergangenheit aktualisieren", die sicherlich der Ablenkung vom Schmerz dient, aber auch eine unmittelbare Veränderung der Schmerzempfindung anstrebt. Sinnvoll kann eine Kopplung verschiedener hypnotischer Techniken deshalb sein, weil ihr schmerzwirksames Potenzial dadurch gelegentlich gesteigert wird (vgl. MILZNER, 1999a).
Bei jeder aufgeführten Technik signalisieren entsprechende Icons, welche anderen Ziele, neben dem jeweiligen inhaltlichen Schwerpunkt einer Technik, noch anvisiert werden:

Diagnostik / Problemorientierung

Annahme

Ablenkung

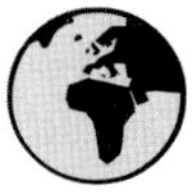

Schmerzveränderung

Die einzelnen Techniken beginnen immer mit einem „Priming". Wie bereits erwähnt, bleibt es dem Anwender überlassen, die auf das Priming folgende Tranceinduktion und -vertiefung frei zu gestalten. Hat der Patient einen Trancezustand erreicht, erfolgt die eigentliche Trancearbeit mit dem jeweiligen „Interventionstext". Danach kann man der vorgeschlagenen „Posthypnotischen Suggestion" folgen oder eine eigene kreieren. Schließlich unterliegt die „Rücknahme" wieder der freien Ausgestaltung, in Abhängigkeit von der gewählten Induktions- und Vertiefungstechnik.
In Klammern gesetzte Informationen dienen nur als „Regieanweisungen" und sind nicht laut auszusprechen. Zum Teil enthalten die Klammern auch alternative Textversionen und „Sprungregeln".

Hypnotherapeutische Schmerzdiagnostik und problemorientierte Techniken

Auf der Suche nach der Bedeutung des Schmerzes

1. Erzeugung, Externalisierung und Utilisation der Schmerzgestalt

Priming:
Schmerzen können eine Botschaft enthalten, die bislang nicht ausreichend verständlich oder interpretierbar war. Diese diagnostische Hypnose hilft dabei, die in den Schmerzen enthaltenen Botschaften zu erschließen, auf Verwertbarkeit zu überprüfen und ins Leben zu integrieren.

Tranceinduktion / Vertiefung

Interventionstext:
Bitte konzentrieren Sie sich auf den Schmerzbereich innerhalb Ihres Körpers. Stellen Sie sich den Ort vor, an dem die Schmerzen im Körper zu Tage treten. Nehmen Sie deren Ausdehnung im Körper wahr. Vielleicht spüren Sie dort eine Bewegung, einen Druck oder eine gewisse Temperatur. Stellen Sie sich die Form Ihres Schmerzbereichs und seine Oberflächenbeschaffenheit vor.
Angenommen, der Gegenstand Ihrer inneren Betrachtung hätte eine Farbe, welche Farbe würde wohl am besten passen? Ist die Farbe glänzend oder matt, hell oder dunkel, gleichmäßig oder veränderlich? Ist das, was Sie innerlich sehen, quadratisch, rund oder eckig? Ist es in Bewegung, z. B. lebhaft, schnell, langsam oder rhythmisch? Wenn das Bild Ihres Schmerzsymbols hier im Raum wäre, wo würden Sie es lokalisieren? Wie weit wäre es von Ihnen entfernt? Wie groß wäre es? Ist ein Rahmen oder eine Begrenzung vorhanden oder nicht? Wie sieht – wenn vorhanden – die Umgebung aus? Ist es ein einzelnes Bild, das vor Ihrem inneren Auge erscheint oder sind es mehrere Bilder, oder gar eine Filmsequenz?

Bitte antworten Sie mir laut, ob Sie ein Bild oder einen inneren Film sehen.

(Version **Bild**)
Nehmen Sie das Bild Ihres Schmerzes wahr. Betrachten Sie es einfach. Achten Sie darauf, ob Sie Veränderungen des Bildes wahrnehmen. Erzeugen Sie jedoch keine absichtlichen Veränderungen. Schauen Sie, ob unter der geduldigen Betrachtung Veränderungen ablaufen, die das Bild angenehmer werden lassen. Wenn sich bei Ihrem Bild keine weiteren positiven Veränderungen mehr von selbst einstellen, ordnen Sie dem Bild einen passenden Rahmen zu und geben Sie ihm einen Platz.

Hängen Sie es an geeigneter Stelle auf, an einem guten Platz, an dem Sie es anschauen können. Nur anschauen, nicht absichtlich verändern. Wenn das Bild spontane Veränderungen zeigt, registrieren Sie das einfach. (weiter bei **A**)

(Version **Film**)
Nehmen Sie den Film Ihres Schmerzes wahr. Betrachten Sie ihn einfach. Achten Sie darauf, ob Sie Veränderungen des Filmes wahrnehmen. Erzeugen Sie jedoch keine absichtlichen Veränderungen. Schauen Sie, ob unter der geduldigen Betrachtung Veränderungen ablaufen, die den Film angenehmer werden lassen. Wenn sich bei Ihrem Film keine weiteren positiven Veränderungen mehr von selbst einstellen, wählen Sie die positivste Szene aus dem Film aus, machen aus diesem Standbild ein Filmplakat und hängen dieses an geeigneter Stelle auf, an dem Sie es anschauen können. Nur anschauen, nicht absichtlich verändern. Wenn das Filmplakat spontane Veränderungen zeigt, registrieren Sie das einfach. (weiter bei **A**)

A
Versuchen Sie einmal, aus Ihrem Bild nützliche Qualitäten bzw. Eigenschaften herauszuarbeiten. Entwickeln Sie aus Ihrem Symbolbild Qualitäten, die Sie anerkennen können. Lassen Sie sich ruhig Zeit dabei. Und da in allem Negativen auch immer etwas Positives zu entdecken ist, wage ich zu fragen: Können Sie auch für die negativ getönten Qualitäten Ihres Symbolbildes eine positive Formulierung finden, diese in irgendeiner Form positiv umdeuten?

In welchen Momenten in Ihrem Leben könnten Ihnen die gefundenen positiven Qualitäten hilfreich sein? Finden Sie ein, zwei, drei Beispiele.
Gibt es auch vergangene Ereignisse, die mit diesen Qualitäten hätten besser bewältigt werden können? In den letzten Wochen, den letzten Monaten oder schon Jahre zurückliegend und dennoch aktuell?
Oder gibt es zukünftige Ereignisse, die mit diesen Qualitäten besser bewältigt werden können? Stellen Sie sich das vor.

Rücknahme

nach Weber (2001)

2. Schmerz als Bedeutungsträger

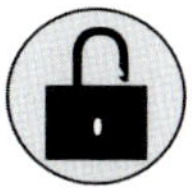

Priming:
Unser Unbewusstes übernimmt stets die Verantwortung für Dinge, die wir nicht oder noch nicht selbst regeln können. Diese Regelung kann mithilfe unterschiedlichster Schmerzen erfolgen. Der Schmerz kann – und das klingt zunächst natürlich paradox – zum Beschützer werden. Er kann schützen vor unfreiwilliger Einsamkeit, Überforderung bei Stress oder auch im Rahmen zwischenmenschlicher Konflikte und vor vielem anderen mehr. Unser Unbewusstes will also Ruhe, Schutz oder innere Harmonie erreichen und weiß sich, auf dem Weg zu diesen Zielen, nicht mehr anders als mit Schmerz zu helfen – quasi Härte aus Liebe zum Ich. Die Bedeutung Ihrer Schmerzen zu entschlüs-

seln, um dem Unbewussten ganz bewusst, schützenswerte Alternativen zum Schmerzproblem anbieten zu können, darum soll es nun gehen.

Tranceinduktion / Vertiefung

Interventionstext:
Erlauben Sie sich nun, etwas Merkwürdiges zu tun. Erlauben Sie sich, sich einfach vorzustellen, Sie könnten eine Person sehen, die die gleichen Schmerzen hat wie Sie, vielleicht sogar noch etwas stärker, und seien Sie neugierig, was für eine Person ganz von selbst vor Ihrem inneren Auge erscheint! Schnell oder allmählich, sofort ganz klar oder zunächst schemenhaft, um dann deutlicher und deutlicher zu werden. Bitte signalisieren Sie mir durch Anheben des rechten Zeigefingers, wenn Sie die Person vor sich sehen (dann weiter bei Version **Person**). Falls keine Person auftauchen sollte, heben Sie bitte kurz den linken Zeigefinger (dann weiter bei Version **Schmerzgestalt**).

(Version **Schmerzgestalt**)
Bitte konzentrieren Sie sich ohne innere Anteilnahme auf Ihren Schmerz und untersuchen Sie ihn gründlich, so wie ein Wissenschaftler sein Untersuchungsobjekt durch das Mikroskop betrachtet: interessiert und sachlich beschreibend. An Gefühlen lassen Sie momentan nur eine leise Aufregung und Neugierde zu, auf das, was nun geschehen wird. Zuerst konzentrieren Sie sich auf die Größe und Ausdehnung des Schmerzes. Versuchen Sie nun zu erfassen, ob der Schmerz mehr an der Oberfläche oder eher in der Tiefe spürbar ist.
Welche Form hat der Schmerz? Vielleicht taucht ein bildhafter Vergleich vor Ihrem inneren Auge auf.
Jetzt schauen Sie sich einmal die Oberfläche der Schmerzgestalt genauer an. Ist sie hart oder weich, eher spitz oder stumpf, gleichmäßig oder unregelmäßig?
Verändert sich die Schmerzgestalt oder bleibt sie unbewegt an Ort und Stelle?
Nun betrachten Sie die Farbe der Schmerzgestalt genauer. Ist sie überall gleich?
Macht die Schmerzgestalt irgendwelche Geräusche, wenn Sie einmal genau darauf achten? Oder hören Sie in Ihrem Inneren ein Geräusch, das gut zu ihr passen würde?
Nachdem Sie sich ein Bild von Ihrem Schmerz gemacht und auch genau hingehört haben, konzentrieren Sie sich nun auf die Temperatur der Schmerzgestalt.
Es kann sein, dass auch ein bestimmter Geruch oder Geschmack mit ihr verbunden ist.
Verändert sich die Schmerzgestalt mit der Zeit?
Jetzt schauen Sie sich die Schmerzgestalt noch einmal in ihrer Gesamtheit an, hören, spüren, riechen und schmecken genau hin und prägen sie sich in Ihrem Gedächtnis ein.
Fällt Ihnen spontan ein passender Name für sie ein?
Bitte signalisieren Sie mir durch Anheben des rechten Zeigefingers, wenn Sie eine Schmerzgestalt vor sich sehen (dann weiter bei **A**). Falls sich keine Schmerzgestalt entwickelt hat, heben Sie bitte kurz den linken Zeigefinger (dann weiter bei Version **Lebewesen**).

A
Wenn sich die Schmerzgestalt in ein Lebewesen verwandeln würde, oder wenn eines dazu passen würde, welches wäre das? Seien Sie neugierig, welches Lebewesen auftauchen wird. Bitte signalisieren Sie mir durch Anheben des rechten Zeigefingers, wenn Sie das besagte Lebewesen vor sich sehen (dann weiter bei **B**). Falls kein Lebewesen auftauchen sollte, heben Sie bitte kurz den linken Zeigefinger (dann weiter bei Version **Landschaft**).

(Version **Lebewesen**)
Versuchen Sie sich vorzustellen, Sie könnten ein Lebewesen sehen, das zu dem Schmerz passt. Und seien Sie neugierig, was für ein Lebewesen ganz von selbst vor Ihrem inneren Auge erscheint! Bitte signalisieren Sie mir durch Anheben des rechten Zeigefingers, wenn Sie das besagte Lebewesen vor sich sehen (dann weiter bei **B**). Falls kein Lebewesen auftauchen sollte, heben Sie bitte kurz den linken Zeigefinger (dann weiter bei Version **Landschaft**).

(Version **Landschaft**)
Fantasieren Sie nun einmal eine Landschaft, in die Ihr Schmerz hinein passen könnte. Achten Sie darauf, welche Landschaft sich vor Ihrem inneren Auge ausbreitet. Bitte signalisieren Sie mir durch Anheben des rechten Zeigefingers, wenn Sie die entsprechende Landschaft vor sich sehen (dann weiter bei **C**). Falls keine Landschaft auftauchen sollte, heben Sie bitte kurz den linken Zeigefinger (dann **D**).

D
Ihr Unbewusstes hat sicherlich gute Gründe, heute mit inneren Bildern zu diesem Thema zurückhaltend zu sein. Das sollten wir respektieren. Wenn Ihr Unbewusstes will, kann es die guten Gründe gerne in Ihr Bewusstsein aufsteigen lassen, um sie das nächste Mal angemessen zu berücksichtigen (weiter zur **Rücknahme**).

C
Schauen Sie einmal genau hin, welches Lebewesen in dieser Landschaft lebt. Vielleicht hält es sich zunächst noch versteckt, bei genauerer Betrachtung ist es vielleicht aber doch zu erkennen. Bitte signalisieren Sie mir durch Anheben des rechten Zeigefingers, wenn Sie das besagte Lebewesen vor sich sehen (dann weiter bei **B**). Falls kein Lebewesen auftauchen sollte, heben Sie bitte kurz den linken Zeigefinger (dann weiter bei **E**).

E
Grundsätzlich gilt: Wo Leben möglich ist, kann auch ein Mensch leben. Welch ein Mensch passt in diese Landschaft und taucht dort unvermittelt auf? Bitte signalisieren Sie mir durch Anheben des rechten Zeigefingers, wenn Sie diesen Menschen vor sich sehen (dann weiter bei Version **Person**). Falls kein Mensch auftauchen sollte, heben Sie bitte kurz den linken Zeigefinger (dann zurück zu **D**).

B
Ich möchte Sie darum bitten, die folgenden Fragen laut zu beantworten:
Beschreiben Sie einmal, wie das Lebewesen aussieht, wie es sich bewegt, wie es steht oder geht. (Rückmeldung geben lassen.)
Sehen Sie einmal nach, was dieses Lebewesen tut, welche Gestik und Mimik es zeigt. (Rückmeldung geben lassen.)
Wenn Sie wüssten, was mit diesem Lebewesen los ist, was es fühlt, wie es ihm geht: was könnte es sein? (Rückmeldung geben lassen.)
Wie lebt dieses Lebewesen und wie ist sein Verhältnis zu sich und zu anderen? (Rückmeldung geben lassen.)
Welche Einstellung hat es zum Leben? (Rückmeldung geben lassen.)
Was fehlt diesem Lebewesen und was bräuchte es, damit es ihm besser geht? Was müsste sich in seinem Leben ändern? (Rückmeldung geben lassen)

Stellen Sie sich nun vor, Sie könnten ein Lebewesen sehen, zu dem Ihre Schmerzen überhaupt nicht passen. Ein Lebewesen, das diese Schmerzen niemals bekommen würde. Und seien Sie neugierig, was für ein Lebewesen vor Ihrem inneren Auge erscheint. Was ist das für ein Lebewesen? (Rückmeldung geben lassen.)
Welche Eigenschaften und Einstellungen hat es? Schauen Sie mal und beschreiben Sie, was Sie an ihm wahrnehmen. (Rückmeldung geben lassen.)
Welches Verhältnis hat es zu sich und zu anderen Lebewesen? (Rückmeldung geben lassen.)
Wie lebt es, und wenn man so lebt wie dieses Lebewesen, wie fühlt man sich? Wo und wie genau spürt man diese Gefühle? (Rückmeldung geben lassen.)
Was für ein grundlegendes Lebensgefühl ist das? (Rückmeldung geben lassen.)
Was ändert sich im Leben? Was genau ist anders? (Rückmeldung geben lassen.)
Ergeben sich Einwände oder spüren Sie Widerstände in sich gegen die Lebensart und Lebenseinstellung des genannten Lebewesens? (Rückmeldung geben lassen.)

(Falls keine Einwände oder innere Widerstände genannt werden, weiter **bei Nutzung des schmerzfreien Lebewesens als Ressource**)

(Falls Einwände oder innere Widerstände genannt werden:)
Stellen Sie sich vor, Sie lebten gemäß der Lebensart und Lebenseinstellung des genannten Lebewesens. Welche negativen Folgen könnten sich daraus ergeben in Ihrem Privat- oder Berufsleben? (Rückmeldung geben lassen.)
Was könnten Sie tun oder lernen, um solchen negativen Folgen vorzubeugen oder zufrieden stellend damit umzugehen? (Rückmeldung geben lassen.)
(Falls nichts gefunden wird, weitere Unterstützung beim Auffinden von Ressourcen. Falls es an dieser Stelle zu keiner Lösung kommt: Ankündigung einer weiteren Bearbeitung in einer gesonderten Sitzung und Einleitung der **Rücknahme**)
(Falls es zu einer Lösung im Umgang mit den negativen Folgen einer veränderten Lebensart und Lebenseinstellung kommt, weiter bei **Nutzung des schmerzfreien Lebewesens als Ressource**)

(Version **Person**)
Ich möchte Sie darum bitten, die folgenden Fragen laut zu beantworten:
Beschreiben Sie einfach, wie diese Person aussieht, wie sie sich bewegt, wie sie steht oder geht. (Rückmeldung geben lassen.)
Sehen Sie einmal nach, was diese Person tut, welche Gestik und Mimik sie zeigt. (Rückmeldung geben lassen)
Wenn Sie wüssten, was mit dieser Person los ist, was sie fühlt, wie es ihr geht: was könnte es sein? (Rückmeldung geben lassen.)
Wie lebt diese Person und wie ist ihr Verhältnis zu sich und zu anderen? (Rückmeldung geben lassen.)
Welche Einstellung hat sie zum Leben? (Rückmeldung geben lassen.)
Was fehlt dieser Person und was bräuchte sie, damit es ihr besser geht? Was müsste sich in ihrem Leben ändern?
(Rückmeldung geben lassen.)
Stellen Sie sich nun vor, Sie könnten eine Person sehen, zu der Ihre Schmerzen überhaupt nicht passen. Eine Person, die diese Schmerzen niemals bekommen würde. Und seien Sie neugierig, was für eine Person vor ihrem inneren Auge erscheint. Schauen Sie und beschreiben Sie, was Sie an ihr wahrnehmen. (Rückmeldung geben lassen.)

Was ist das für ein Mensch? Welche Eigenschaften und Einstellungen hat er? (Rückmeldung geben lassen.)
Wie lebt er? (Rückmeldung geben lassen.)
Welches Verhältnis hat er zu sich und zu anderen Menschen? (Rückmeldung geben lassen.)
Wenn man so lebt wie diese Person, wie fühlt man sich? Wo und wie genau spürt man diese Gefühle? (Rückmeldung geben lassen.)
Was für ein grundlegendes Lebensgefühl ist das? (Rückmeldung geben lassen.)
Was ändert sich im Leben? Was genau ist anders? (Rückmeldung geben lassen.)
Ergeben sich Einwände oder spüren Sie Widerstände in sich gegen die Lebensart und Lebenseinstellung der genannten Person? (Rückmeldung geben lassen.)

(Falls keine Einwände oder innere Widerstände genannt werden, weiter bei **Nutzung der schmerzfreien Person als Ressource**)

(Falls Einwände oder innere Widerstände genannt werden:)
Stellen Sie sich vor, Sie lebten gemäß der Lebensart und Lebenseinstellung der genannten Person. Welche negativen Folgen könnten sich daraus ergeben im Privat- oder Berufsleben? (Rückmeldung geben lassen.)
Was könnten Sie tun oder lernen, um solchen negativen Folgen vorzubeugen oder zufrieden stellend damit umzugehen? (Rückmeldung geben lassen.)
(Falls nichts gefunden wird, weitere Unterstützung beim Auffinden von Ressourcen. Falls es an dieser Stelle zu keiner Lösung kommt: Ankündigung einer weiteren Bearbeitung in einer gesonderten Sitzung und Einleitung der **Rücknahme**).
(Falls es zu einer Lösung im Umgang mit den negativen Folgen einer veränderten Lebensart und Lebenseinstellung kommt, weiter bei **Nutzung der schmerzfreien Person als Ressource**)

Nutzung der schmerzfreien Person als Ressource
Und erlauben Sie sich aus den Augen dieser Person, die diesen Schmerz nie bekommen könnte, der dieser Schmerz völlig fremd ist, auf die andere zu schauen, die den Schmerz hat. Was kann man erkennen? Was denkt man dann über die Person mit den Schmerzen? (Rückmeldung geben lassen.)
Was würde man aus der Sicht der Person, die diesen Schmerz nie bekommen könnte, der anderen raten? Wenn man an deren Stelle wäre, was könnte man tun? (Rückmeldung geben lassen.)

Rücknahme

Nutzung des schmerzfreien Lebewesens als Ressource
Und erlauben Sie sich aus den Augen dieses Lebewesens, das diesen Schmerz nie bekommen könnte, dem dieser Schmerz völlig fremd ist, auf sich selbst zu schauen. Was kann man erkennen? Was denkt es über Sie? (Rückmeldung geben lassen.)
Was würde es Ihnen raten? Wenn es an Ihrer Stelle wäre, was würde es tun? (Rückmeldung geben lassen.)

Rücknahme

nach Meiss (2001)

3. Reframing in Trance

Priming:
Sie können nun Kontakt aufnehmen zu dem Teil in Ihnen, der mitverantwortlich ist für Ihre Schmerzen und ihn überzeugen, dass es sinnvoll und angebracht ist, sein Schmerzprogramm zu ändern. Vielleicht können Sie dann, wie schon viele andere vor Ihnen, sagen: „Ich habe durch die Schmerzen viel gelernt", „Der Schmerz wollte mir etwas ganz Bestimmtes mitteilen" oder „Der Schmerz hat mir dabei geholfen, mich persönlich zu entfalten."

Tranceinduktion / Vertiefung

Interventionstext:
(Ideomotorische Signale etablieren)
Sie möchten an Ihrem Schmerz arbeiten. Und wir wollen Ihr Unbewusstes bitten, bei der Bewältigung des Schmerzes mit uns zusammenzuarbeiten. Dazu bitten wir Ihr Unbewusstes, uns klare Zeichen zu geben, einen eindeutigen Fingerzeig.
Wenn man ein Marionettenspiel beobachtet, hat man den Eindruck, dass die Marionette sich von selbst bewegt. Aber Sie wissen, dass alle ihre Bewegungen nicht von ihr stammen, sondern dass sie über unsichtbare Fäden mit dem Spieler im Hintergrund verbunden ist. So wird auch Ihr Unbewusstes gleich alle Bewegungen lenken und Ihre Finger bewegen, wie es das möchte. Und Sie nehmen einfach eine Beobachtungsposition ein und warten neugierig darauf, wie Ihr Unbewusstes Ihre Finger bewegen wird.
Ich berühre jetzt gleich Ihren rechten Zeigefinger, und Sie lenken Ihre Aufmerksamkeit auf diesen Finger. Und ich werde gleich Ihr Unbewusstes bitten, Ihren rechten Zeigefinger zu bewegen oder zu heben, um ein Ja mitzuteilen. Und in Ihrem Bewusstsein schauen Sie einfach zu oder spüren, wie Ihr rechter Zeigefinger sich bewegt oder hebt, wenn Ihr Unbewusstes ein Ja mitteilen will.

(Unbewusstes mit „du" ansprechen und durch Verändern der Stimmlage, Tempoveränderung oder Richtungsänderung beim Sprechen die Kommunikation mit dem Unbewussten „markieren". Im Text sind diese Stellen durch Unterstreichungen hervorgehoben.)

Und ich bitte Ihr Unbewusstes nun: <u>Bist du bereit, Unbewusstes von (X – Vornamen des Patienten einsetzen), den rechten Zeigefinger (berühren!) als Ja-Zeichen zu verwenden</u>?
(Wenn der rechte Zeigefinger sich bewegt, weiter bei **A**)

(Wenn kein Signal sichtbar wird, sollte die Frage wiederholt werden. Wenn auch daraufhin nichts passiert, weiter bei **Bedeutungsreframing**)

Bedeutungsreframing
<u>Es ist sicher nicht der richtige Zeitpunkt, dieses Problem anzugehen. Du hast sicher einen guten Grund dafür. Vielleicht willst du (X) schützen.</u>
<u>Ich erzähle dir jetzt einfach, was du tun kannst, wenn du vielleicht später dazu bereit bist:</u>

Wenn du eine positive Absicht mit der Erzeugung des Schmerzes verfolgst, überlege dir einmal, ob du bereit bist, auch andere Wege zu gehen. Wenn diese ebenso gut, sicher, wirksam, brauchbar und effektiv sind wie der Schmerz.
Wenn du dazu bereit bist, überlege dir bitte drei Möglichkeiten, mit denen du deine positive Absicht ebenso gut, sicher, wirksam, brauchbar und effektiv erreichen kannst wie mit dem Schmerz.
Überlege dir danach, ob es irgendwelche Einwände gegen diese neuen Wege gibt und verändere diese Wege gegebenenfalls solange, bis dir keine Einwände mehr einfallen.
Überlege weiter, ob du bereit bist, die Verantwortung dafür zu übernehmen, diese drei neuen Wege in einer dir sinnvoll erscheinenden Zeitspanne auszuprobieren.
Bei all diesen Schritten darfst du natürlich dein Bewusstsein oder einen anderen unbewussten kreativen Teil um Unterstützung bitten.
Danke, dass du bereit warst mich anzuhören.
Lassen Sie sich überraschen, was sich verändern wird.

Rücknahme

A

Danke für das Signal! Und gleich werde ich Ihr Unbewusstes bitten, für ein Nein Ihren linken Zeigefinger zu bewegen. Und während ich diesen Finger berühre (berühren!), lenken Sie Ihre Aufmerksamkeit darauf. Und ich frage jetzt Ihr Unbewusstes: Hast du einen Einwand, Unbewusstes von (X), den linken Zeigefinger von (X) als Nein-Zeichen zu benutzen?
(Wenn der linke Zeigefinger sich bewegt, weiter bei **B**)

(Wenn kein Signal sichtbar wird, sollte die Frage wiederholt werden. Wenn auch daraufhin nichts geschieht, zurück zu **Bedeutungsreframing**. Wenn das Ja-Signal des rechten Zeigefingers kommt, ebenfalls zurück zum **Bedeutungsreframing**.)

B

Danke! Es mag auch Fragen geben, auf die Ihr Unbewusstes keine Antwort geben kann. Und ich werde gleich Ihr Unbewusstes bitten, Ihren rechten Daumen zu bewegen, um anzuzeigen, dass es keine Antwort weiß. Und ich berühre jetzt Ihren rechten Daumen (berühren!). Sie spüren ihn, nehmen ihn einfach wahr. Und ich bitte jetzt Ihr Unbewusstes: Unbewusstes von (X), bewege bitte jetzt den rechten Daumen als Zeichen dafür, dass es Fragen geben mag, die du nicht beantworten kannst.
(Wenn der rechte Daumen sich bewegt, weiter bei **C**)

(Wenn kein Signal sichtbar wird sollte die Frage wiederholt werden. Wenn auch daraufhin nichts passiert, zurück zu **Bedeutungsreframing**. Wenn das Nein-Signal des linken Zeigefingers kommt, ebenfalls zurück zum **Bedeutungsreframing**.)

C

Vielen Dank! Und vielleicht gibt es auch Fragen, die Ihr Unbewusstes nicht beantworten möchte. Ich werde es nun bitten, als Zeichen dafür, Ihren linken Daumen zu bewegen. Wieder lenken Sie Ihre Aufmerksamkeit auf den linken Daumen, während ich ihn berühre (berühren!).
Und ich bitte jetzt Ihr Unbewusstes: Unbewusstes von (X), bewege bitte jetzt den linken Daumen zum Zeichen dafür, dass du es dir vorbehältst, nicht auf alle Fragen zu antworten.

(Wenn der linke Daumen sich bewegt, weiter bei **D**)

(Wenn kein Signal sichtbar wird sollte die Frage wiederholt werden. Wenn auch daraufhin nichts geschieht, zurück zu **Bedeutungsreframing**. Wenn das Nein-Signal des linken Zeigefingers kommt, ebenfalls zurück zum **Bedeutungsreframing**.)

D
Vielen Dank für die Mitarbeit, Unbewusstes von (X).

(Schmerz und positive Funktion trennen und Bereitschaft zu neuen Wegen einholen)
Ich werde den unbewussten Teil Ihrer Persönlichkeit, der den Schmerz erzeugt, gleich fragen, ob er bereit ist, mit uns zu kommunizieren.
Unbewusster Teil von (X), der du den Schmerz hervorrufst, bist du bereit, mit uns zu kommunizieren?

(Wenn Ja-Signal des rechten Zeigefingers kommt, weiter bei **E**)

(Wenn kein Signal sichtbar wird, sollte die Frage wiederholt werden. Wenn auch daraufhin nichts kommt, zurück zu **Bedeutungsreframing**. Wenn das Nein-Signal des linken Zeigefingers kommt, ebenfalls zurück zum **Bedeutungsreframing**.)

(Signal rechter Daumen – Keine Antwort geben können / Signal linker Daumen – Keine Antwort geben wollen)
Vielleicht bestehen Bedenken. Unbewusstes von (X), gibt es Bedenken hinsichtlich der Kommunikation mit uns?

(Wenn kein Signal sichtbar wird, sollte die Frage wiederholt werden. Wenn auch daraufhin nichts geschieht, zurück zu **Bedeutungsreframing**. Wenn das Nein-Signal des linken Zeigefingers kommt, weiter bei **E**)

(Wenn Ja-Signal des rechten Zeigefingers kommt:)
Was könnten wir tun, um diese Bedenken zu zerstreuen? Lasse dir für jede befürchtete negative Konsequenz unserer Kommunikation eine Idee einfallen, was wir tun oder lernen könnten, um dieser negativen Konsequenz vorzubeugen oder zufrieden stellend mit ihr umzugehen. Mache, falls erforderlich, diese Idee oder diese Ideen (X) bewusst, um sie mir dann mitteilen zu können.

(Nach einer Weile:)
Ist Ihnen etwas bewusst geworden? Wenn ja, erzählen Sie es kurz, wenn nein, schütteln Sie kurz den Kopf.

(Wenn Bedenken erfolgreich bearbeitet bzw. nichts bewusst geworden ist:)
Bist du bereit, mit uns jetzt zu kommunizieren, wenn wir sorgsam und langsam vorgehen und jederzeit bereit sind, deine Bedenken zu berücksichtigen? Bitte sende uns ein eindeutiges Signal!
(Erneutes Nein / keine Antwort geben können oder wollen, zurück zu **Bedeutungsreframing**)
(Wenn Ja-Signal des rechten Zeigefingers kommt, weiter bei **E**)

E

Ich möchte deine Botschaften genau verstehen und bitte dich darum, für ein Ja dieses Finger-Signal zu verstärken.

(Positive Funktion erkennen)

Herzlichen Dank. Unbewusster Teil, bist du bereit, uns deine Absicht mitzuteilen, die du mit der Erzeugung des Schmerzes verfolgst?

(Wenn kein Signal sichtbar wird, sollte die Frage wiederholt werden. Wenn auch daraufhin nichts geschieht, zurück zu **Bedeutungsreframing**. Wenn das Nein-Signal des linken Zeigefingers kommt oder die Daumensignale, ebenfalls zurück zum **Bedeutungsreframing**.)

(Ja-Signal)
Dann bitte ich dich, (X) deine Absicht mitzuteilen. Schicke (X) Ideen, Gedanken oder Empfindungen, die mit deiner guten Absicht, die du mit dem Schmerz verfolgst, zusammenhängen.
(Pat. nach der Mitteilung fragen:)
Was ist die positive Absicht? Bitte antworten Sie mir laut!
(Nach dem Bericht:)
Können Sie das akzeptieren? Bitte antworten Sie mir laut!
(Bei Ja, weiter bei **F**)
(Bei Nein, wieder den unbewussten Teil befragen:)
Was tust du Gutes für (X), indem du diese Absicht verfolgst?
(So lange fortfahren, bis in einer akzeptierten positiven Funktion eine gemeinsame Basis für das Unbewusste und das Bewusste des Pat. vorhanden ist. Dann weiter bei **F**. Falls an dieser Stelle keine gemeinsame Basis gefunden wird: Ankündigung einer weiteren Bearbeitung in einer gesonderten Sitzung und Einleitung der **Rücknahme**.)

F

Unbewusstes, bist du bereit, auch andere Wege zu gehen, wenn diese Wege ebenso sicher, brauchbar und effektiv sind wie der Schmerz?

(Unabhängig von der Antwort: **Kontakt mit dem kreativen Teil aufnehmen, um neue Wege zu suchen**)
Unbewusster Teil, bist du bereit, zum kreativen Teil zu gehen, der in jedem Menschen steckt, der irgendwann einmal ein Problem gelöst hat, und dir drei Wege nennen zu lassen, die den Schmerz ersetzen, aber genau so sicher, brauchbar und effektiv sind wie der Schmerz, um seine Absicht zu erfüllen?
(Bei Ja, weiter bei **G**)
(Bei Nein, „Weiß-nicht"- und „Will-nicht"-Antworten:)
Welche Zusicherungen brauchst du, um das tun zu können? Oder gibt es andere Teile, mit denen du dich verbünden möchtest? Vielleicht wäre beispielsweise ein Kontakt mit dem listigen Teil angebracht?
Mache deine Antwort (X) bewusst, um sie mir dann mitteilen zu können.
(Nach einer Weile:)
Ist Ihnen etwas bewusst geworden? Wenn ja erzählen Sie es kurz, wenn nein, schütteln Sie kurz den Kopf.

(Wenn Bericht erfolgt ist, gilt es Zusicherungen zu machen bzw. andere Teile zu integrieren. Dann, gegebenenfalls in modifizierter Form, weiter bei **G**.)
(Wenn nichts bewusst geworden ist:)
Lasse (X) bitte wissen, wenn du, nach einer gewissen Zeit, auf alternative Wege gekommen sein solltest, die den Schmerz in seiner Funktion entlasten oder gar ersetzen können. (**Rücknahme**)

G

Lasse dir drei neue Wege nennen, die den Schmerz ersetzen, die aber genau so sicher, verfügbar und wirksam sind wie der Schmerz. Und sende uns ein Ja-Signal, wenn du sie bekommen hast.
(Bei Ja, weiter bei **H**.)
(Wird keine Antwort durch ein Fingersignal erkennbar, wird die Instruktion wiederholt und eine Weile gewartet. Erfolgt danach immer noch keine Antwort, weiter bei **I**.)
(Bei Nein, „Weiß-nicht"- und „Will-nicht"-Antworten:)
Verhandle bitte mit dem kreativen Teil oder anderen wichtigen Teilen über die drei Wege und verändere diese solange, bis du einverstanden bist. Und sende uns ein Ja-Signal, wenn du sie bekommen hast.
(Erneutes Nein / keine Antwort geben können oder wollen / keine Antwort durch ein Fingersignal erkennbar, weiter bei **I**.)
(Bei Ja, weiter bei **H**.)

H

(Einwände überprüfen – Ökologie-Check)

Danke! Prüfe nun aufmerksam mit allen deinen inneren Sinnen: Sieh dich um, höre dich um und strecke deine Fühler aus, ob es Teile gibt, die Einwände gegen die neuen Wege bzw. die neuen Verhaltensweisen erheben! Gibt es Einwände?
(Nein, weiter bei **J**.)
(Wenn ein Ja-Signal kommt oder das Signal „Weiß nicht":)
Frage den betreffenden Teil zur Sicherheit, ob es sich wirklich um einen Einwand handelt.
(Bei Ja:)
Unbewusster Teil, der du bislang den Schmerz hervorgerufen hast und du, kreativer Teil, setzt euch mit Einwand erhebenden Teilen in Verbindung, um die Alternativen so abzuändern, dass jeder Einwand berücksichtigt wird.
(Nach einer Weile:)
Forsche nun noch einmal mit allen deinen inneren Sinnen nach: Sieh dich um, höre dich um und strecke deine Fühler aus, ob vom gleichen oder von anderen Teilen Einwände gegen die neuen Verhaltensweisen erhoben werden!
(Bei Ja oder Signal „Weiß nicht": Bearbeiten, bis es keine Einwände mehr gibt und weiter bei **J** oder, falls der Prozess im Rahmen dieser Sitzung nicht mehr abgeschlossen werden kann, weiter bei **I**.)

I

Alles braucht seine Zeit. Das ist in Ordnung. Ich bitte dich: Gib (X) ein deutliches Zeichen, eine Idee oder ein Signal, wenn es zu einem Ergebnis gekommen ist, damit wir gemeinsam von diesem Punkt aus einen Schritt weiter gehen können. Vielen Dank! (**Rücknahme**)

J

(Verantwortung übernehmen – Future-Pace)

Unbewusster Teil, der du bislang den Schmerz hervorgerufen hast, hast du eine Vorstellung davon,

in welcher Zeitspanne die Umsetzung der drei neuen Wege erfolgt sein könnte?
(Ja, weiter bei **K**.)
(Bei Nein oder Signal „Weiß nicht":)
Verändere die Zeitspanne so, wie du es für nötig erachtest, um die drei neuen Wege ausprobieren zu können.
(Nach einer Weile weiter bei **K**)

K
Kannst du jetzt die Verantwortung dafür übernehmen, diese drei neuen Wege in der veranschlagten Zeitspanne auszuprobieren?
(Ja, weiter bei **L**.)
(Bei Nein, „Weiß-nicht"- und „Will-nicht"-Antworten: Weitere Vorschläge machen:)
Möchtest du dich mit anderen Teilen verbünden, die mithelfen könnten, die Verantwortung zu übernehmen, diese drei neuen Wege auszuprobieren?

(Bei Ja:)
Dann verbünde dich und gib mir das Ja-Signal, wenn du dich verbündet hast!
(Nach dem Ja-Signal:) Bist du jetzt bereit, dafür die Mit-Verantwortung zu übernehmen, diese drei neuen Wege in der vorgeschlagenen Zeitspanne auszuprobieren?
(Ja, weiter bei **L**)

(Bei Nein, „Weiß-nicht"- und „Will-nicht"-Antworten:)
Wünschst du dir die Unterstützung des Bewusstseins, um die Verantwortung übernehmen zu können, diese drei neuen Wege auszuprobieren?
(Bei Nein, „Weiß-nicht"- und „Will-nicht"-Antworten: zurück zu **I**)
(Bei Ja:)
Dann lasse (X) die drei neuen Wege und die Zeitspanne zur Umsetzung bewusst werden, damit er/sie dir aktiv helfen kann, eine Mitverantwortung zu übernehmen, die drei neuen Wege auszuprobieren.
(Nach einer Weile, zum Pat. gewandt:)
Sind die Botschaften aus dem Unterbewusstsein in Ihrem Bewusstsein angekommen? Bitte nicken Sie oder schütteln Sie den Kopf, damit ich Bescheid weiß.
(Kopf schütteln:) Dann lassen Sie dem Unbewussten noch etwas Zeit und schlafen Sie mindestens eine Nacht darüber. (**Rücknahme**)
(Nicken:) Ausgezeichnet! Sind Sie bereit, Mitverantwortung für die Umsetzung zu übernehmen?
(Kopf schütteln:) Darüber sollten wir reden. (**Rücknahme**)
(Nicken:) Perfekt! (**Rücknahme**)

L
Trauen Sie Ihrem unbewussten Teil zu, diese Wege auszuprobieren, die Ihr eben erarbeitet habt? Bitte nicken Sie oder schütteln Sie den Kopf, damit ich Bescheid weiß.
(Nicken:) Ausgezeichnet! (**Rücknahme**)
(Kopf schütteln:) Dann lassen Sie sich überraschen!

Rücknahme

Anmerkung:
Beim „Reframing in Trance" geht es darum, mit dem Unbewussten über ideomotorische Fingersignale zu kommunizieren. Neben den aufgeführten vier Antwortmöglichkeiten („Ja", „Nein", „Ich weiß nicht", „Ich möchte nicht"), die den Zeigefingern und Daumen zugeordnet werden, gibt es natürlich viele andere ideomotorische Reaktionen, die genutzt werden können. Ergänzend möchte ich hier nur auf einen Sonderfall eingehen, und zwar auf die Aussage eines Patienten, der nach einer Frage an sein Unbewusstes verstärkte Schmerzen spürte. Diese Schmerzverstärkung kann ebenfalls als Antwort aufgefasst werden, die allerdings einer weiteren Abklärung bedarf. Beispiel: „Unbewusster Teil, welche Absicht verfolgst du mit der Verstärkung der Schmerzen? Kannst du dieses Schmerzsignal abschwächen, um es dadurch (X) zu erleichtern, dich zu verstehen, was du damit seinem Bewusstsein sagen willst?" (Nach einer Weile, an den Pat. gerichtet:) „Ist die Absicht deutlich geworden?"

nach Mohl (1993, 1996)

4. Auf die Stimme des Körpers hören

Priming:
Etliche Schmerz-Wissenschaftler behaupten, fast jeder chronische Schmerz sei einmal ein Akutschmerz gewesen und habe als solcher begonnen. Akutschmerz – Ihr bellender Wachhund der Gesundheit. Mit wie vielen Würsten haben Sie ihn beschwichtigt, bestochen und gedacht: „Der Schmerz ist mir Wurst, ich muss weitermachen."? Und früher ist der Hund vielleicht zwischendurch noch verstummt, doch heute hört man vor lauter Bellen seine Botschaft nicht mehr, so wie man sagt: „Der sieht vor lauter Wald die Bäume nicht mehr." Wenn Sie bereit sind, die Stimme des Körpers zu vernehmen, dann können Sie verantwortliche Entscheidungen treffen. Wenn Sie die Stimme des Körpers hören, dann übernehmen Sie Verantwortung für den Schmerz-Linderungsprozess – ein weiterer Schritt, sich selbst zu helfen.

Tranceinduktion / Vertiefung

Interventionstext:
Nun können Sie anfangen, mit Ihrem Körper zu sprechen. Sprechen Sie im Geiste zu Ihrem Körper und beginnen Sie etwa folgende Unterhaltung:
(Markieren der beispielhaften Kommunikation mit dem Körper durch Verändern der Stimmlage, Tempoveränderung oder Richtungsänderung beim Sprechen. Im Text sind diese Stellen durch Unterstreichungen hervorgehoben.)

„Körper, ich höre dir zu, bitte sprich zu mir, lass mich wissen, was du von mir möchtest. Ich bin bereit, deine Stimme zu hören und deine Wünsche ernst zu nehmen, auch wenn ich nicht versprechen kann, dass ich alles umsetzen werde, was du von mir willst. Ich wünsche mir auf jeden Fall eine gute Zusammenarbeit mit dir.

Körper, ich glaube, ich habe dich lange Zeit nicht genügend gewürdigt. Ich habe es als selbstverständlich erachtet, dass du funktionierst. Ich war unzufrieden, wenn du nicht so funktioniert hast, wie ich es wollte. Verzeih mir, dass ich dich zuweilen ausgenutzt, mehr von dir genommen als gegeben habe. Ich will von nun an aufmerksamer deine Signale beachten. Jetzt bin ich bereit, deine Stimme zu hören. Sag mir, was du von mir erwartest. Sag mir, was ich anders machen soll."
Nehmen Sie sich nun etwas Zeit, um mit Ihren Worten und auf Ihre Weise dem Körper ein Gesprächsangebot zu machen und Fragen zu stellen. Stellen Sie ihm die Fragen, die Sie auf dem Herzen haben.
(Nach ca. einer Minute:)
Lassen Sie Ihr Alltagsbewusstsein mit seiner zweifelnden, skeptischen Stimme einen Augenblick zurücktreten und seien Sie offen und empfänglich für die Antworten Ihres Körpers wie ein neugieriges Kind. Vielleicht antwortet er mit Worten oder mit Bildern, vielleicht auch mit Tönen oder Bewegungen. Vielleicht ist seine Antwort ganz zart, vielleicht ist sie verwirrend, vielleicht glasklar und aufregend. Es reicht aus, wenn Sie bereit sind, die Antwort des Körpers zu hören. Sie müssen Ihr nicht gehorchen. Lassen Sie jetzt Ihren Geist so still wie möglich werden. Wie wenn Sie am Ufer eines stillen Bergsees stehen, umgeben von dieser ganz eigentümlichen, winterlichen Stille. Die Sinne sind geschärft, jede Kleinigkeit wahrzunehmen. Lauschen Sie jetzt den Antworten Ihres Körpers. Spüren Sie auf, was er Ihnen zu sagen hat.
(Nach ca. einer Minute:)
Sprechen Sie innerlich ruhig noch eine Weile mit Ihrem Körper. Ein Wechselspiel von Fragen und Antworten, auf welche Weise auch immer. Für ein paar Minuten können Sie sich auf diese Unterhaltung konzentrieren.
(Nach ca. 2-3 Minuten:)
Bringen Sie diese Unterhaltung nun zu einem Ende. Sie können gerne eine Verabredung treffen, sie fortzusetzen.
(Nach einer kurzen Pause:) Blicken Sie zurück auf das Geschehene, die erhaltenen Einsichten. Hören Sie den Nachklang des inneren Gesprächs. Erste, vielleicht noch vorsichtige Schlussfolgerungen und Konsequenzen zeichnen sich schemenhaft oder schon recht eindeutig am inneren Horizont ab, der sich – so oder so – gehörig erweitert hat.

Rücknahme

Nach Vopel (1994)

5. Die Botschaft des Schmerzes

Priming:
In dieser diagnostischen Sitzung will ich Sie einladen, den üblichen Rahmen Ihrer Denkgewohnheiten zu verlassen. Sie wissen, dass Lösungen für Probleme, auch für Schmerz-Probleme, manchmal außerhalb des vermuteten Gedankenrahmens liegen, jenseits des eigenen Tellerrandes. Um den gewohnten Rahmen verlassen zu können, ist es hilfreich, den von Ihnen wahrgenommenen

Schmerz, als Versuch eines Teils Ihrer Persönlichkeit zu sehen, auf sich aufmerksam zu machen. Dieser unbewusste Teil verfolgt eine positive Absicht, die nicht auf den ersten Blick erkennbar ist. Gehen wir von der Annahme aus, dass der Mensch ein biologisches System ist, das sich nicht selbst behindern oder zerstören, sondern fördern und erhalten möchte, so müssen wir uns die Frage stellen: Was hat uns dieser Teil eigentlich so Wichtiges mitzuteilen, dass er ein so deutliches Zeichen wie Schmerz setzt?

Tranceinduktion / Vertiefung

Interventionstext:
Richten Sie Ihre Aufmerksamkeit auf Ihren Schmerz. Richten Sie Ihre Aufmerksamkeit auf die Einzelheiten: Wo genau in Ihrem Körper spüren Sie ihn? Hat er eine Form und Struktur? Welche Größe und Farbe hat er? Welche Temperatur hat er? Hat er einen Klang oder eine Stimme? Vielleicht fallen Ihnen weitere Details dazu ein?
Überschreiten Sie jetzt den Rahmen Ihrer bisherigen Lösungsversuche, schauen Sie jetzt über den eigenen Tellerrand hinaus und handeln Sie entgegen Ihrer üblichen Denkgewohnheiten, indem Sie versuchen, den Schmerz für eine kurze Zeit zu verstärken oder unangenehmer zu machen. Ja, genau – denn was Sie verstärken können, können Sie auch abschwächen. Achten Sie darauf, wie Sie den Schmerz verstärken. Verändern Sie dazu eher seine Farbe oder die Temperatur? Oder führt eine Veränderung der Form zur Schmerzverstärkung? Verändern Sie innerlich eine oder mehrere seiner Eigenschaften, um ihn zumindest ein bisschen stärker werden zu lassen. Lassen Sie es geschehen und achten Sie darauf, wie Sie es geschehen lassen, dass er sich verstärkt. (Auf nonverbale Veränderungen achten, die auf eine geglückte Schmerzverstärkung hinweisen, dann:)

Beginnen Sie jetzt, die innerlich sichtbaren, hörbaren oder spürbaren Eigenschaften des Schmerzes so zu verändern, dass er schwächer wird. Sind es dieselben Eigenschaften, die den Schmerz auch verstärkt haben? Oder sind es andere? Achten Sie genau darauf, wie Sie den Schmerz spürbar abschwächen. Ein bisschen was geht immer. (Auf nonverbale Veränderungen achten, die auf eine geglückte Schmerzabschwächung hinweisen, dann:)

Stellen Sie sich jetzt den bislang unbewussten Persönlichkeitsteil, der Ihre Schmerzen schickt, bildlich vor! Wer oder was taucht aus Ihren inneren Bildern auf? Sprechen Sie diesen Teil, der hinter dem Symptom „Schmerz" steht, direkt an: (Markieren der Kommunikation mit diesem „Teil" durch Veränderung der Stimmlage, Tempo- oder Richtungsänderung beim Sprechen. Im Text sind diese Stellen durch Unterstreichungen hervorgehoben.) „Teil, der du mir diese Schmerzen geschickt hast, möchtest du mit mir auf eine neue Weise Kontakt aufnehmen, damit ich dich besser verstehe? Möchtest du dich als Teil zu erkennen geben und mir etwas mitteilen? Sicher möchtest du irgendetwas Wichtiges für mich tun, wenn du mich Schmerzen haben lässt. Ich will dich nicht mehr bekämpfen, sondern zusammen mit dir nach neuen Wegen suchen. Möchtest du mir etwas mitteilen?"
Akzeptieren Sie die spontanen Antworten, die Ihnen dieser Teil im inneren Dialog übermittelt – seien es konkrete Worte, Bilder, vage Ideen oder bestimmte Körperempfindungen.
Wenn Sie eine Antwort erhalten haben, heben Sie bitte Ihren rechten Zeigefinger kurz an, wenn keine Antwort auftaucht, den linken.

(Wenn keine Antwort kommt / linker Zeigefinger hebt sich:)
Vielleicht haben Sie eine Ansprache gewählt, die nicht respektvoll oder angemessen war. Der Ton

macht die Musik. Versuchen Sie es deshalb erneut auf eine höflichere Art und Weise, bis Sie eine Antwort erhalten, auch wenn es Ihnen vielleicht nicht leichtfällt. „Teil, der du mir diese Schmerzen geschickt hast, möchtest du mit mir auf eine neue Weise Kontakt aufnehmen, damit ich dich besser verstehe? Möchtest du dich als Teil zu erkennen geben und mir etwas mitteilen? Sicher möchtest du irgendetwas Wichtiges für mich tun, wenn du mich Schmerzen haben lässt. Ich will dich nicht mehr bekämpfen, sondern zusammen mit dir nach neuen Wegen suchen. Möchtest du mir etwas mitteilen?"
Akzeptieren Sie die spontanen Antworten, die Ihnen dieser Teil im inneren Dialog übermittelt – seien es konkrete Worte, Bilder, vage Ideen oder bestimmte Körperempfindungen.
Wenn Sie eine Antwort erhalten haben, heben Sie bitte Ihren rechten Zeigefinger kurz an, wenn keine Antwort auftaucht, den linken.

(Wenn immer noch keine Antwort kommt:)
Es gibt sicherlich einen guten Grund dafür, warum dieser Teil momentan nicht mit Ihnen kommunizieren will. Vielleicht ist ein anderer Zeitpunkt besser geeignet. Alleine schon Ihr Bemühen um Kontaktaufnahme mit dem Teil, wird Sie auf neue Wege zum inneren Gleichgewicht führen. **Rücknahme**

(Wenn eine Antwort kommt / rechter Zeigefinger hebt sich:)
Stellen Sie sich den Teil, der den Schmerz erzeugt, den Botschafter sozusagen, auf einer inneren Leinwand vor. Wie ist seine Gestalt, seine Farbe, Form und Größe?
Wenn eine Vorstellung des Teils, der den Schmerz erzeugt, auf Ihrer inneren Leinwand erschienen ist, heben Sie bitte Ihren rechten Zeigefinger kurz an, wenn nicht, den linken.

(Ist die Vorstellung nicht gelungen:)
Auch wenn sich der Teil vor Ihrem inneren Auge und auf der inneren Leinwand heute nicht gezeigt hat – vielleicht ist er noch ein bisschen schüchtern – wurde trotzdem ein Veränderungsprozess in Ihnen in Gang gesetzt. Vertrauen Sie Ihrem Unbewussten, dass es die Arbeit fortführt! Sie haben jetzt Kontakt aufgenommen mit dem Unbewussten und mit der Weisheit, die hinter dem Symptom „Schmerz" steht. Dieser Kontakt kann ausgebaut, vertieft und intensiviert werden. **Rücknahme**

(Ist die Vorstellung gelungen:)
Springen oder steigen Sie nun in den Teil ein, der Ihnen den Schmerz geschickt hat. Verschmelzen Sie für eine begrenzte Zeit mit ihm. Tun Sie so, als seien Sie dieser Teil, auch wenn es Ihnen noch so absurd vorkommen mag. Haben Sie als der Teil einen Namen? Benennen Sie ihn und damit sich, da Sie momentan in dessen Haut geschlüpft sind. Beispielhafte Namen sind: Beschützerteil, Ruheteil, Lebensfreudeteil, Freiheitsteil, Ehreteil, Harmonieteil, Sicherheitsteil, der jedes Risiko im Keim ersticken will usw. Vielleicht haben Sie schon einen Namen gefunden, vielleicht noch nicht. Auf jeden Fall haben Sie Ihre Wahrnehmungsposition gewechselt und schauen durch die Augen des Teils nun sich selbst an. Was empfinden Sie, wenn Sie die Welt aus den Augen dieses Teils betrachten? Was können Sie als der Teil besonders gut, was sind Ihre Fähigkeiten? Was glauben Sie, motiviert Sie als Teil zu Ihrem Verhalten, den Schmerz hervorzurufen?

Wenn Sie eine Antwort erhalten haben, über welchen Sinneskanal auch immer, heben Sie bitte Ihren rechten Zeigefinger kurz an, wenn keine Antwort auftaucht, den linken.

(Wenn keine Antwort kommt:)
Vielleicht haben Sie eine Ansprache gewählt, die nicht respektvoll oder angemessen war. Der Ton macht die Musik. Versuchen Sie es deshalb erneut auf eine höflichere, vielleicht auch liebevollere Art und Weise, bis Sie eine Antwort erhalten, auch wenn es Ihnen nicht leichtfällt.

(Wenn immer noch keine Antwort kommt:)
Es gibt sicherlich einen guten Grund dafür, warum dieser Teil seine positive Absicht, die er mit der Erzeugung des Schmerzes verfolgt, momentan nicht mit Ihnen teilen will. Vielleicht ist ein anderer Zeitpunkt besser geeignet. Vertrauen Sie auch Ihrem Unbewussten, dass es die Arbeit fortführt! Sie haben jetzt Kontakt mit diesem Unbewussten und mit der Weisheit, die hinter dem Symptom „Schmerz“ steht. Dieser Kontakt kann ausgebaut, vertieft und intensiviert werden. **Rücknahme**

(Wenn eine Antwort kommt:)
Wechseln Sie erneut die Wahrnehmungsposition: Werden Sie nun wieder Sie selbst. Sie haben nun die positive Absicht erfahren, also das, was der Teil für Sie möchte. Nun gilt es, nach neuen Möglichkeiten zu suchen, um das berechtigte Bedürfnis, also die positive Absicht Ihres Teils, durch alternative Verhaltensweisen zu befriedigen. Überlegen Sie sich andere geeignete Möglichkeiten, um der positiven Absicht zu entsprechen und gerecht zu werden. Suchen Sie nach neuen Wegen, die sowohl Ihren Zielen, als auch der positiven Absicht des Teils dienen. Wenn Sie neue Verhaltensweisen und Wege gefunden haben, heben Sie bitte kurz Ihren rechten Zeigefinger an, wenn nicht, den linken.

(Wenn keine neuen Verhaltensweisen gefunden wurden:)
Auch wenn Ihnen momentan noch keine Alternativen zu Ihrem bisherigen Verhalten eingefallen sind, wurde trotzdem ein Veränderungsprozess in Ihnen in Gang gesetzt. Vertrauen Sie Ihrem Unbewussten, dass es die Arbeit fortführt! Und achten Sie in der nächsten Zeit aufmerksam auf Gedanken und Vorstellungen, mit denen Ihr Unbewusstes Lösungsalternativen aufzeigt. **Rücknahme**

(Wenn Sie neue Verhaltensweisen gefunden haben:)
Fragen Sie nun den Teil: „Sind die neuen Vorschläge sinnvoll für dich? Kommen sie deiner Absicht entgegen?“ Achten Sie auf allen Sinneskanälen auf mögliche Einwände. Sollten sich Einwände ergeben, verändern Sie die neu gefundenen Verhaltensweisen so lange, bis der Teil damit zufrieden ist. Wenn Sie damit fertig sind, heben Sie bitte kurz Ihren rechten Zeigefinger an, wenn Schwierigkeiten auftauchen sollten, bei denen Sie meine Unterstützung brauchen, sagen Sie mir das bitte (ggf. in Trance bearbeiten oder Trancearbeit beenden und die aufgetauchten Schwierigkeiten in einer Nachbesprechung angehen).

(Rechter Zeigefinger hebt sich:)
Fragen Sie sich darüber hinaus: „Gibt es noch andere Persönlichkeitsteile, die gegen diesen Lösungsvorschlag etwas einzuwenden haben?“ Achten Sie wieder auf allen Sinneskanälen auf mögliche Einwände. Sollte sich ein Teil melden, fragen Sie ihn, ob er andere Lösungsvorschläge anzubieten hat, mit denen der Teil, der das Symptom geschickt hat, einverstanden sein könnte. Setzen Sie diesen inneren Dialog so lange fort, bis der Teil mit den neu gefundenen Lösungsvorschlägen und Verhaltensweisen einverstanden ist. Wenn Sie damit fertig sind, heben Sie bitte kurz Ihren rechten Zeigefinger an, wenn Schwierigkeiten auftauchen sollten, bei denen Sie meine Unterstützung brauchen, sagen Sie mir das bitte (ggf. in Trance bearbeiten oder Trancearbeit beenden und die aufgetauchten Schwierigkeiten in einer Nachbesprechung angehen).

(Rechter Zeigefinger hebt sich:)
Wenn Sie keine Einwände mehr erhalten, fragen Sie den Teil: „In welchem Zeitraum möchtest du die neuen Verhaltensweisen ausprobieren?"
Wenn Sie eine Antwort erhalten haben, heben Sie bitte kurz den rechten Zeigefinger an, wenn nicht, den linken.

(Linker Zeigefinger hebt sich:)
Machen Sie selbst einen Vorschlag, in welchem Zeitraum die neuen Verhaltensweisen umgesetzt werden sollen und bitten Sie den Teil um Mitarbeit. (weiter zu **Posthypnotische Suggestion**)

(Rechter Zeigefinger hebt sich:)

Posthypnotische Suggestion:
Nach Ablauf des von Ihnen mit dem Teil vereinbarten Zeitraums werden Sie wieder mit ihm Kontakt aufnehmen und ihn fragen, ob er mit den neu eingeführten Verhaltensweisen zufrieden ist. Sollten daraufhin von dem Teil weitere Vorschläge geäußert werden, die von Ihnen andere Verhaltensweisen fordern, probieren Sie diese in einer neuen Probezeit aus.

Rücknahme

nach Heinze & Vohmann-Heinze (1996)

6. Die Identifikation mit dem Schmerz aufheben

Priming:
Schmerzen drängen sich gerne in den Mittelpunkt der Aufmerksamkeit. Bei akuten Schmerzen macht das Sinn: Mensch, finde die Ursache heraus und unternimm' was dagegen. Gefahr erkannt, Gefahr gebannt. Anders beim chronischen Schmerz: der fesselt die Aufmerksamkeit zwar auch, weist aber nicht auf eine neue Schädigung hin, sondern grölt uns sein altbekanntes Lied ins Ohr; Schmerz in einer Endlosschleife – eine klemmende „Repeat-Taste". Und wenn das Lied vom Schmerz immer und immer wieder abgespielt wird, kann es sein, dass man zunehmend genervt ist, oder umgekehrt, immer weniger darauf achtet, weil keine neuen Informationen kommen. So wie das Ticken einer Uhr irgendwann nicht mehr wahrgenommen wird. Ein andauernder Schmerz kann auch dazu führen, dass man sich mit ihm verwechselt und den Eindruck bekommt: Mein Leben wird beherrscht vom Schmerz, ich bestehe nur noch aus Schmerz – ich bin der Schmerz. Und dabei wissen Sie natürlich, zumindest tief in Ihrem Inneren, dass nur ein Teil Ihrer Selbst unter dem Einfluss der Schmerzen steht und dass andere Teile unabhängig von ihm sind.

Tranceinduktion / Vertiefung

Interventionstext (Version 1):
Zu was werden Sie, wenn Sie sich verwechseln mit dem Schmerz erleidenden Teil in Ihnen – werden Sie größer oder kleiner, jünger oder älter? Welches Bild oder welche Bilder tauchen in Ihnen auf, wenn Sie sich diese Frage stellen: Zu was werde ich, wenn ich mich verwechsle mit dem Schmerz erleidenden Teil? Wenn eine Reaktion in Ihnen auftaucht, antworten Sie mir bitte laut.
(Antwort abwarten, ggf. Frage wiederholen. Wenn keine Antwort kommt: weiter bei **Interventionstext (Version 2)**)
In welcher Welt lebt der schmerzende Teil?
(Antwort abwarten, ggf. Frage wiederholen)
Man könnte in dieser Welt sogar überlegen, was der Schmerz brauchen könnte. Welche Bedürfnisse hätten Sie, wenn Sie der schmerzende Teil wären?
(Antwort abwarten, ggf. Frage wiederholen)
Welche Art von Bedürfnis-Erfüllung wäre gut?
(Antwort abwarten, ggf. Frage wiederholen, wenn keine Antwort auf mindestens eine der beiden letzten Fragen erfolgt, weiter bei **Interventionstext (Version 2)**)
Lassen Sie mich mal sehen: Welche symbolisierte Geste Ihrer Hände würde das ausdrücken?

Posthypnotische Suggestion:
Achten Sie zukünftig darauf, wenn das Bedürfnis in Ihnen aufsteigt, die Hände auf diese Art zu formen oder zu bewegen. Führen Sie diese symbolische Geste dann – wenn es geht wirklich, wenn es nicht geht im Geiste – durch. Sie werden dann wissen, was Ihnen fehlt und was Sie bald brauchen.

Rücknahme

Interventionstext (Version 2):
Wenn eine kleine Instanz aus Ihnen aufsteigen würde und von oben beobachtete, welche Gestalt die Person hat, die sich da unten mit dem Schmerz verwechselt? Was würde sie sehen?
(Antwort abwarten, ggf. Frage wiederholen)
Zu welcher Körperhaltung, zu welcher Körperkoordination, zu welchen Bewegungsabläufen hat das geführt, wenn Sie eins mit dem Schmerz sind?
(Antwort abwarten, ggf. Frage wiederholen, wenn keine Antwort erfolgt, weiter bei **Seeding**)
Nehmen Sie jetzt diese Haltung ein! Vielleicht noch ein klein wenig mehr in diese Haltung gehen. Gut! Und jetzt spüren Sie in sich hinein: Wie verändert sich der Schmerz?
(Antwort abwarten – üblicherweise wird der Schmerz schlimmer –, ggf. Frage wiederholen)
Gehen Sie wieder aus dieser Haltung heraus! Wo würde die Bewegung hinwollen, um eine kleine Verbesserung zu bewirken? Folgen Sie dieser Bewegung! Geht diese Bewegung in Richtung Beziehungsaufbau, ist sie abwendend oder ambivalent, irgendwo zwischen Nähe und Distanz?
(Antwort abwarten, ggf. Frage wiederholen)
Ob das wohl eine Bedeutung hat?

Posthypnotische Suggestion:
Und immer wenn Sie sich in der Haltung des Schmerzes wieder finden oder Sie den Eindruck haben, nur noch aus Schmerz zu bestehen, wechseln Sie in diese Haltung, die Verbesserung verspricht.

Rücknahme

Seeding:
Es stimmt nicht, dass alle Wege nach Rom führen. Aber etliche. Und die lassen sich finden, auch wenn Staus, Behinderungen und manchmal sogar Vollsperrungen zu zeitlichen Verzögerungen oder Umwegen führen. Und es gibt Tage, da will man selbst oder ein Mitfahrer gar nicht nach Rom – auch O. K. Zum richtigen Zeitpunkt und mit aktualisiertem Kartenmaterial zur guten Orientierung ist der Weg natürlich frei.

Rücknahme

nach SCHMIDT *(2005)*

Der innere Ratgeber

7. Ratgeber in freier Landschaft

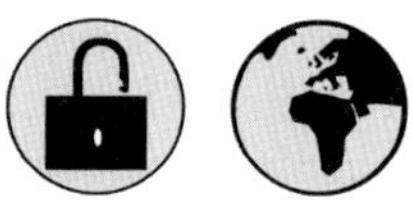

Priming:
Das hypnotherapeutische Konzept des „inneren Ratgebers" besagt: Jede Person trägt das für sie selbst gültige Heilwissen bereits in sich und muss es, um gesunden zu können, nur einsetzen. Der innere Ratgeber ist dabei nichts anderes als jener Teil der Persönlichkeit, der nicht-rationales Wissen, also intuitive Lebenserfahrung, verkörpert. Ich möchte Ihnen helfen, mit Ihrem inneren Ratgeber in Kontakt zu treten, um dessen Erfahrungsschatz für sich zu nutzen.

Tranceinduktion / Vertiefung

Interventionstext:
Sie halten sich in einer schönen Landschaft auf. Der Ort kann aus Ihrer Erinnerung stammen oder eine Schöpfung Ihrer Fantasie sein. Vor Ihrem inneren Auge entsteht das Bild einer schönen Landschaft. Konzentrieren Sie sich auf alle Einzelheiten der Umgebung. Versuchen Sie mit all Ihren Sinnen zu spüren: Ich bin dort! Fühlen Sie, wie sich angesichts dieser schönen Landschaft Wärme, Wohlbehagen, Frieden und Gelassenheit in Ihnen ausbreiten.
Plötzlich entdecken Sie dicht vor sich einen Pfad, der sich durch die Landschaft hindurch bis zum Horizont windet. Sie wechseln auf diesen Pfad. Spüren Sie, wie Sie auf diesem Pfad dem Horizont entgegengehen. Es ist angenehm und leicht. Sie haben richtig Lust, auf diesem Pfad weiterzugehen. Plötzlich bemerken Sie in der Ferne ein leuchtendes, bläulich-weißes Glühen, das sich langsam auf Sie zu bewegt. Es hat eine völlig friedliche Ausstrahlung, sodass Sie der Begegnung neugierig und ruhig entgegensehen. Während sich der Glanz Ihnen nähert, erkennen Sie schon, dass es sich um ein Lebewesen handelt. Vielleicht um eine Ihnen unbekannte Person oder – Sie sind sich noch nicht sicher – um ein freundlich wirkendes Tier. Als das Lebewesen näher kommt, können Sie es sich genau anschauen. Sie stellen fest, ob es sich um ein männliches oder ein weibliches Wesen handelt.

Betrachten Sie seine Umrisse, seine Gestalt so genau wie möglich. Sehen Sie sich sein Gesicht, die Haare, die Augen und den Körperbau an. Oder auch andere charakteristische Eigenschaften. Wenn Sie sich in Gegenwart dieser Gestalt innerlich wohl und sicher fühlen, wissen Sie, dass es Ihr „innerer Ratgeber" ist. Fühlen Sie sich in ihrer Gegenwart wohl? Signalisieren Sie mir durch das Anheben Ihres rechten Zeigefingers, wenn Sie sich wohl fühlen. Falls nicht, heben Sie bitte den linken Zeigefinger kurz an.

(Falls der linke Zeigefinger sich hebt:)
Da die Gestalt Ihnen nicht helfen kann, gehen Sie beide Ihrer Wege. **Rücknahme**

(Falls der rechte Zeigefinger sich hebt:)
Fragen Sie Ihren inneren Ratgeber nach seinem Namen. Dann bitten Sie ihn, bei der Lösung Ihres Schmerzproblems behilflich zu sein. Führen Sie mit ihm ein Gespräch, machen Sie ihn mit Ihrer Person vertraut, sprechen sie mit ihm über Ihr Schmerzproblem, wie mit einem sehr engen Freund oder einer sehr engen Freundin.
Achten Sie sorgsam auf alle Informationen, die Sie von Ihrer Ratgebergestalt erhalten. Die für die Schmerzlinderung wichtigen Informationen können Ihnen im Gespräch deutlich werden. Wichtige Erkenntnisse können aber auch durch symbolische Gesten vermittelt werden, indem der Ratgeber auf irgendetwas zeigt oder einen Gegenstand hervorholt, der in symbolischer Beziehung zu seinem Rat steht. Hören Sie ihm genau zu und sehen Sie genau hin! Wenn der Zeitpunkt gekommen ist, bedanken Sie sich bei Ihrem Ratgeber und verabreden mit ihm, wie Sie künftig mit ihm in Verbindung treten können.

Rücknahme

nach Simonton, Simonton & Creighton (1982)

8. Ratgeber in der Höhle

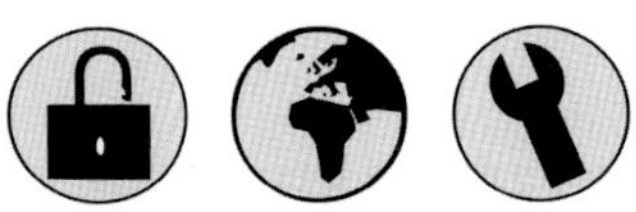

Priming: wie bei 7.

Tranceinduktion / Vertiefung

Interventionstext:
Stellen sie sich vor, Sie befinden sich inmitten einer blühenden Frühlingswiese. Dort können Sie die Blumen und Gräser nicht nur sehen und spüren, sondern auch riechen. Sie können hören wie der sanfte Wind über die Wiese streicht, können die Vögel singen und zwitschern hören und auch die Insekten, die mit ihrem Summen die Stille erfüllen.

Wenn Sie sich an diesem Anblick satt gesehen haben – und bevor es Ihnen langweilig wird – erinnern Sie sich bitte, dass Sie im „normalen Leben" diese Schmerzen haben. Eben jene Schmerzen

betten Sie nun in einen Behälter, den Sie dort auf dem Boden vor sich sehen. Geben Sie den Schmerzen hierfür die Gestalt, die dazu, wie sie sich momentan anfühlen, am besten passt. Seien Sie dabei sehr achtsam, damit Sie auch wirklich jeden Zipfel, jeden Aspekt der Schmerzen erwischen und diesen sehr sorgfältig in den Behälter einbetten.
So, dass Sie sicher gehen können, dass, wenn Sie den Behälter hochnehmen und ihn auf Ihre Arme oder Schultern nehmen, Sie auch wirklich alle Schmerzen darin eingeschlossen haben.

Mit dem Behälter auf dem Arm oder auf den Schultern gehen Sie dann auf den nahen Wald zu, immer weiter und weiter. Und schließlich gehen sie immer tiefer und tiefer in den Wald hinein, immer tiefer und tiefer.
Und wie Sie so gehen, sehen Sie, wie sich die Lichtverhältnisse im Wald verändern. Sie hören die Geräusche im Wald, spüren die Kühle und die veränderte Luft, riechen den Waldboden – vielleicht kosten Sie eine von den Beeren am Wegesrand.
Sie gehen immer tiefer in den Wald hinein, bis Sie an eine leise sprudelnde Quelle kommen. Dort können Sie sich eine Weile niederlassen. Dazu stellen Sie den Behälter ab, erfrischen sich, indem Sie Ihre Hände und das Gesicht mit Wasser benetzen. Trinken Sie von dem erfrischenden, köstlichen Nass, wenn Sie mögen. Nach einer Weile wohltuender Rast nehmen Sie den Behälter wieder auf und setzen Ihren Weg fort – immer tiefer und tiefer in den Wald hinein.
Schließlich kommen Sie an einen Höhleneingang, den Sie schon von weitem gesehen haben, da die Bäume dort etwas lichter stehen. Die Höhle macht Sie neugierig, zumal Sie intuitiv wissen, dass Sie hier richtig sind. Das Ziel Ihres Weges vor Augen, gehen Sie wie selbstverständlich mit dem Behälter auf dem Arm oder auf den Schultern hinein in die Höhle. Zunächst ist es dunkel, bis sich Ihre Augen an die Dunkelheit gewöhnt haben und Sie einen geräumigen Gang vor sich sehen, der tiefer in die Höhle hinein führt. Merkwürdigerweise wird es nicht etwa dunkler, sondern zunehmend heller. Mit jedem Schritt ein klein wenig heller. Nach einigen weiteren Metern vergrößert sich die Höhle zu einem angenehmen und lichten Raum – Sie spüren, dass Sie im Herzen der Höhle angekommen sind. Und Sie spüren, dass Sie nicht allein sind.
Im Herzen der Höhle befindet sich eine uralte, weise Gestalt mit faltigem Gesicht und freundlichen Augen. Ein Fakir oder eine weise Frau, ich weiß es nicht genau. Ganz selbstverständlich gehen Sie zu ihr hin. Nach der Begrüßung halten Sie ihr den Behälter mit Ihren Schmerzen entgegen und öffnen ihn. Sie fragen die Gestalt, was Sie am besten damit machen könnten.
Die Gestalt blickt zuerst in das Gefäß. Dann schaut sie Ihnen lange in die Augen.
Schließlich fragt sie, wie schwer Ihnen denn im Moment das Gefäß vorkommt. Sie antworten.
Dann warten Sie ab, was passiert und schauen, was die weise Person sagt und was sie tut.
Sie spüren auch, inwiefern sich der Behälter oder sein Inhalt verändert. Sie beobachten und hören genau hin was passiert und was sich sonst noch verändert.

Wenn der Zeitpunkt gekommen ist, bedanken Sie sich respektvoll bei der weisen Gestalt und verabreden mit ihr, wie Sie künftig mit ihr Verbindung aufnehmen können.
Schließlich verabschieden Sie sich und gehen wieder aus der Höhle hinaus in den Wald.
Sie gehen den ganzen Weg wieder zurück, kommen an der Quelle vorbei, bis Sie wieder zur Wiese gelangen.

Rücknahme

nach PETER *(2004)*

Symptomorientierte Techniken – Annahme des Schmerzes

9. Dem Schmerz begegnen

Priming:
Die allermeisten Menschen versuchen, Schmerzen zu vermeiden. Das ist verständlich. Was aber tun, wenn sich Schmerzen nicht vermeiden lassen? Bei chronischen Dauerschmerzen beispielsweise, denen man nicht davonlaufen kann, selbst wenn man es unbedingt möchte? Jede Erinnerung an das Unangenehme und an Schmerzen ruft bei einem normalen Menschen das Verlangen nach dem Gegenteil hervor. Der Mensch will Freude und Glück, und will von Schmerzen am besten gar nichts wissen. Und das ist der entscheidende Punkt: Schmerzen können nur in dem Maße an persönlicher Bedeutung gewinnen, indem man sie ablehnt. Und wem es gelingt, den Wunsch, keine Schmerzen haben zu müssen, aufzugeben, der reduziert im selben Augenblick einen großen Teil seiner Schmerzen. Allein die innere Kontaktaufnahme mit Bedrohlichem reduziert die Bedrohung bereits, wenn die erste Scheu verflogen ist.
Lassen Sie es uns einmal mit der folgenden hypnotischen Technik probieren, bei der Sie sich dem Schmerz zuwenden, statt vor ihm zu fliehen. Keine Bange: Sie müssen nicht gleich Tango mit ihm tanzen.

Tranceinduktion / Vertiefung

Interventionstext:
Beobachten Sie den Schmerz. Schauen Sie in ihn hinein. Nicht so wie Sie einen Feind anschauen würden, nein. Wenn Sie ihn anschauen als wäre er Ihr Feind, können Sie ihn nicht wirklich sehen. Wenn Sie ihn anschauen als wäre er Ihr Feind, können Sie ihm nicht unvoreingenommen begegnen. Dann weichen Sie ihm aus. Schauen Sie ihn an wie einen interessanten Menschen. Ein interessanter Mensch kann uns anziehen und gleichzeitig abstoßen. Wir müssen ihn nicht lieben, wir können ihn nur interessant finden. Es kann sein, dass der Schmerz stärker wird, je intensiver Sie ihn beobachten – eine verwirrende Erfahrung: Wie kann mir etwas helfen, wenn der Schmerz dabei sogar noch größer wird? Er wird vielleicht deshalb größer, weil Sie ihm vorher ausgewichen sind, ihn mit oder ohne Schmerzmittel unterdrückt haben. Wenn Sie in den Schmerz hineinschauen fällt diese Unterdrückung weg. Er wird seine natürliche Stärke erreichen. Dann hören Sie ihn mit unverstopften Ohren. Wenn der Schmerz heftiger wird, können Sie im Rahmen dieses Experiments zufrieden sein, denn dann schauen Sie ihn wirklich an. Beobachten, ohne zu bewerten. Gar nicht so einfach, aber allemal eine interessante Erfahrung. Wer seine Wahrnehmung vorschnell durch den Bewertungsfilter jagt, erfährt nur das, was er erwartet. Und das gilt auch für Ihren Schmerz. Verfolgen Sie jetzt seinen natürlichen Verlauf. Auch das kann interessant sein, denn kein Schmerz wird immer

nur stärker. Achten Sie auf Schwankungen der Intensität, auf eine Schmerzreduktion nach einer Phase des Schmerzanstiegs. Auch die Art wie sich der Schmerz anfühlt, kann sich mit der Zeit verändern. Wie wenn man sich Zeit nimmt, das Gesicht eines an sich wohlbekannten Menschen einmal länger zu betrachten. Es ist manchmal unfassbar, wie Kleinigkeiten, aber eigentlich durchaus sichtbare Kleinigkeiten, unbeachtet bleiben, obwohl sie da sind, die ganze Zeit schon da sind. Und es wird auch interessant sein, den Verlauf der Schmerzausbreitung zu beobachten. Vielleicht ist die Fläche des Schmerzes bzw. der Raum, den er einnimmt zunächst größer. Vielleicht konzentriert sich der Schmerz später auf kleinere, umgrenzte Bereiche. Lassen Sie sich auf diese Begegnung ein, denn so werden Sie einiges über Ihren Schmerz erfahren, was Sie auf die eine oder andere Art und Weise überraschen wird. Das Fremde im scheinbar Vertrauten, das scheinbar Vertraute im Fremden.

Posthypnotische Suggestion
Wenn Sie in Zukunft in eine Situation kommen, in der Sie sich vom Schmerz nicht mehr ablenken können oder wollen, beobachten Sie ihn in aller Ruhe und registrieren seine Veränderungen im Laufe der Zeit. Es ist nie zu spät, Neues zu erfahren.

Rücknahme

nach Bhagwan (1982), zit. aus Rehfisch, Basler & Seemann (1989)

10. Friedensvertrag mit dem Schmerz

Priming:
„Kampf dem Schmerz" – so werben manche Kliniken oder die Pharmaindustrie. „Ich höre nicht auf, gegen meinen Schmerz zu kämpfen" – so lautet die Haltung vieler Betroffener gegenüber ihrem Schmerz. Wenn aber im Zusammenhang mit der Schmerzbehandlung immer Worte mit „Kampf-Charakter" benutzt werden, bewirken diese Formulierungen eine unbewusste innere „Kampfhaltung" mit allen dazugehörigen körperlichen Konsequenzen. Jede Assoziation von Schmerz und Kampf verursacht im Körper die so genannte sympathische Aktivierung: Die Muskulatur spannt sich an, der Atem wird unregelmäßig, flach und schnell, Schmerz verstärkende Stresshormone werden ausgeschüttet. Rein gedanklich setzt eine Fokussierung der Wahrnehmung auf den Feind ein, denn vernünftigerweise sollte man sich auf den Feind konzentrieren und sich nicht ablenken lassen. All diese Auswirkungen auf Körper und Wahrnehmung wirken bei chronischen Schmerzen schmerzverstärkend. Gibt es andere Möglichkeiten, mit einem chronischen Schmerz zu leben, als ihn zu bekämpfen? Darum soll es heute gehen.

Tranceinduktion / Vertiefung

Interventionstext:
Wenn der Schmerz sehr heftig ist, dann spannen Sie sich vermutlich an, um den Schmerz abzuwehren. Die Muskeln um den Schmerz herum bilden dann eine Art Verteidigungsring, sie verkrampfen

sich und versuchen, den Schmerz zu isolieren, ihn unter Quarantäne zu stellen. Und auch die Gedanken können eine Kampfstimmung erzeugen. Vielleicht rufen Sie innerlich aus: „Hör auf, lass mich in Ruhe!" oder „Dir werd' ich's zeigen!" Und der Schmerz bleibt dennoch – obwohl Sie ihm den Krieg erklärt haben. Sie haben die Verteidigungslinie gezogen, und Sie haben den Schmerz zugleich ungewollt gestärkt, durch jenen Schützengraben der Anspannung. Sie haben sich den Schmerz durch Ihre Reaktion zum Feind gemacht.
Letzten Endes führt diese gedankliche und muskuläre Verhärtung zur Intensivierung des Schmerzes und verhindert eine Linderung. Wenn etwas nicht funktioniert, auch wenn man es in bester Absicht getan hat und es einen Versuch wert war, sollte man auf eine andere Art und Weise versuchen, zum Ziel zu kommen. Daher möchte ich Ihnen anbieten, in den nächsten Minuten eine andere Strategie zu erproben: Versuchen Sie, die Abwehr des Schmerzes aufzugeben. Versuchen Sie, den Schmerz nicht länger als Feind zu behandeln. Ihr Schmerz ist nicht mehr und nicht weniger als die überwältigende Erfahrung dieses Augenblicks. Warum sollten Sie nicht versuchen, sich mit ihm auszusöhnen, da er nun einmal da ist? Sie können sich darauf einlassen, den Schmerz so zu empfinden, wie er sich natürlicherweise anfühlt, während Sie ruhig und gleichmäßig atmen, so entspannt wie möglich – genau, das ist der Weg. Und während Ihnen diese körperliche Entspannung des Konflikts mit dem Schmerz immer natürlicher vorkommt und damit auch immer besser gelingt, versuchen Sie, auch geistig in die Nähe des Schmerzes zu gehen. Seien Sie einfach bereit, die Empfindungen in Ihrem Körper ungefiltert zu erleben, ohne sie zu bewerten oder zu bekämpfen. Wenn Sie bereit sind, das zu tun, dann erhalten Sie die Möglichkeit, sich mit dem Schmerz zu verständigen und ihn vielleicht sogar zu besänftigen. Spüren Sie, wie gut das tut, nicht mehr gegen den Schmerz ankämpfen zu müssen. Wie viel Kraft Sie dadurch sparen. Diese Ruhe an der Front. Den Kopf frei haben, um auf andere Gedanken zu kommen. Wenn Sie wollen, lassen Sie in Gedanken weiße Friedenstauben aufsteigen, in Zeitlupe, die allein durch den sanften Luftzug ihres Flügelschlags die schwarzen Gedanken vertreiben.
Spüren Sie nach, ob es noch vereinzelte Kampfhandlungen im Körper gibt und bieten Sie auch dort eine Waffenruhe an. Versuchen Sie, in noch vorhandene Konfliktfelder hinein zu atmen. Hin atmen, hinein atmen. Der Atem von gedanklichem Frieden erfüllt, gesättigt mit Ruhe und Entspannung, vermag überall dort im Körper Frieden zu stiften, wo es notwendig ist. Die Chance auf Frieden und Entspannung. Entspannung und Frieden. Atem schöpfen. Hineinatmen in die Krisengebiete. Sich wieder freier bewegen können. Begrenzungen überwinden.
Nehmen Sie Ihren Körper an.

Posthypnotische Suggestion:
Und immer wenn Sie in Zukunft spüren, wie Sie sich körperlich anspannen, lassen Sie wieder los – Frieden und Entspannung.
Und immer wenn Sie in Zukunft spüren, wie Sie sich gedanklich gegen den Schmerz in Kampfposition bringen, lassen Sie wieder los – Entspannung und Frieden.

Rücknahme

nach Vopel (1994)

11. Meine gesunden Persönlichkeitsteile

Priming:
Die Persönlichkeit eines Menschen besteht aus vielen Teilen. So hat ein Mensch in unserer Alltagssprache „viele Gesichter", man kennt die „zwei Seelen in einer Brust". Auch Ihre Persönlichkeit ist wie ein Haus, in dem verschiedene Teile oder Eigenschaften wohnen: Sie können den fleißigen Teil sehen, woanders Ihren faulen, da hinten wohnt ein lustiger, alberner Teil und vielleicht gleich daneben ein ganz trauriger. Denkt man so über seine verschiedenen Eigenschaften nach, kommt eine erstaunliche Menge zusammen. Je nach Situation werden die Türen zu den Zimmern der verschiedenen Teile geöffnet und die Eigenschaften kommen zum Vorschein. Im Haus Ihrer Persönlichkeit wohnen auch noch unbewusste Teile: erwünschte und unerwünschte. Vielleicht wohnen sie auf dem Dachboden oder im Keller. Die einen lassen uns unbewusst atmen, aufrecht gehen oder vorsichtig sein, die anderen lassen uns Schmerzen haben, erfolglos oder unkonzentriert sein. Alle Teile müssen nun in Ihrem Persönlichkeitshaus miteinander zurechtkommen, was unterschiedlich gut gelingt. Da kommen vielleicht Teile sehr gut miteinander aus, sind sogar ein Team. Andere wiederum stehen sich gegenseitig im Weg, wo sie nur können. Und Sie selbst haben vom Bewusstsein her auch ganz unterschiedliche Einstellungen Ihren Teilen gegenüber. Auf einige sind Sie stolz, andere Teile dagegen würden Sie liebend gerne loswerden.

Tranceinduktion / Vertiefung

Interventionstext:
Ob der Schmerz ein Leben bestimmen kann, hat auch viel damit zu tun, wie dieses Leben gestaltet ist. In einem erfüllten Leben muss sich der Schmerz zwangsläufig mit einem Randplatz begnügen, denn – man kann es wörtlich nehmen – alles andere ist ja schon erfüllt.
Überlegen Sie sich nun einmal in Ruhe, was Ihre gesunden Persönlichkeitsteile, d. h. Ihre Stärken, Ihre positiven und liebenswerten Eigenschaften sind. Denken Sie an Rückmeldungen, die Sie von anderen darüber bekommen haben. Denken Sie auch ruhig an früher: Vielleicht haben Sie gerne mit Nachbarn oder Freunden geredet, sind regelmäßig verreist oder einem Hobby nachgegangen? Stellen Sie sich Ihre gesunden Persönlichkeitsteile vor dem Hintergrund Ihrer Lebensgeschichte genau vor. Es ist immer sinnvoll, seine gesunden Persönlichkeitsteile zu kennen und ihnen einen angemessenen Platz im Leben einzuräumen.
Ich werde nun Ihre gesunden Persönlichkeitsteile direkt ansprechen.

(Gesunde Persönlichkeitsteile mit „du" ansprechen und durch Verändern der Stimmlage, des Tempos oder der Richtung beim Sprechen die Kommunikation mit ihnen „markieren". Im Text sind diese Stellen mithilfe von Unterstreichungen hervorgehoben.)
Gesunde Persönlichkeitsteile, ihr seid früher so aktiv im Leben von (Vorname des Pat. / X) gewesen, teilweise habt ihr euch zurückgezogen, teilweise seid ihr auch gegenwärtig noch aktiv. (X) würde sich sehr freuen, wenn ihr ihm / ihr mit euren Fähigkeiten auch jetzt bei den Schmerzen helfen könntet.

Machen Sie innerlich Ihre kranken und traurigen Teile mit den gesunden bekannt. Natürlich ist es günstig, wenn sie aufeinander eingehen, wenn sie in Zukunft etwas zusammen unternehmen, wieder ein Team bilden. Denn die schönsten und stärksten Pferde, schwarze wie weiße, bringen die wertvolle Kutsche nur voran, wenn sie in eine Richtung ziehen.

Bedanken Sie sich dann für den Kontakt mit den Teilen und verabschieden Sie sich.

Posthypnotische Suggestion:
Immer wenn sich zukünftig die kranken und schmerzbehafteten Teile in den Vordergrund drängen, werden Sie darauf achten, auch Ihre gesunden Teile im Auge zu behalten, auf ihre Wünsche und Bedürfnisse zu hören, um diese umzusetzen, auch wenn dies nur vereinzelt und zeitweise unter Kompromissen möglich ist – wie in einer ganz normalen Demokratie eben.

Rücknahme

nach Besser-Siegmund (1989)

Symptomorientierte Techniken – Unmittelbare Schmerzveränderung

Anti-Schmerz-Atmung

12. Zum Schmerz hinatmen

Priming:
Unsere spontane Reaktion auf sich verstärkende oder einschießende Schmerzen ist ein Anhalten des Atems oder auch eine flache, beschleunigte Atmung. Für nur kurz andauernde Schmerzen mag dieses Reaktionsmuster nützlich sein, für lang anhaltende Schmerzen allerdings nicht. Bei Letzteren wirkt das häufige Anhalten des Atems genauso schmerzverstärkend wie die schnelle und flache Atmung. Deshalb werde ich Ihnen nun ein Atemmuster vorstellen, mit dem Sie sich und den Schmerz beruhigen können.

Tranceinduktion / Vertiefung

Interventionstext:
Vergewissern Sie sich, dass Ihr Atem ruhig, gleichmäßig und tief ist. Nun stellen Sie sich bei jedem Ausatmen vor, wie Ihr Atem direkt zum Schmerz hin fließt. Der Atem findet seinen Weg zum Schmerz. Mit jedem langsamen Ausatmen durchdringt der Atemstrom den Schmerz und besänftigt ihn. Denn der Atem kennt viele Wege, um den Schmerz zu beruhigen: durch Wärme, wie wenn Sie in Ihre ausgekühlten Hände hauchen, um sie zu erwärmen oder durch Kühle, wie wenn Sie einen Löffel mit heißer Suppe durch wohl dosiertes Pusten abkühlen. Lassen Sie den Atem nun ganz ruhig sein Werk beginnen. Mit jedem Ausatmen fließt der Atem hin zum Schmerz und verändert ihn. Unterstützen Sie Ihren Atem mit Ihrer Vorstellungskraft – in welcher Farbe und Form strömt er in den Schmerzbereich hinein? Auf welche Art? Verbunden mit welchem Geräusch beruhigt der Atem den Schmerz? Bemerken Sie auch die Teile Ihres Körpers, die frei von Schmerz sind. Gönnen Sie auch diesen Bereichen die Fülle Ihres Atems. Folgen Sie Ihrem Atem, wenn er sanft in das Gebiet fließt, wo es wehtut. Der Atem findet seinen Weg zum Schmerz. Sie haben Zeit. Meine Stimme meldet sich nach einer Weile wieder.

(Nach etwa 20 Atemzügen:)
Wenn sich der Schmerz schon beruhigt hat, heben Sie bitte kurz den rechten Zeigefinger an. Hat sich der Schmerz noch nicht beruhigt, den linken.

(Bei unverändertem Schmerz / Anheben des linker Zeigefingers: ggf. andere Form der Anti-Schmerz-Atmung, siehe Techniken 13ff, beginnend mit dem Interventionstext.)

(Bei Schmerzberuhigung / Anheben des rechten Zeigefingers:)

Posthypnotische Suggestion:
Immer wenn Sie bemerken, dass Ihr Körper den Schmerz durch Anspannung abwehren möchte, dann atmen Sie in dieses Gebiet hinein.

Rücknahme

nach Rehfisch, Basler und Seemann (1989) / Stenzel (2004)

13. Staudamm-Atmung

Priming: wie bei 12.

Tranceinduktion / Vertiefung

Interventionstext:
Atem kann Leben einhauchen – Atem ist pure Energie! Versuchen Sie, diese Energie zu spüren, vielleicht können Sie sie auch innerlich sehen, hören oder riechen. Sammeln Sie die Energie, indem Sie

tief einatmen. Stauen Sie die Energie auf, indem Sie die Luft für einen Moment anhalten, um dann die geballte Energie durch ein kräftiges, geräuschvolles Ausatmen in den Schmerzbereich hineinzuschicken. Das wird ihn ordentlich aufwirbeln. Danach wieder ruhig und gleichmäßig weiteratmen, während Sie beobachten und innerlich spüren, auf welche Weise der aufgewirbelte Schmerz wieder zur Ruhe kommt und wie sich das anfühlt. Dann wieder die Energie-Atmung: Tief einatmen, Luft kurz anhalten und den energiereichen Atem zum Schmerz hin lenken. Pause, normal weiter atmen, Schmerzveränderungen registrieren. Sie werden merken, wie oft Sie diese Art der Atmung wiederholen müssen, damit sie hilft.

(Nach etwa 20 Atemzügen:)

Posthypnotische Suggestion:
Immer wenn Sie in Zukunft schmerzbedingt Ihren Atem anhalten oder flach und schnell atmen, werden Sie dies merken und sich an die Möglichkeit erinnern, die Staudamm-Atmung einzusetzen.

Rücknahme

nach Boyes (1978), zit. aus Svoboda (1989) / Stenzel (2004)

14. Den ausgeatmeten Schmerz personalisieren

Vorbereitung:
Stellen Sie einen leeren Stuhl vor den Patienten.

Priming: wie bei 12.

Tranceinduktion / Vertiefung:
(Blickfixation mit Augenschluss: Hier empfiehlt es sich, den Patienten aufzufordern, den leeren Stuhl vor sich zu fixieren. Nach dem Schließen der Augen soll der Patient zunächst eine klare und plastische Vorstellung von dem leeren Stuhl vor seinem inneren Auge behalten. Dann folgt die Vertiefung.)

Interventionstext:
Malen Sie mir jetzt mit Worten ein Bild Ihrer Schmerzen, und zwar so lebendig und farbig wie möglich. Wenn es nötig sein sollte, klarer zu sehen, verstärken Sie Ihre Schmerzen ein wenig. Ich möchte, dass Sie genau sehen, wie z. B. Ihre Muskeln ineinander verschlungen sind, wie sie ziehen und diesen Schmerz verursachen oder auf welche Weise auch immer ihr Schmerz entsteht. Wenn Sie ein klares Bild haben, berichten Sie mir bitte davon!
(Bericht des Patienten)
Nun atmen Sie tief und rhythmisch durch. Entwickeln Sie ein tiefes, rhythmisches Atemmuster. Ja, genau so. Jetzt möchte ich, dass Sie klar sehen, wie Sie ausatmen und wie Sie mit jedem Atemzug

beim Ausatmen Ihre ganzen Schmerzen mit ausatmen. Stellen Sie sich vor, wie Sie mit jedem Ausatmen etwas Schmerzsubstanz aus dem schmerzenden Bereich wegatmen. Mit jedem Ausatmen entweicht etwas mehr von den Schmerzen. Sie können sich vorstellen, wie das aussieht, was da an Schmerz aus Ihnen rausgeatmet wird. Ist es beispielsweise staubig, flüssig oder gasförmig? Hat es eine Farbe oder einen Geruch? Sehen Sie, wie sich Ihre Schmerzen langsam aus dem Körper lösen und wegfließen; durch Ihre Nasengänge, jetzt durch Ihre Nase, wie es mit jedem tiefen Ausatmen aus den Nasenlöchern fließt, ausatmen, atmen Sie diese Wolke aus fließendem und wirbelndem Schmerz auf diesen leeren Stuhl vor Ihnen. Sie können sehen, hören und spüren, wie die Schmerzen mit jedem Ausatmen geringer werden, mit jedem Mal mehr verschwinden. Wie aus einem Ventil, aus dem die Schmerzluft entweicht. Ausatmen, Schmerz raus. Wie ein befreiender Seufzer, wenn der Druck entweicht. Aus, raus. Aus, raus. Sehen Sie den Schmerz vor sich auf dem Stuhl, machen Sie sich ein genaues Bild von ihm auf dem Stuhl, während Sie tief ausatmen. Signalisieren Sie mir durch ein Nicken, wenn Sie die Wolke des Schmerzes auf dem Stuhl vor Ihrem inneren Auge klar erkennen können bzw. durch ein Kopfschütteln, wenn nicht.

(Wenn der Patient nickt:)
Achten Sie jetzt einmal darauf, wie sich aus dieser wirbelnden Wolke des Schmerzes auf dem Stuhl vor Ihnen ein Körper herausbildet, ein Körper entsteht, durch langsame oder plötzliche Verdichtung der Materie. Zunächst vielleicht schemenhaft, dann zunehmend klarer und deutlicher. Ein Bild von einem Menschen. Vielleicht hat dieser Körper auch ein Gesicht. Ein bekanntes sogar? Berichten Sie mir bitte davon, was sich vor Ihnen auf dem Stuhl tut!
(Bericht des Patienten / Hier kann sich eine Verarbeitung ungelöster Beziehungskonflikte anschließen, die in dialogischer Form angeleitet und begleitet werden kann. Aber auch andere Schmerzmanifestationen können auf dem Stuhl entstehen. In diesem Fall ist eine behutsame Deutung des Schmerzzusammenhangs, durch den Patienten anzuregen.)

(Wenn der Patient den Kopf schüttelt oder sich keine Person auf dem Stuhl materialisiert hat:)
Offensichtlich hat sich die ausgeatmete Schmerzwolke woanders hin verzogen. Vielleicht hat sie sich auch ganz in Luft aufgelöst. Wie fühlen Sie sich jetzt?
(Bericht des Patienten)

Posthypnotische Suggestion:
Immer wenn Sie in Zukunft schmerzbedingt Ihren Atem anhalten oder flach und schnell atmen, werden Sie dies merken und sich an die Möglichkeit erinnern, den unsichtbaren Schmerz auszuatmen und ihn in ein sicht- und begreifbares Gegenüber zu verwandeln.

Rücknahme

nach Grinder & Bandler (1982) / Stenzel (2004)

15. Die Hautatmung

Priming:
Die Hautatmung, auch Perspiration genannt, ist eine Form der äußeren Atmung. Die Hautatmung ist durch den Austausch von Atemgasen durch die Haut gekennzeichnet. Obwohl die Lungenatmung ganz klar die Hauptaufgabe des Sauerstoffaustausches übernimmt, ist die Haut ebenfalls am Austausch von Atemgasen beteiligt.

Tranceinduktion / Vertiefung

Interventionstext:
Atmung ist ein autonomer Prozess. Man muss sich nicht darum kümmern, frau übrigens auch nicht, es geschieht von selbst. Es atmet mich, heißt es. Aber wer ist dieses „Es"? Ich möchte Sie zu einem „Es-Experiment" einladen. Lassen Sie doch einmal die schmerzende Stelle atmen. Lassen Sie sie selbst atmen. Überlassen Sie die Atmung Ihrem Schmerz. Probieren Sie das einmal.
(Nach einer Weile:)
Was passiert im Körper? Was verändert sich? Berichten Sie bitte!

(Wenn sich eine verspannte oder verkrampfte Körperhaltung einstellt und/oder eine Schmerzverstärkung, dann weiter bei **A**. Wenn sich keine Veränderung der Körperhaltung oder des Schmerzes einstellt und/oder der Schmerz schwächer wird, weiter bei **B**.)

A
Und jetzt übernehmen Sie einmal die Kontrolle über Ihre Atmung. Atmen Sie so, wie es Ihnen gut tut. Atmen Sie sich ruhig aus dem Schmerz heraus! Spüren Sie die Atembewegung des Bauches; ein und aus, ein und aus. Stellen sie fest, ob und wie sich die Körperempfindung verändert.
(Nach einer Weile:)
Jetzt lassen Sie Ihren Atem los, verändern ihn nicht, sondern schauen ihm einfach bei seiner bewegenden und lebensstiftenden Tätigkeit zu. Einfach zuschauen, zulassen, spüren. Was ist das für ein Gefühl?

Posthypnotische Suggestion:
Immer wenn Sie in Zukunft spüren, dass der Schmerz die Kontrolle über die Atmung übernommen hat, werden Sie dies immer schneller merken und sich an die Möglichkeit erinnern, die Kontrolle über die Atmung zu übernehmen oder sie einer anderen Instanz im Körper zu übertragen.

B
O. K. – atmen Sie nun durch die Haut, die den Schmerzbereich bedeckt. Richten Sie Ihre Aufmerksamkeit auf diesen Bereich und unterstützen die Hautatmung mit Ihrer Vorstellungskraft und auch mit Ihrer ganz normalen Lungenatmung, die dafür sorgt, dass sich Ihre Bauchdecke hebt und senkt im wohlbekannten Rhythmus des Lebens. Immer weiter durch die Haut atmen, die den Schmerzbereich umhüllt.

Wenn Sie durch die Haut atmen, die den Schmerzbereich umhüllt, werden Sie mit der Zeit feststellen, dass sich die Empfindungen dort langsam verändern, dass sich die Stelle allmählich irgendwie taub anfühlt.
Lange genug durch die Haut atmen, dort, und in dem Maße, wie alle Empfindungen unter der atmenden Haut betäubt werden, können Sie ein Anwachsen des inneren Gleichgewichts spüren, dort. Mit jedem Ein- und Ausatmen tauber, empfindungsloser. Und im Einklang, in Balance.

Posthypnotische Suggestion:
Immer wenn Sie in Zukunft schmerzbedingt Ihren Atem anhalten oder flach und schnell atmen, werden Sie dies merken und sich an die Möglichkeit erinnern, diese Atmung durch die Haut zu praktizieren.

Rücknahme

nach Schmidt (2005) / Shealy (1983), zit. aus Svoboda (1989)

16. Die Atemöffnung

Priming: wie bei 12.

Tranceinduktion / Vertiefung

Interventionstext:
Wählen Sie nun diejenige Stelle Ihres Körpers aus, an der Sie die Schmerzen momentan am stärksten spüren. Genau auf diese Stelle konzentrieren Sie sich jetzt. Stellen Sie sich vor, an dieser Stelle des Körpers sei eine magische Öffnung, durch die Ihr Atem unablässig hinein- und hinausströmt. Stellen Sie sich dieses fantastische Bild so plastisch und lebhaft wie nur möglich vor. Schauen Sie, ob eine Bewegung an der Öffnung entsteht beim Ein- und Ausatmen oder ob es sich um einen eher ruhigen Vorgang handelt. Stellen Sie sich vor, wie Sie den Atem sehen können, der durch die Öffnung ein- und ausströmt. Vielleicht so wie man den Hauch des Atems in der kalten Luft sehen kann oder auch viel bunter. Stellen Sie sich dieses fantastische Bild so plastisch und lebhaft wie nur möglich vor, während Sie in Ihrem Rhythmus weiter atmen.
Nun sprechen Sie innerlich im Rhythmus Ihres Atems zu sich: „Kühl und leicht" beim Einatmen und „Vom Schmerz befreit" beim Ausatmen. „Kühl und leicht" beim Einatmen, „Vom Schmerz befreit" beim Ausatmen. Ich werde nun für ein bis zwei Minuten schweigen, damit Sie Ihren Atemrhythmus finden. Atmen Sie durch die Öffnung an der Schmerzstelle. Meine Stimme meldet sich dann wieder.

Posthypnotische Suggestion:
Immer wenn Sie in Zukunft schmerzbedingt Ihren Atem anhalten oder flach und schnell atmen, werden Sie dies merken und sich an die Möglichkeit erinnern, den Schmerz durch die Atemöffnung entweichen zu lassen.
Rücknahme

nach Svoboda (1994)

17. Durch den Schmerz atmen

Priming: wie bei 15.

Tranceinduktion / Vertiefung

Interventionstext:
Atmen Sie mit sanfter Bestimmtheit in den schmerzenden Bereich hinein und wieder aus ihm heraus. Registrieren Sie dabei alle auftauchenden Gedanken und Gefühle, ohne sie zu bewerten, egal wie schlimm es sich anfühlt. Einfach beobachten und vorbeiziehen lassen. Atmen Sie in die schmerzende Zone hinein und versuchen Sie, durch sie hindurch zu atmen. Alle aufsteigenden Gefühle und Gedanken werden von Moment zu Moment registriert, nicht mehr und nicht weniger. Kommen Sie dann mit Ihrer Aufmerksamkeit immer wieder zur Atmung zurück. Stellen Sie sich vor, dass der Atem die Haut beim Einatmen an der betreffenden Stelle durchdringt und dass der Atem von der Haut völlig absorbiert wird, ganz in sich aufgenommen wird. Und beim Ausatmen befreien Sie sich von den Schmerzen. Stellen Sie sich vor, dass der Schmerz sich auflöst, während Sie, bewusst ausatmend, entspannen. Mit jedem Ausatmen mehr und mehr. Erst langsam und unmerklich, dann immer deutlicher und eindeutig spürbar. Lassen Sie während dieses Vorgangs nicht in der Aufmerksamkeit nach, denn Sie werden feststellen, dass sich Qualität und Intensität der Empfindungen von Augenblick zu Augenblick verändern, selbst in der Schmerzzone. Da lohnt sich jeder Atemzug. Wiederholen Sie dieses bewusste Ein- und Ausatmen in den schmerzenden Bereich hinein und wieder aus ihm heraus, bis Sie das Gefühl haben, dass es gut ist.

Posthypnotische Suggestion:
Immer wenn Sie in Zukunft schmerzbedingt Ihren Atem anhalten oder flach und schnell atmen, werden Sie dies merken und sich an die Möglichkeit erinnern, diese Atmung durch die Haut zu praktizieren und aufmerksam auf alle wahrgenommenen Empfindungen, Gefühle und Gedanken sowie deren Veränderung im Laufe der Zeit achten.

Rücknahme

nach Kabat-Zinn (2006)

18. Body-Scan

Priming:
Legen Sie sich bequem auf den Rücken. Zweck dieser Übung ist es, Ihren Körper von Kopf bis Fuß zu erspüren, die verschiedenen Körperregionen in Ihrer Vorstellung zu erforschen. Der Körper wird also in der Vorstellung bis ins kleinste Detail systematisch abgetastet. Atemzug um Atemzug wird der Körper interessiert beobachtet, Region um Region wird atmend ertastet. Wenn Sie Ihre Aufmerksamkeit auf ein bestimmtes Körperteil richten, sollten Sie es auch tatsächlich spüren und darin verweilen, während Sie mehrmals in es hinein- und aus ihm herausatmen.
Bei Schmerzzuständen aller Art hat sich der Body-Scan als außerordentlich nützlich erwiesen: Die gestörte Verbindung zwischen Verstand und Gefühl wird wiederhergestellt. Der Body-Scan vermittelt eine außerordentlich intensive Körpererfahrung. Wird er gründlich und ohne Eile durchgeführt, kann sich der Körper am Ende der Sitzung buchstäblich schwerelos anfühlen, als hätte man ihn weggeatmet. Dadurch können sich die Muskeln lockern, angestaute Spannungen werden freigesetzt und innere Heilungsprozesse unterstützt. Vermeiden Sie Erwartungshaltungen, mit denen Sie sich unnötig unter Druck setzen, wie zum Beispiel, dass die Schmerzen nun gewiss bald verschwinden werden. Bleiben Sie offen für das, was kommt, für das Unerwartete.

Tranceinduktion / Vertiefung

Interventionstext:
Lassen Sie sich nun etwas Zeit, um Ihren Körper von Kopf bis Fuß zu erspüren – als ein von Haut umhülltes Ganzes. Denn Gesundheit bedeutet Ganz-Sein, sich ganz zu fühlen, selbst im Angesicht von Schmerzen.
Atmen Sie bewusst ein und aus und konzentrieren sich bei jedem Ein- und Ausatmen auf das Heben und Senken der Bauchdecke. Gerade wenn man von Schmerzen geplagt wird, wird man von diesen oft dermaßen abgelenkt, dass es zunächst kaum möglich ist, sich auf eine andere als die schmerzende Körperregion zu konzentrieren. Diese Erfahrungen sind in der Anfangsphase völlig natürlich. Das Bewegen von Körperteilen, um sie besser zu spüren, sollten Sie übrigens unterlassen, da es unseren Zwecken nicht dienlich ist.

Richten Sie nun Ihre Aufmerksamkeit auf die Zehen des linken Fußes. Lenken Sie den Atem dorthin. Atmen Sie in die Zehen hinein und wieder aus ihnen heraus. Es mag eine ganze Weile dauern, bis Sie diese Vorstellung konkretisieren können. Vielleicht hilft es Ihnen, sich vorzustellen, wie der Atem durch die Nase einströmt, ein feiner Hauch, der in die Lungen hinabsinkt, weiter in den Bauch, ins linke Bein, bis hinab in die Zehen und wieder zurück.
Versuchen Sie, alle Empfindungen wahrzunehmen, die in den Zehen entstehen. Vielleicht können Sie sogar einzelne Empfindungen unterscheiden. Wenn Sie nichts spüren, ist das ebenfalls in Ordnung. Dann spüren Sie eben ganz bewusst nichts.
Bevor wir weiter zur nächsten Körperregion gehen, atmen Sie noch einmal tief ein und in die Zehen hinein. Beim Ausatmen lösen Sie alle Empfindungen in Ihrer Vorstellung auf. Konzentrieren Sie sich nun für kurze Zeit nur auf den Atem, wie sich Ihre Bauchdecke hebt und senkt. Gut!

Dann wenden Sie sich der linken Fußsohle zu. Atmen Sie in die Fußsohle hinein und wieder aus ihr hinaus. Achten Sie auf alle auftauchenden Empfindungen. Registrieren Sie sie und lassen Sie sie sogleich wieder los. Sobald Sie merken, dass Sie mit den Gedanken abschweifen, holen Sie sie zum Atem und zur Fußsohle zurück. Bevor wir weiter gehen, atmen Sie tief ein und in die Fußsohle hinein. Beim Ausatmen lösen Sie alle Empfindungen in Ihrer Vorstellung auf. Konzentrieren Sie sich nun für kurze Zeit nur auf den Atem, wie sich Ihre Bauchdecke hebt und senkt. Genau so!
Fahren Sie fort, indem Sie Ihre Aufmerksamkeit auf Ihre linke Ferse richten. Lenken Sie den Atem dorthin. Atmen Sie in die Ferse hinein und wieder aus ihr heraus. Versuchen Sie, alle Empfindungen wahrzunehmen, die in der Ferse entstehen. Wenn Sie in der Ferse nichts spüren, dann ist die augenblickliche Erfahrung eben die, dass Sie nichts spüren, was weder gut noch schlecht ist. Noch einmal tief einatmen und dabei den Atem in die Ferse schicken, dann alle Empfindungen in der Ferse mit dem nächsten Ausatmen auflösen, sich kurz auf die Atembewegungen des Bauches konzentrieren, dann geht es weiter.
Tasten Sie sich weiter zum Rist des linken Fußes. Die Aufmerksamkeit bleibt währenddessen fest auf den Atem und die diversen Empfindungen im Rist gerichtet. Atmen Sie bewusst in ihn hinein und wieder aus ihm hinaus. Noch ein letztes Mal tief in den Rist atmen, beim Ausatmen lösen Sie alle dortigen Empfindungen in Ihrer Vorstellung auf. Konzentrieren Sie sich nun für kurze Zeit auf den Atem, den Bauch. Dann erst bewegen Sie sich in der Vorstellung weiter zum nächsten Bereich.
Es geht weiter mit dem Fußgelenk links. Lassen Sie sich von Ablenkungen durch Schmerzreize oder anderes nicht beirren. Lenken Sie die Aufmerksamkeit in die betreffende Körperregion, so gut es eben geht, momentan in das linke Fußgelenk. Ihre ganze Aufmerksamkeit gilt den Empfindungen und Gedanken, die im Zusammenhang damit aufsteigen mögen, ohne dass Sie deren Inhalt jedoch irgendeine Bedeutung beimessen.
Tasten Sie sich weiter das linke Bein hinauf zur Wade. Lenken Sie den Atem dorthin. Hineinatmen, Empfindungen spüren – heraus. Lassen Sie los. Konzentration auf den Atem richten.
Nun das Schienbein links. Atmen Sie in die Region des linken Schienbeins hinein.
Linkes Knie.
Kniekehle.
Oberschenkel links – die Unterseite, mit der Sie die Unterlage berühren.
Atemzug um Atemzug wird der Körper interessiert, aber unbeteiligt beobachtet.
Nun die Oberseite des linken Oberschenkels.
Leiste links. Lenken Sie den Atem dorthin. Hineinatmen, Empfindungen spüren – Herausatmen. Loslassen. Konzentration auf den Atem richten.
Linke Gesäßhälfte.
Nachdem Sie nun das linke Bein durchatmet haben, ist jetzt das rechte Bein an der Reihe, beginnend mit den Zehen.
Fußsohle.
Ferse.
Rist.
Fußgelenk.
Wade.
Schienbein.
Knie.
Kniekehle.
Bleiben Sie in der Rolle des neutralen Beobachters, der keine Wertungen vornimmt. Vielleicht finden Sie das ein bisschen langweilig, vielleicht regt es Sie zuweilen auf. Das macht nichts. Auch Lan-

geweile und Aufregung bestehen aus Gedanken und Gefühlen, die Sie registrieren und loslassen können. Zentrieren Sie Ihre Aufmerksamkeit so fest wie möglich im Body-Scan.
Jetzt: Oberschenkel, Unterseite.
Oberschenkel, Oberseite.
Leiste rechts.
Rechte Gesäßhälfte.

Nun in den unteren Rücken hineinatmen, Empfindungen spüren und aus ihm herausatmen. Nochmals hinein und heraus, ein paar Mal, bis Sie dort etwas spüren. Nur spüren, nicht bewerten. Dann alle Empfindungen loslassen. Kurze Konzentration auf den Atem. Wenn Sie nichts spüren, ist das ebenfalls in Ordnung. Dann spüren Sie eben ganz bewusst nichts. Richten Sie jetzt die Aufmerksamkeit auf den mittleren Rückenbereich, die Brustwirbelsäule. Atmen, spüren.

Linkes Schulterblatt.
Die Finger der linken Hand.
Handinnenseite.
Handrücken links.
Handgelenk.
Unterarm.
Ellenbogen.
Oberarm.

Immer derselbe Ablauf.

Rechtes Schulterblatt.
Die Finger der rechten Hand.
Handinnenseite.
Handrücken rechts.
Handgelenk.
Unterarm.
Ellenbogen.
Rechter Oberarm.

Sobald Sie merken, dass Sie mit den Gedanken abschweifen, holen Sie sie zum Atem und zur jeweiligen Körperregion zurück.

Nacken.
Hinterkopf. Hinatmen.
Linkes Ohr.
Linke Wange.
Linkes Auge.
Stirn.
Nase.
Lippen.
Kinn.
Rechtes Ohr.

Rechtes Auge.
Rechte Wange.
Zuletzt wenden Sie sich bitte Ihrem Scheitel zu, wo Sie wie ein Wal durch ein imaginäres Loch ein- und ausatmen. Lassen Sie den Atem im wahrsten Sinne des Wortes, vom Scheitel bis zur Sohle, durch Ihren Körper hindurchfließen, als würde er durch die Öffnung am Scheitel in Sie einströmen und durch die Zehen wieder austreten. Dieser Vorgang lässt sich durch die Vorstellung unterstützen, dass Sie Ihrem Körper beim Einatmen frische Energie und Lebenskraft zuführen und beim Ausatmen alle Müdigkeit und Mattigkeit aus dem Körper ausströmen lassen. Die Zone der Aufmerksamkeit bewegt sich am Körper entlang, sammelt Spannungen und Schmerzen ein und transportiert sie vom Scheitel zu den Zehen, wo sie ausgeatmet werden und einen gereinigten Körper zurücklassen. Der ganze Druck, die Anspannung und Verspannung entweicht.

Posthypnotische Suggestion:
Jedes Mal, wenn Sie den Body-Scan durchführen, können Sie sich dieses Reinigungs- oder Entgiftungsverfahren vergegenwärtigen, das die Heilung oder Linderung unterstützt und im Körper das Gefühl des Ganz-Seins wiederherstellt. Das Gefühl des Ganz-Seins kann von jedem Menschen erfahren werden, egal woran der Körper krankt.

Rücknahme

Anmerkungen:
(Wenn die Aufmerksamkeit des Patienten während des „Scan-Vorgangs" beginnt, sich seiner Schmerzzone zu nähern, kann man folgende Suggestion einfließen lassen:) Auch wenn Sie sich Ihrer Schmerzzone nähern, bleiben Sie offen und empfänglich sowie frei von Erwartungen jeglicher Art. Sie bekommt dieselbe volle Aufmerksamkeit wie die anderen Körperteile, nicht mehr und nicht weniger und erst dann, wenn sie an der Reihe ist.

(Wenn die Schmerzzone schließlich erreicht ist, sind folgende Suggestionen in den Interventionstext einzufügen:) Wenn Sie sich nun mit Ihrer Aufmerksamkeit in der Schmerzzone befinden, schenken Sie ihr dieselbe volle Aufmerksamkeit wie zuvor den anderen Körperregionen, nicht mehr und nicht weniger. Atmen Sie hinein und wieder aus ihr heraus und registrieren Sie dabei alle auftauchenden Gedanken und Gefühle. Auch wenn jeder Atemzug mit Schmerz angefüllt ist, versuchen Sie, ihn im vollen Bewusstsein zu erleben. Ein Kräftemessen mit dem Schmerz verschlimmert ihn nur. Beobachten Sie deshalb Ihren Schmerz möglichst unbeteiligt, um etwas über ihn herauszufinden. Laufen Sie nicht vor ihm davon, versuchen Sie nicht, ihn loszuwerden. Wenn Sie sich das im Augenblick des Schmerzes vergegenwärtigen und auch nur ein oder zwei Atemzüge lang inmitten des Schmerzes ruhig bleiben, ist das bereits ein erster Schritt in die richtige Richtung. Wiederholen Sie dies einige Male, bewusst ein- und ausatmend, bis Sie das Gefühl haben, dass Sie Ihre Aufmerksamkeit von der Schmerzzone auf den nächsten Körperbereich richten können.

(Wenn nonverbale Zeichen oder entsprechende verbale Äußerungen des Patienten darauf hindeuten, dass der Schmerz zu stark ist, um sich auf eine andere Körperregion zu konzentrieren, kann der Interventionstext der Technik 17. verwendet werden. Sobald der Schmerz nachlässt, setzen Sie den Body-Scan an der Stelle fort, an der Sie ihn unterbrochen haben oder Sie beenden die Sitzung.)

nach Kabat-Zinn (2006)

19. Das goldene Licht

Priming:
Ohne Sonnenlicht werden wir depressiv. Ohne Licht könnten wir nicht existieren. Licht ist lebensnotwendig. Licht ist sehr energiereich. Licht wird therapeutisch genutzt, man spricht von Lichttherapie. Lassen Sie uns im Rahmen der heutigen Hypnose den Schmerz in einem anderen Licht erscheinen.

Tranceinduktion / Vertiefung

Interventionstext:
Entspannen Sie sich weiter und stellen Sie sich ein liebliches, goldenes, warmes Licht vor, das Sie umflutet und Ihnen das Gefühl von Gesundheit, Ruhe und positiver Energie gibt. Sie fühlen wie das weiche, goldene Licht Ihren Körper durchdringt und alles Unwohlsein mitnimmt. Sie fühlen sich entspannt, ruhig und positiv. Das Licht erfüllt Sie, oben wie unten, vorne wie hinten, rechts wie links. Und schließlich wissen Sie gar nicht mehr, ob das heilende Leuchten von Außen kommt oder ob das Licht aus dem Inneren Ihres Körpers in alle Richtungen strahlt. Letztlich ist das vielleicht auch unwichtig. Das Licht wird immer heller und intensiver. Das Licht ist kraftvoll und durchdringend. Gerade den Schmerzbereichen scheint das gebündelte, strahlende Licht besonders gut zu tun. Manchmal verändert es seine Farbe. Beruhigende Lichtstrahlen bewegen sich sanft durch den Körper. Vielleicht wollen Sie versuchen, den Lichtstrahl wie einen Scheinwerfer, auf Bereiche des Körpers zu richten, denen dieses reine Licht besonders gut tut, wo es säubert, lindert, schützt und repariert. Genießen Sie dieses Erlebnis und das Gefühl dieses heilsamen Lichtes, das durch Ihren Körper fließt noch für eine Weile. Meine Stimme wird sich dann wieder melden.

Posthypnotische Suggestion:
Immer wenn du denkst, es geht nicht mehr, kommt tief aus deinem Inneren ein Licht daher.

Rücknahme

nach ACHTERBERG *(1996)*

20. Kontrolle des Muskelschmerzes

Priming:
Schmerzen sind oft Auswirkungen von aufgestauter innerer Spannung oder von Muskelverspannungen. Die Entspannung verspannter Muskulatur kann Schmerzen auflösen, verringern, die Schmerzstärke nach oben begrenzen oder auch unabhängig vom Schmerz einfach gut tun.

Tranceinduktion / Vertiefung

Interventionstext:
Stellen Sie sich vor, wie nun langsam alle Anspannung aus dem Körper fließt. Mit jedem Ausatmen ein bisschen mehr. Falls störende Gedanken auftauchen, versuchen Sie sie mit jedem Ausatmen, vom Inneren Ihres Kopfes nach außen zu lenken. Gestatten Sie Ihrem Geist, seine Kontrolle zu lockern. Drehen Sie Ihren Kopf ein paar Mal langsam von links nach rechts und spüren Sie, wie die Spannung sich dort etwas löst, in Richtung Nacken abfließt und sich schließlich in den Schultern sammelt. Immer mehr von der Spannung im Kopf und Hals-/Nackenbereich sammelt sich in den Schultern.
Lassen Sie die Last auf Ihren Schultern mit einem tiefen Ausatmen los. Lassen Sie die Schultern ganz bewusst nach unten fallen, der natürlichen Schwerkraft folgend. Richten Sie nun Ihre Aufmerksamkeit auf Arme und Hände, denn an ihnen entlang fließt ein Teil der Spannung nach unten. Mit jedem Ausatmen tiefer und tiefer. Die Hände werden schwer und warm von der abfließenden Spannung, die wie durch Kanäle über jeden einzelnen Finger aus Ihnen heraus drängt.
Eine andere Quelle von Anspannung ist der Rücken. Lassen Sie ihn bequem und schwer in die Unterlage sinken. Jeder einzelne Muskelstrang darf sicher sein, dass seine Spannung momentan nicht benötigt wird. Spüren Sie, wie ein Teil der Rückenmuskeln bereits beginnt, loszulassen, während andere sich mehr Zeit lassen.
Und mit der ruhigen Atmung können auch Druck und Spannung in Brust und Bauch langsam weichen. Brust und Bauch heben und senken sich im gleichmäßigen Rhythmus Ihrer Atmung. Versuchen Sie, diese kleine, beruhigende Bewegung eine Weile innerlich zu beobachten. Die Spannung im Rumpf sackt tiefer und tiefer nach unten, in Richtung Gesäß und Oberschenkel.
Von oben nach unten – der natürliche Weg der Anspannung. Er führt über die Beine schließlich in die Füße, die ganz schwer und warm werden. Ein gutes Gefühl stellt sich in den Füßen ein, wenn die Spannung aus ihnen entweicht. So wie es sich anfühlt, wenn man nach langem Umherlaufen, endlich die Schuhe ausziehen und die Beine ganz bequem hochlegen darf.
Wandern Sie mit Ihrer Aufmerksamkeit nun noch einmal durch den ganzen Körper und spüren Sie nach, ob noch irgendwo ein Rest von Anspannung zu finden ist. Wenn Sie eine Stelle finden, an der noch ein Spannungsrest festgehalten wird, richten Sie Ihre Aufmerksamkeit darauf und behandeln Sie die Stelle im Geiste so lange z. B. mit Wärme oder Kälte, Kneten oder Massieren, bis Sie die Wirkung der mentalen Behandlung wirklich spüren.

Posthypnotische Suggestion:
Sie können sich angewöhnen bei verschiedenen Tätigkeiten des Alltags, zwischendurch immer wieder auf die Anspannung Ihrer Muskeln zu achten, um im Falle einer unnötigen Anspannung loszulassen und die Muskulatur dort zu lockern.

Rücknahme

nach Alman & Lambrou (1995) / Stenzel (2004)

Die Schmerzgestalt

21. Die Schmerzgestalt (klassisch)

Priming:
Diese Übung wird Ihnen helfen, die Schmerzempfindung in eine andere Sinneswahrnehmung umzuwandeln, die sich dann, in einem zweiten Schritt, leichter verändern lässt, sodass sich der Schmerz noch einmal spürbar verringern kann. (Wenn der Patient an mehreren Stellen im Körper Schmerzen hat oder an einem Ganzkörperschmerz leidet, kann es sinnvoll sein, von vornherein einen begrenzten Bereich auszuwählen. Das **Priming** ist dann wie folgt zu ergänzen:)
Wählen Sie zunächst einen Schmerzbereich aus, den wir mit Hypnose behandeln sollen. Durch die Fokussierung auf einen Schmerzbereich, kann die Konzentrationsfähigkeit leichter beibehalten werden. In einer der nächsten Sitzungen können wir die ausgelassenen Schmerzstellen gesondert in die hypnotische Behandlung mit einbeziehen.

Tranceinduktion / Vertiefung

Interventionstext:
Konzentrieren Sie sich ohne innere Anteilnahme auf den ausgewählten Schmerzbereich und untersuchen Sie ihn gründlich, so wie ein Wissenschaftler sein Untersuchungsobjekt durch das Mikroskop betrachtet: interessiert und sachlich beschreibend. An Gefühlen lassen Sie momentan nur eine leise Aufregung und Neugierde zu, auf das, was nun geschehen wird.
Zuerst konzentrieren Sie sich auf die Größe und Ausdehnung des Schmerzes. Nehmen Sie seine Grenzen wahr. Sind es deutliche Grenzen, die den schmerzenden vom nicht schmerzenden Bereich trennen?
Oder gehen der schmerzende und der nicht schmerzende Bereich fließend ineinander über?
Oder müssen Sie selbst eine Grenze ziehen, da hinter dieser Schmerzgrenze andere Schmerzen liegen, die Sie aber momentan ausklammern wollen?
Sie können sich vorstellen, den Schmerz außen mit einem Filzstift einzurahmen, sodass Sie spüren: bis dahin reicht der Schmerz und ab dieser Grenze ist schmerzfreies Gebiet.
Kontrolle über den Schmerz heißt indes: Veränderbarkeit in jede Richtung. Versuchen Sie deshalb – und weil es vielen leicht fällt – die Schmerzgrenzen zu erweitern, d. h. die Schmerzausdehnung ein klein wenig größer werden zu lassen. Genau – die Oberfläche ein bisschen ausdehnen.
Und jetzt wieder kleiner werden lassen, die Oberfläche schrumpfen lassen; die Ausdehnung etwas zurücknehmen. Gut so.
Versuchen Sie nun zu erfassen, ob der schmerzende Bereich innerhalb seiner Grenzen mehr an der Oberfläche oder eher in der Tiefe spürbar ist.

Wenn man den Schmerz nun sehen könnte, wie sähe er aus? Wenn dieser Schmerz eine Gestalt oder Form hätte, welcher bildhafte Vergleich taucht vor Ihrem inneren Auge auf?
Wenn die Schmerzgestalt ein Gesicht hätte, was könnte man in ihrer Mimik lesen?
Nun betrachten Sie die Farbe der Schmerzgestalt genauer. Ist sie überall gleich? Hell oder dunkel?

Alles klar?

Wenn man den Schmerz hören könnte, wie würde er sich anhören? Macht die Schmerzgestalt irgendwelche Geräusche, wenn Sie einmal genau darauf achten? Oder hören Sie in Ihrem Inneren einen Ton oder Klang, der gut zu ihr passen würde? Registrieren Sie die Tonhöhe, die Klangfülle und die Reinheit der Geräusche!

Jetzt schauen Sie sich einmal die Oberfläche der Schmerzform oder Schmerzgestalt genauer an. Ist sie hart oder weich? Ist die Gestalt vom Umriss her eher spitz oder stumpf, gleichmäßig oder unregelmäßig? Wenn Sie den Schmerz berühren könnten, wie würde er sich anfühlen? Ist er eher leicht oder eher schwer?

Nachdem Sie sich ein Bild von Ihrem Schmerz gemacht und auch genau hingehört und hingespürt haben, konzentrieren Sie sich nun auf die Temperatur der Schmerzgestalt.

Es kann sein, dass auch ein bestimmter Geruch oder Geschmack mit ihr verbunden ist.

Verändert sich die Schmerzgestalt mit der Zeit oder bleibt sie unbewegt an Ort und Stelle?

Jetzt schauen Sie sich die Schmerzgestalt noch einmal in ihrer Gesamtheit an, hören, spüren, riechen und schmecken genau hin und prägen sich die Schmerzgestalt in Ihrem Gedächtnis ein.
Fällt Ihnen spontan ein passender Name für sie ein?

Beginnen Sie nun, die Schmerzgestalt zu verändern. Lassen Sie sich von Menschen oder Fantasiegeschöpfen bei der Veränderungsarbeit helfen, wenn dies notwendig ist. Jeder Handwerker und jede Künstlerin braucht Werkzeug. Stellen auch Sie sich innerlich alle Materialien zur Verfügung, die Sie für die Veränderungsarbeit brauchen. Denken Sie aber daran, dass keine Veränderung der Schmerzgestalt erzwungen werden kann. Wenn sich eine gewünschte Eigenschaft nicht in der von Ihnen gewünschten Art und Weise verändern lässt, nehmen Sie es so hin und probieren Sie etwas anderes.
Bringen Sie zunächst die Schmerzgestalt in eine angenehmere Form und erinnern Sie sich daran, dass Materialien hart und weich, beweglich und unbeweglich sein können.
Sie können auch versuchen, die Schmerzgestalt aus Ihrem Körper herauszunehmen und vor sich abzulegen, um dann den Veränderungs- und Gestaltungsprozess fortzusetzen. Dabei können Sie versuchen, den Abstand zur Schmerzgestalt zu verändern: die Spanne reicht von ganz nah bis weit entfernt.
Verändern Sie die Größe so, wie es Ihnen angenehm ist. Eine kleine Schmerzgestalt kann erträglicher sein als eine große, aber ein großflächiger Schmerz kann auch schwächer sein als ein auf engstem Raum konzentrierter. Was passiert, wenn Sie die Schmerzgestalt z. B. vorsichtig in die Hand nehmen, sie formen, drücken oder streicheln?
Verändern Sie die Position der Schmerzgestalt in Ihrem Körper. Von der Tiefe an die Oberfläche oder umgekehrt, von der Oberfläche in die Tiefe.
Verschieben Sie die Schmerzgestalt und spüren Sie, an welcher Stelle sie sich erträglicher anfühlt. Vielleicht gelingt es Ihnen sogar, die Schmerzgestalt außerhalb des Körpers zu positionieren.

Benutzen Sie alle Materialien und Werkzeuge, die Sie zur Veränderungsarbeit brauchen können.

Verändern Sie die Oberflächenbeschaffenheit, von spitz zu stumpf oder von rau zu glatt oder von beweglich zu unbeweglich oder umgekehrt.
Färben Sie Ihre Schmerzgestalt in einem angenehmeren Farbton. Variieren Sie die Intensität der Farbe, von intensiven hellen Farben bis zu schwarz-weiß.
Regeln Sie die Temperatur auf einen angenehmeren Bereich herunter.
Lassen Sie sich von Menschen oder Fantasiegeschöpfen helfen, wenn dies notwendig ist.
Einen unangenehmen Geruch der Schmerzgestalt können Sie verändern oder ihn mit einem angenehmeren überdecken. Sie können einen frischen Wind aufkommen lassen, der den Gestank wegweht oder Sie halten sich die Nase zu.
Ein Geräusch, das von der Schmerzgestalt kommt, können Sie beruhigen, indem Sie es mit einem innerlichen Lautstärkeregler leiser drehen, es mit angenehmer Musik oder Naturgeräuschen übertönen, sich hinter eine schallisolierte Glasscheibe stellen oder schalldichte Kopfhörer aufsetzen.
Hat Ihre Schmerzgestalt einen unangenehmen Geschmack, halten Sie sich die Nase zu oder verdünnen Sie ihn mit anderem Essen und Trinken oder geben Sie der Schmerzgestalt eine neue, intensive Geschmacksrichtung.

Achten Sie darauf, ob und wie sich die Eigenschaften der Schmerzgestalt verwandeln. Registrieren Sie auch kleinste Veränderungen.
Spüren Sie nach, welche Veränderungen der Schmerzgestalt bewirken, dass sich Ihre Schmerzempfindung besonders positiv verändert, der Schmerz gelindert oder aufgelöst wird.

(Endvariante I)
Beenden Sie nun diese Übung. Lassen Sie aber jede Veränderung, die Sie an Ihrer Schmerzgestalt vorgenommen haben, im Geiste los, und beobachten Sie ob und gegebenenfalls wie sich die Schmerzgestalt wieder oder weiter verändert.
Wenn Sie mit der Schmerzgestalt außerhalb Ihres Körpers gearbeitet haben, bringen Sie sie in der veränderten Form wieder an ihren angestammten Platz in Ihrem Körper zurück.
Zum Abschluss spüren Sie bitte noch einmal nach und erinnern sich, welche Veränderungen der Schmerzgestalt Ihnen gut getan haben.

(Endvariante II)
Wissen Sie schon, was Sie mit Ihrer Schmerzgestalt anfangen möchten? Wenn ja, dann tun Sie es!

Posthypnotische Suggestion:
Jedes Mal, wenn Sie sich zukünftig mit der Schmerzgestalt befassen, wird es Ihnen immer leichter fallen, Veränderungen an der Schmerzgestalt zu bewirken, die sich positiv auf Ihre Schmerzempfindung auswirken.

Rücknahme

nach Simonton, Simonton & Creighton (1982) / Stenzel (2004)

22. Interaktive Variante der Schmerzgestalt

Priming: wie bei 21.

Tranceinduktion / Vertiefung

Interventionstext:
Konzentrieren Sie sich ohne innere Anteilnahme auf den ausgewählten Schmerzbereich und untersuchen Sie ihn gründlich, so wie ein Wissenschaftler sein Untersuchungsobjekt durch das Mikroskop betrachtet: interessiert und sachlich beschreibend. An Gefühlen lassen Sie momentan nur eine leise Aufregung und Neugierde zu, auf das, was nun geschehen wird.
Zuerst konzentrieren Sie sich auf die Größe und Ausdehnung des Schmerzes. Nehmen Sie seine Grenzen wahr. Sind es deutliche Grenzen, die den schmerzenden vom nicht schmerzenden Bereich trennen?
Oder gehen der schmerzende und der nicht schmerzende Bereich fließend ineinander über?
Oder müssen Sie selbst eine Grenze ziehen, da hinter dieser Schmerzgrenze andere Schmerzen liegen, die Sie aber momentan ausklammern wollen?
Versuchen Sie nun zu erfassen, ob der schmerzende Bereich innerhalb seiner Grenzen mehr an der Oberfläche oder eher in der Tiefe spürbar ist.

Wenn dieser Schmerz eine Gestalt oder Form hätte, welcher bildhafte Vergleich taucht vor Ihrem inneren Auge auf?
(Nach einer Weile: verbale oder nonverbale Rückmeldung geben lassen, ob eine visuelle Schmerzgestalt aufgetaucht ist. Wenn ja, mit folgenden Sätzen ins Detail gehen. Wenn nein, weiter bei **A**.)
Jetzt schauen Sie sich einmal die Oberfläche der Schmerzform oder Schmerzgestalt genauer an. Ist sie hart oder weich? Sind die Kanten eher spitz oder stumpf, gleichmäßig oder unregelmäßig?
Verändert sich die Schmerzgestalt oder bleibt sie unbewegt an Ort und Stelle?
Ist sie eher leicht oder eher schwer?
Nun betrachten Sie die Farbe der Schmerzgestalt genauer. Ist sie überall gleich? Hell oder dunkel? Wie ist deren Klarheit?
(Lassen Sie sich die entstandene Schmerzgestalt beschreiben. Dann weiter bei **B**.)

A
Wenn dieser Schmerz ein Geräusch wäre, wie hörte er sich an? Hören Sie in Ihrem Inneren einen Ton oder Klang, der gut zu ihm passen würde? Registrieren Sie die Tonhöhe, die Klangfülle und die Reinheit der Geräusche!
(Lassen Sie sich die entstandene auditive Schmerzgestalt genau beschreiben. Dann weiter bei **C**. Wenn weiterhin keine Schmerzgestalt genannt werden kann, weiter bei **D**.)

B
Welche Farbe und Form hätte Ihre Schmerzgestalt, wenn sie sich optimal, d. h. schmerzfrei anfühlen würde? Was wäre besser als … (Hier die vom Pat. genannten Attribute der Schmerzgestalt nennen,

um konkrete Zielvorstellungen anzuregen. Lassen Sie sich die positiven Veränderungen der Schmerzgestalt nennen.)?

Jetzt verändern Sie Ihre Schmerzgestalt – für einen kurzen Moment – und nur ein klein wenig in die entgegengesetzte Richtung. Machen Sie sie … (Attribute der Schmerzgestalt nennen, die eher in Richtung Schmerzverstärkung gehen, z. B. greller, schärfer, etc.)!
Wie fühlt sich das an?
(Um Rückmeldung bitten. Wahrscheinlich fühlen sich die Veränderungen unangenehm bzw. schmerzverstärkend an.)
O. K., das haben Sie geschafft. Dann können Sie auch ganz langsam und wie von selbst, gleitend oder schrittweise oder auch schwungvoll, in der Zeit, die Sie dafür brauchen, vom unangenehmen Zustand der Schmerzgestalt (Attribute wiederholen) zum gewünschten Zustand (Attribute wiederholen) kommen.
(Nach einer Weile) In welcher Form ist das gelungen?
(Verbale Antwort geben lassen.)
Wie viel Prozent des Schmerzes ist jetzt schon weg? (Antwort geben lassen. Bei weniger als 30 % weiter bei **A**, ansonsten weiter bei **D**.)

C
Wie würde Ihr Schmerz klingen, wie würde er sich anhören, wenn er sich optimal, d. h. schmerzfrei anfühlte? Was wäre besser als … (Hier die vom Pat. genannten Attribute der auditiven Schmerzgestalt nennen, um konkrete Zielvorstellungen anzuregen. Lassen Sie sich die positiven Veränderungen der Schmerzgestalt nennen.)?
Jetzt verändern Sie einmal Ihr Schmerzgeräusch – für einen kurzen Moment – ein klein wenig in die entgegengesetzte Richtung. Machen Sie sie … (Attribute der Schmerzgestalt nennen, die eher in Richtung Schmerzverstärkung gehen, z. B. höher, lauter, etc.)!
Wie fühlt sich das an?
(Wahrscheinlich unangenehm bzw. schmerzverstärkend)
O. K., das haben Sie geschafft, und jetzt können Sie mit Pauken und Trompeten oder – je nachdem – in aller Ruhe und in der Zeit, die Sie brauchen, vom unangenehmen Zustand des Schmerzgeräusches (Attribute wiederholen) zum gewünschten Zustand (Attribute wiederholen) kommen.
(Nach einer Weile) Wie klingt das?
(Verbale Antwort geben lassen.)
Wie viel Prozent des Schmerzes ist jetzt schon weg? (Antwort geben lassen. Bei weniger als 30 %, die im Folgenden aufgeführten Hilfestellungen anbieten. Falls 30 % und mehr Schmerzlinderung, weiter bei **D**.)
Ein Geräusch können Sie beruhigen, indem Sie es mit einem innerlichen Lautstärkeregler leiser drehen, es mit angenehmer Musik oder Naturgeräuschen übertönen, sich hinter eine schallisolierte Glasscheibe stellen oder schalldichte Kopfhörer aufsetzen.
Achten Sie darauf, ob und wie sich die Eigenschaften des Schmerzgeräusches verwandeln. Registrieren Sie auch kleinste Veränderungen.
(Nach einer Weile) Wie hört sich das jetzt an?
(Verbale Antwort geben lassen, dann weiter bei **D**.)

D
Beenden Sie nun diese Übung, lassen Sie jede Veränderung, die Sie an Ihrer Schmerzgestalt / Ihrem Schmerzgeräusch vorgenommen haben, im Geiste los und beobachten Sie, ob und gegebenenfalls wie sich die Schmerzgestalt / das Schmerzgeräusch wieder oder weiter verändert.
Zum Abschluss spüren Sie bitte noch einmal nach und erinnern sich, welche Veränderungen der Schmerzgestalt / des Schmerzgeräusches Ihnen gut getan haben.

Posthypnotische Suggestion:
Jedes Mal, wenn Sie sich zukünftig mit der Schmerzgestalt befassen, wird es Ihnen immer leichter fallen, Veränderungen an der Schmerzgestalt zu bewirken, die sich positiv auf Ihre Schmerzempfindung auswirken.

Rücknahme

nach Simonton, Simonton & Creighton (1982)

23. Wiederholte Fokussierung auf die Schmerzgestalt

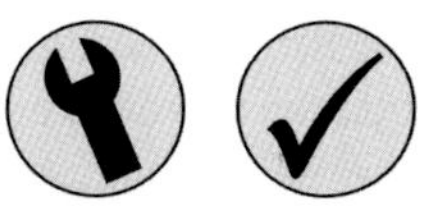

Priming:
Nachher werde ich Sie in einen inneren Dialog mit der schmerzenden Region geleiten. Es geht dabei um eine sich wiederholende Abfolge von Fragen zum Schmerz. Manchmal verschwindet er auf diese Weise oder er wird unwichtig.

Tranceinduktion / Vertiefung

Interventionstext:
Ich werde Ihnen gleich einige Fragen stellen. Bitte geben Sie mir keine Antwort. Sie müssen die Fragen nicht einmal für sich selbst beantworten. Sie können es ganz Ihrem Inneren überlassen, die Fragen für Sie zu beantworten. Sie können die Antwort einfach zulassen.

Wo befindet sich der schmerzende Bereich?
Wie groß ist die Ausdehnung?
Sitzt er mehr an der Oberfläche oder in der Tiefe?
Hat er genaue Grenzen?
Welche Form hat er?
Verändert er seine Position mit der Zeit?
Ist die Empfindung gleichmäßig?
Welche Temperatur hat die Empfindung?
Strahlt der Schmerz aus?
Ist dieser Bereich hart oder weich?
Welche Farbe würde am besten zu ihm passen?

Hat sich die Empfindung verändert?
(Diesen Frageblock aus zwölf Fragen insgesamt 3-mal wiederholen.)

Überlassen Sie es nun ganz Ihrem Unbewussten, dem Bewusstsein Ihres Körpers, alles so zu verändern, wie und wo es für die dauerhafte Linderung Ihrer Schmerzen am besten ist. Greifen Sie nicht ein und üben Sie keine bewusste Kontrolle aus, überlassen Sie alles Ihrem Unbewussten, das weiß am besten, was wirklich gut für Sie ist. Und dann seien Sie gespannt, wie die Farben beginnen sich zu verändern, wie die Grenzen sich verändern, die ganze Gestalt beginnt, sich zu verändern. Überlassen Sie alle Veränderungen, auch die der Temperatur, überlassen Sie alles Ihrem Unbewussten, dem Bewusstsein Ihres Körpers. In dem Maße, wie eine Veränderung zustande kommt, wird sich Ihr rechter Zeigefinger heben und immer leichter werden. Genau, ganz leicht, ganz langsam – den positiven inneren Veränderungen folgend.

Posthypnotische Suggestion:
(Wenn sich der Zeigefinger gehoben hat:)
Und wenn sich alle zuvor schmerzhaften Empfindungen weitgehend aufgelöst haben, dann geht der rechte Zeigefinger langsam wieder nach unten und zwar so langsam, wie Ihr Unbewusstes braucht, die Zeit festzulegen, in der auch nach der Trance die erzielte Schmerzlinderung noch fortbesteht.
(Wenn sich der Zeigefinger nicht gehoben hat:)
Jedes Mal, wenn Sie sich zukünftig mit der Schmerzgestalt befassen, wird es Ihnen immer leichter fallen, Veränderungen an der Schmerzgestalt wahrzunehmen, die sich positiv auf Ihre Schmerzempfindung auswirken.

Rücknahme

nach Revenstorf und Zeyer (2001) / Peter (2004)

24. Die Schmerzskulptur

Priming:
Ein kreativer Umgang mit dem Schmerz kann ein besonders großes Heilpotenzial entfalten. Und so werden wir uns heute zwar nicht die Frage nach des Pudels Kern stellen, wohl aber die nach dem Kern des Schmerzes. Wir wollen einmal sehen, was hinter seiner harten Umhüllung steckt. Heißt am Ende die Lösung vielleicht: „Den Schmerz befreit" ist gleich „vom Schmerz befreit"?

Tranceinduktion / Vertiefung

Interventionstext:
Stellen Sie sich Ihren Schmerz als einen Stein vor. Einen Stein, aus dem Sie als Steinbildhauer eine Skulptur fertigen wollen. Ist er groß, Ihr Stein? Oder klein? Glatt, rau, gebrochen, porös oder massiv?

Grau, braun, ocker oder bunt? Wenn Sie ihn mit Wasser bespritzen, wird er dunkler? Beginnt er zu glänzen, glänzt er sowieso schon oder bleibt er matt? Aus welchem Land mag er kommen, Ihr Stein? Wie mag er gewachsen sein? Wer könnte außer Ihnen Interesse an ihm haben? Fragen über Fragen. Welchen Sinn hat er? Hat Gott ihn gewollt oder entstand er durch Zufall? Haben Sie das Recht dazu, etwas mit ihm zu tun? Immer mehr Fragen.
Ist er der Stein, der Ihnen im Weg liegt? Ist er ein Abbild der Versteinerung einer Seele? Ein Stein gewordenes Problem? Der symbolisierte Stein des Anstoßes? Man könnte endlos weiter fragen oder allmählich zu handeln beginnen.

Mit Zeichenkohle oder -kreide, Hammer, Meißel, Sandpapier, Wassereimer, Schutzbrille, Bohrer und Feile.
Sie können nur herausschlagen, was im Stein bereits steckt, sagen die Künstler. Und damit sind nicht nur fossile Überreste des Lebens längst vergangener Tage gemeint.
In jedem Stein, auf den ein Bildhauer trifft, steckt etwas, was befreit werden möchte. Eine schlafende, gefangene Skulptur. Ans Werk! Es ist Arbeit, ganz klar. Es benötigt Kraft, Energie und Ausdauer. Es geht mal schneller, mal langsamer vorwärts. Es fordert Sie ganz. Es regt Sie zwischendurch vielleicht auf. Mit der Zeit nimmt die Geschichte Gestalt an. (nach 1-2 Minuten Stille:)
Wenn sich die Gestalt dann schließlich zeigt, die der Stein verbarg, dann hat sich alles gelohnt. Sie betrachten, Sie befühlen, Sie riechen. Sie eratmen sie, Sie erspüren sie, Sie erkennen sie, Ihre Skulptur.
Sie ist auf neue Art schön. Sie ist auf angenehme Art seltsam. Sie ist auf erschütternde Art bezaubernd. Sie ist auf Genuss fördernde Art erhellend. Sie wird Ihre Freude. Sie wird Ihre Erkenntnis. Sie wird Ihr Ein und Alles. Sie wird Ihr Stein der Weisen. Und wenn nicht – jede Skulptur kann weiterentwickelt werden. Und in einem Stein kann auch noch etwas anderes stecken als die momentan gefundene Skulptur. Ob die richtige Skulptur befreit ist, merken Sie daran, dass der Schmerz ein Zeichen gibt, indem er entweder verschwindet oder merklich geringer wird. Was spüren Sie?

Manchmal mögen Sie freilich denken: Wie schade, dass er weg ist, der Stein. Und manchmal verwandelt sich über Nacht die Skulptur erneut in den Stein. Dann können Sie aufs Neue Ihr Werkzeug nehmen und Sie bemerken, dass es diesmal viel schneller geht.

Posthypnotische Suggestion:
Jedes Mal, wenn Sie sich an die Arbeit machen, wird es leichter sein, die Skulptur zu befreien und jedes Mal wird sie Ihnen dankbarer sein. Skulpturen sind dankbar, denen, die sie befreien.

Rücknahme

nach Milzner (1999b)

Der innere Thermostat

25. Der innere Thermostat (Version: Wärme)

 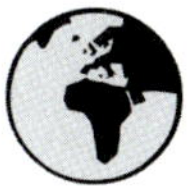

Priming:
Sie haben mir berichtet, dass Ihnen Wärme gut tut, dass Sie schmerzlindernde Erfahrungen mit Wärme gemacht haben. Es soll heute um die suggestive Anwendung von Wärme auf die betreffende Schmerzstelle gehen. Viele wissenschaftliche Untersuchungen haben gezeigt, dass unter Hypnose objektiv messbare Temperaturveränderungen tatsächlich stattfinden.

Tranceinduktion / Vertiefung

Interventionstext:
Erinnern Sie sich an eine Situation oder denken Sie sich in eine Situation hinein, die Ihre Haut erwärmt. Ich biete Ihnen jetzt einige wärmende Anregungen an und Sie werden merken, ob sich eine davon als besonders heißer Tipp erweist oder ob Sie sich aus Ihrem reichen Erfahrungsschatz oder Ihrer kreativen Fantasie für eine andere Situation erwärmen lassen: Sonne, warmer Sand, Sauna, Rotlicht, Heizdecke, Thermalbad oder Badewanne, Lagerfeuer, scharfes Essen, ein heißes Getränk in einer die Hände wärmenden Tasse. Lassen Sie sich Zeit, eine geeignete Situation zu finden. Vielleicht wird Ihnen innerlich schon ganz warm ums Herz, bei der Vorstellung Ihrer ausgewählten Situation.
Schauen Sie sich innerlich um. Es scheint alles bestens zu sein. Was Sie sehen vermittelt den Anschein, dass offensichtlich alles am richtigen Ort ist, um es Ihnen zu erleichtern sich aufzuwärmen. Fühlen Sie, wie Ihre Haut die Wärme in sich aufnimmt, um sie dann tiefer und tiefer im Körper zu binden.
Alles, was Sie hören, während Ihnen warm wird, jeder Klang und jeder Ton, fügt sich ein in ein Erleben dieser Situation mit all Ihren Sinnen. Und so wie Ihre Sinne sich öffnen, um alles, was nach Ihrem Geschmack ist, in sich aufzunehmen, so öffnen und weiten sich auch ihre Adern, um die Durchblutung zu erhöhen, damit sich die Wärme ausbreiten und all das wegtransportiert werden kann, was die Wärme noch daran hindern könnte, Ihren Körper angenehm zu temperieren.
Und während Teile Ihres Körpers bereits beginnen, auf die Wärme zu reagieren, brauchen andere Teile vielleicht noch eine Weile, um sich auf die Wärme einzulassen.
Eventuell reagieren Ihre Schweißdrüsen hier und da schon entsprechend und kleine und kleinste Schweißperlen bilden sich auf der Haut.
Wärme ist etwas Herrliches – nicht nur wenn man aus der Kälte kommt.
Regulieren Sie die Temperatur in Ihren Wohlfühlbereich hinein, wobei die einen geringere Wärmegrade schon als angenehm empfinden, während es für andere fast nicht warm oder gar heiß genug sein kann.
Es ist klar, dass es leicht fällt, solche Empfindungen noch eine Weile zu genießen.

Posthypnotische Suggestion:
Wenn zukünftig Ihre Schmerzen durch Wärme gelindert werden, werden Sie genau auf Einzelheiten

dieser Situation achten, um sie in Ihre nächste eigene Selbsthypnose mit dem inneren Thermostat einzubauen.

Rücknahme

nach Rehfisch, Basler & Seemann (1989) / Stenzel (2004)

26. Der innere Thermostat (Version: Kälte)

Priming:
Sie haben mir berichtet, dass Ihnen Kälte gut tut, dass Sie schmerzlindernde Erfahrungen mit Kälte gemacht haben. Es soll heute um die suggestive Anwendung von Kälte auf die betreffende Schmerzstelle gehen. Viele wissenschaftliche Untersuchungen haben gezeigt, dass unter Hypnose objektiv messbare Temperaturveränderungen tatsächlich stattfinden.

Tranceinduktion / Vertiefung

Interventionstext:
Erinnern Sie sich an eine Situation oder erdenken Sie eine Situation, die Ihre Haut abkühlt. Lassen Sie sich Zeit, eine geeignete Situation zu finden. Als „coole" Anregungen kommen infrage: Eis und Schnee, kaltes Wasser, Kühlhaus, kühler Wind, Kältekammer, eisgekühlte Getränke, usw. Wählen Sie eine abkühlende Vorstellung aus.
Schauen Sie sich innerlich um. Es scheint alles bestens zu sein. Was Sie sehen vermittelt den Anschein, dass offensichtlich alles am richtigen Ort ist, um es Ihnen zu erleichtern, sich abzukühlen – dort wo es gut tut. Fühlen Sie, wie Ihre Haut die Kälte in sich aufnimmt, um sie dann tiefer und tiefer in den Körper zu leiten, wo sie ihre wohltuende Wirkung entfalten kann.
Alles was Sie hören, während es kälter und kälter wird, jeder Klang und jeder Ton fügt sich ein in ein Erleben dieser Situation mit all Ihren Sinnen. Und so wie Ihre Sinne alles ausblenden, was nicht nach Ihrem Geschmack ist, so verengen sich mit der Kälte die Blutgefäße im Inneren, während Sie außen auf der Haut spüren können, wie Sie eine Gänsehaut bekommen. Und während ein Teil Ihres Körpers bereits beginnt, auf die Kühle zu reagieren, braucht der andere Teil noch eine Weile, um sich auf diese Kühle einzulassen.
Ein angenehmes Frösteln zeigt an, dass der Körper beginnt, auf die Kälte zu reagieren. Und eine typische Reaktion ist die Gefühllosigkeit in einem abgekühlten Körperbereich, der längst jenseits der Kälte ist und geduldig auf den Augenblick des langsamen Erwachens wartet, wie eine Blütenknospe, die unter dem Schnee längst die Ankunft des Frühlings ahnt, um dann, wenn es an der Zeit ist, ihre Gestalt zu verändern und ihre Pracht zu entfalten.
Es ist klar, dass es leicht fällt, solche Betrachtungen und Empfindungen noch eine Weile zu genießen.

Posthypnotische Suggestion:
Wenn zukünftig Ihre Schmerzen durch Kälte gelindert werden, werden Sie genau auf Einzelheiten

dieser Situation achten, um sie in Ihre nächste eigene Selbsthypnose mit dem inneren Thermostat einzubauen.

Rücknahme

nach Rehfisch, Basler & Seemann. (1989) / Stenzel (2004)

27. Den Schmerz beruhigen

Priming:
Zur Einstimmung: Schmerzen werden oft mit Begriffen aus der Welt des Hörens beschrieben, z. B. als klopfend, pochend, hämmernd oder dröhnend. Schmerzen können manchmal alles übertönen. Stellen Sie sich einmal vor, wie es sich anhört, wenn eine Kreide auf der Tafel quietscht. Die meisten Menschen erleben das als schmerzhaft und verziehen das Gesicht. Da also ein enger Zusammenhang zwischen Geräuschen und Körperempfindungen besteht, liegt es nahe, über eine Veränderung der „Schmerztönung“, auch eine Beruhigung der Schmerzempfindung zu erzielen.

Tranceinduktion / Vertiefung

Interventionstext:
Hören Sie nun einmal in sich hinein: Mit welchen Stimmen, Klängen oder Geräuschen können Sie Ihre Schmerzen in Verbindung bringen? Mein Schmerz hört sich an wie … Welchen auditiven Vergleich können Sie finden? Mein Schmerz tönt wie … Seien Sie ganz Ohr! Wenn es stimmt, dass dieses Geräusch, das vor Ihren inneren Ohren erklingt, zu Ihren Schmerzen passt oder von ihnen erzeugt wird, dann hören Sie dieser Missstimmung, dieser „Schmerz-Musik“ ein paar Takte intensiv zu. Nun überlegen Sie bitte, ob Sie Möglichkeiten haben, das Geräusch positiv zu verändern, es zu übertönen, sich davon zu distanzieren oder es gar auszuschalten. Sie können sich zum Beispiel innerlich davon wegbewegen, Schritt für Schritt das Geräusch hinter sich lassen, das langsam aber sicher immer leiser und leiser wird, bis es aus der Ferne mehr eine akustische Ahnung denn eine sinnliche Wahrnehmung ist. Und wenn der Wind günstig weht, hören Sie zwischenzeitlich nur noch dessen Klang oder andere, angenehme Töne.
Sie kennen auch die wohltuende Dämpfung unerwünschter Klänge, wenn Sie Kopfhörer aufsetzen oder sich Stöpsel in die Ohren stecken.
Sie dürfen das Geräusch innerlich leiser drehen. Regeln Sie die Lautstärke nach unten. Nehmen Sie den entsprechenden Knopf oder Regler zwischen Daumen und Zeigefinger, und regulieren Sie langsam die Lautstärke nach unten, immer weiter, immer leiser. Lassen Sie das Geräusch in Ihrem Inneren schneller ablaufen. Es wird dann immer höher, bis es außerhalb des Frequenzbereichs ist, den das menschliche Ohr noch hören kann. Dann ist Stille, wohltuende Stille, obwohl eigentlich noch ein Ton da ist. Oder Sie lassen das Geräusch immer langsamer ablaufen, sodass es immer tiefer wird und der Ton schließlich verstummt. Schneller oder langsamer – beides klingt merkwürdig, manche finden es witzig.

Probieren Sie einfach aus, welche der Möglichkeiten für Sie am stimmigsten ist, um den Schmerzklang zu verändern.
Lauschen Sie den Tönen, mit denen dieser Veränderungsprozess einhergeht!
Stellen Sie sich zum Schluss noch neue, von Ihnen als angenehm empfundene Töne vor: eine schöne Melodie, Naturgeräusche oder was eben für Sie gut klingt.
Vielleicht möchten Sie die Töne auch durch passende Körperbewegungen begleiten – körperlich mitgehen. Das kann beruhigen; so wie ein Säugling durch die Schaukelbewegungen der Wiege und das Singen der Mutter beruhigt wird.

Posthypnotische Suggestion
Wenn Sie zukünftig schmerzbedingt in schlechter Stimmung sind, achten Sie auf angenehme Töne in Ihrer Umgebung. Wenn Sie keine hören, sorgen Sie in Ihrem Inneren selbst dafür.

Rücknahme

nach Besser-Siegmund (1989)

28. Wechsel vom kinästhetischen zum akustischen Repräsentationssystem bei Schmerz

Vorbereitung:
Der Patient sitzt mit Blick auf ein Fenster, durch das idealerweise eine weite Landschaft, der Himmel oder eine ausgedehnte Wasserfläche zu sehen ist.

Priming: wie bei 27.

Tranceinduktion / Vertiefung

Interventionstext:
Prägen Sie sich das Bild ein, das Sie sehen, wenn Sie jetzt aus dem Fenster schauen. Wenn Sie soweit sind, schließen Sie bitte die Augen.
Ich werde Ihnen einige Fragen stellen. Beantworten Sie diese Fragen zunächst leise für sich. Erst wenn ich Sie ausdrücklich dazu auffordere, möchte ich Sie bitten, mir zu antworten.
Wenn man Ihren Schmerz hören könnte, wie würde er klingen? Wie würde er sich anhören? Wie tönt er? Welches Geräusch ruft er hervor? Oder klingt er eher wie eine Stimme – mehrere Stimmen? Oder wie eine bekannte Musik oder eine unbekannte Melodie? Was spielt sich in Ihrer Vorstellung ab?
Bitte antworten Sie mir jetzt! (Antwort des Pat.: Y)

Nehmen Sie sich Zeit, die folgenden Fragen zunächst für sich selbst zu beantworten, bevor ich Sie ausdrücklich dazu befrage!

Von wo kommt Y – aus welcher Entfernung? Hören Sie Y mit beiden Ohren oder nur mit einem? Wie laut ist Y? Handelt es sich um eine oder mehrere Geräuschquellen? Wie klar, wie verständlich ist Y? Welche Tonhöhe und Tongeschwindigkeit dringt an Ihr inneres Ohr?
Bitte antworten Sie mir jetzt!

Stellen Sie sich nun vor, das Fenster ist geöffnet.
(Alternative: Das Fenster wirklich öffnen.)
Atmen Sie tief und rhythmisch. Schicken Sie beim Ausatmen Ihre Schmerzen nach draußen. Atmen Sie Ihre Schmerzen durch das Fenster nach draußen. Hören Sie wie Y mit jedem Ausatmen leiser wird? Und dumpfer im Klang? Langsamer in der Tongeschwindigkeit? Wie Y sich weiter entfernt? Wegfliegt? Schließen Sie jetzt in Ihrer Vorstellung das Fenster, hören Sie es einrasten mit diesem typischen Klang. (Alternative: Das Fenster geräuschvoll schließen.)

Posthypnotische Suggestion:
Wenn Sie Ihre Augen gleich wieder öffnen, ist Ihr Schmerz sang- und klanglos in der Weite des Raumes verschwunden. Und dort kann er sich noch eine ganze Weile aufhalten.

Rücknahme

nach Grinder & Bandler (1982)

29. Die Handschuhanästhesie

Vorbereitung:
Lassen Sie den Patienten eine Hand aussuchen, auf die er sich nachher konzentrieren will, als Ausgangspunkt für die Schmerzintervention in Trance. Diese Hand sollte schmerzfrei sein. Bitten Sie um Erlaubnis, die Hand während der Intervention berühren zu dürfen. Außerdem soll der Patient die zu behandelnde Schmerzstelle bestimmen.

Priming:
Zunächst möchte ich Sie an etwas erinnern. Als Sie auf einem Stuhl saßen mit übergeschlagenen Beinen, ohne es zu bemerken, weil Sie so vertieft waren in ein Gespräch. Und Sie saßen so eine ganze Weile, achteten auf nichts anderes als auf das Gespräch, das von großer Bedeutung für Sie war und dann, als Sie versuchten, Ihre Sitzposition zu verändern, bemerkten Sie plötzlich, dass Sie die Kontrolle über Ihr Bein verloren hatten. Sie hatten in Ihrem Bein jedes Gefühl verloren und Sie konnten hinein kneifen, und es fühlte sich an, als ob es nicht Ihr Bein, sondern ein fremdes wäre. Und so entdeckten Sie, dass man unversehens ein Bein verlieren kann. Man kann auch einen Arm verlieren, man kann die Fähigkeit verlieren, ein Bein zu bewegen, die Fähigkeit, etwas zu spüren. Wir alle haben die Erfahrung gemacht, dass uns ein Körperteil einschlafen kann, ohne dass wir es bemerken.
Man kann seine Kindheit auf einem Bauernhof verbringen, ohne zu wissen, dass man an seinen Händen diesen typischen Scheunengeruch, den Geruch von Heu und Dung hat, der einem auto-

matisch anhaftet, wenn man auf einem Bauernhof lebt. Und die Hände nehmen diesen Geruch an, aber man bemerkt ihn nicht, weil man so daran gewöhnt ist. Man bemerkt ihn erst, wenn man einmal längere Zeit vom Bauernhof weg ist und dann zurückkehrt. Ein Freund erzählte mir davon. Er war auf einem Bauernhof aufgewachsen. Mit 18 ging er dann für einige Jahre in die Stadt, um dort zu arbeiten. Als er dann nach Hause zurückkehrte, konnte er zum ersten Mal diesen Geruch riechen. Und er fragte sich, wie lange er an diesem Tag wohl brauchen würde, um ihn wieder zu verlieren. Am Spätnachmittag desselben Tages konnte er den Geruch nicht mehr wahrnehmen.

Tranceinduktion / Vertiefung

Interventionstext:
Unabhängig davon, wie leicht sich die ausgewählte Hand bereits jetzt anfühlt, können Sie in der Hand eine Empfindung spüren, die Ihnen sehr bekannt vorkommt, die Sie eigentlich sehr gut kennen dürften. Es ist die Empfindung, die ein Schneeball oder ein Eiswürfel hinterlässt, den man länger in der Hand hält – die Hand wird kalt, ganz kalt, eisig kalt. Konzentrieren Sie sich auf das Eis in der Hand. Es ist pures Eis, unendlich weiß oder kristallklar. Denken und spüren Sie nichts anderes als das Eis in der Hand, bis Sie ein gewisses Taubheitsgefühl spüren. Hier und da ist ein Kribbeln, das die nahende Unempfindlichkeit und Betäubung ankündigt wie die Hände, die nach einer langen Zeit im Schnee so kalt sind, dass man sie kaum noch spürt, sie den Schneeball kaum noch formen können. Die Kälte nimmt weiter zu, sie ist längst jenseits aller Empfindungen, einfach eisig kalt, und sie löscht jede andere Empfindung in der Hand aus. Sie löscht wirklich jede Empfindung in der Hand aus, auch sich selbst. Sie ist selbst verschwunden und die Hand fühlt plötzlich nichts mehr, sie hat keine Empfindung mehr. Wie bei einer Vereisung: Zuerst wird es dabei kühl, kühl wie Eis, bevor man in die Empfindungslosigkeit eintaucht. Eine Stelle die betäubt ist, hat keine Empfindung mehr. Ich werde gleich Ihre Hand berühren und Sie werden im selben Moment entdecken, wie merkwürdig sich das anfühlt, wie taub die Hand bereits ist. Die gleiche Taubheit, wie nach einer Spritze beim Zahnarzt. Dann spürt man auch nichts mehr, und das ist gut so.
Die Taubheit kann sich von den Fingerspitzen über die Finger ausbreiten, so als stecke die Hand in einem dicken Lederhandschuh oder als wäre sie aus Holz, sie fühlt sich ganz taub an, so als wäre sie eingeschlafen. (Sachte mit offener Hand von den Fingerspitzen zum Handgelenk streichen).
Und wenn diese das Handgelenk erreicht hat, ist die ganze Hand mit einer Taubheit überzogen, gleich einer dünnen Eisschicht.
Lassen Sie sich Zeit, damit sich diese Empfindungen entwickeln können. Sie haben es sicher schon einmal erlebt, nichts zu spüren. Man nimmt einfach Dinge nicht mehr wahr, wie wenn man gerade einen spannenden Krimi verfolgt und nicht hört, dass man zum Essen gerufen wird. Von den Fingerspitzen bis zum Handgelenk fehlt Ihnen jegliche Empfindung.
Vielleicht spüren Sie auch so etwas, wie eine Losgelöstheit der Hand aus dem übrigen Spektrum der Empfindungen, eine besondere Art von Unempfindlichkeit. Als wäre die Hand nicht mehr da. Ganz taub! Das Wissen darum, dass da eine Hand ist, aber gleichzeitig auch eine eindeutige Empfindungslosigkeit an der Stelle, an der sich üblicherweise die Hand befindet. Wie wenn sie nicht dazugehörte zum Rest des Körpers – ein Gefühl der Nichtzugehörigkeit.

Und nun können Sie lernen, mit der Taubheit eine völlig neue, angenehme Erfahrung zu machen. Lassen Sie jetzt Ihren Arm, an dessen Ende Sie Ihre leichte und betäubte Hand mehr ahnen als spüren, langsam an die Stelle schweben, wo Ihre Schmerzen sind oder von wo aus Sie die Betäubung zur Schmerzstelle hin fließen lassen wollen. Langsam bewegt sich die taube Hand gewollt von selbst dorthin. Und während der Unterarm die Hand dorthin trägt, bereiten Sie sich auf die Berührung der betäubten Hand mit dem Körper vor. Denn im Augenblick der Berührung wird die Taubheit sofort auf die Schmerzstelle übertragen und sich in ihr ausbreiten.

(Die Berührung abwarten, dann:)
Spüren Sie, wie sich die Taubheit aus der Hand in der Schmerzstelle ausbreitet. Sehen Sie vor Ihrem inneren Auge, wie die Betäubung das Gewebe durchdringt, aufgesogen wird wie von einem trockenen Schwamm, den es nach Wasser dürstet. Jede andere Empfindung beginnt zu verschwinden – nur noch die Taubheit ergießt sich in jede Zelle.
Da die Taubheit aus der Hand herausgeströmt ist, beginnt sie nun, sich langsam wieder in ihre ursprüngliche Position zu begeben. Ganz von allein sinkt sie nach unten und fühlt sich immer normaler an. Je mehr die gewohnten Empfindungen in die Hand allmählich zurückkehren, desto klarer verliert sich der Schmerz in eisiger Taubheit. Verschiedene Empfindungen machen sich in der Hand bemerkbar, auch eine gewisse Schwere, während Arm und Hand von selbst in die Ausgangsposition zurückkehren. Und in gleichem Maße ist da, wo der Schmerz einmal war, nur noch ein glasklares Nichts einer Empfindung.
Wenn die Hand aber in ihrer Ruheposition angekommen ist, fühlt sie sich so an wie immer.

Posthypnotische Suggestion:
Wenn Sie nun gleich die Augen öffnen und in den Alltag zurückkehren, wird die Taubheit noch eine Zeit dort anhalten, wo Sie sie hingeleitet haben, so wie die Wirkung einer Betäubungsspritze auch noch eine gewisse Zeit lang anhält.

Rücknahme

nach Svoboda (1989)

30. Die Handquelle

Priming:
Ausgangspunkt für diese Hypnose-Anwendung ist die Erfahrung, dass sich Entspannungs-Signale des Körpers oft als fließende oder strömende Empfindung bemerkbar machen. Gerade in den Händen werden solche Empfindungen am leichtesten spürbar. Im Körper ist alles im Fluss. Die durch Trance intensivierte Wahrnehmung solcher Prozesse kann zu Schmerzpausen führen, indem gesunde Körperempfindungen in den Fokus der Aufmerksamkeit rücken.

Tranceinduktion / Vertiefung

Interventionstext:
Richten Sie Ihre Aufmerksamkeit auf eine Ihrer Hände. Sie sollte schmerzfrei sein. Die rechte oder linke? Sie haben sich entschieden. Konzentrieren Sie sich jetzt auf diese Hand. Die Hand fühlt sich

noch wie gewohnt an. Sie spüren die Finger, die Handinnenfläche und den Handrücken. Achten Sie nun auf Ihre Empfindungen in der Mitte der Hand. Temperatur, Spannung, Druck – ein Prickeln, Ziehen, Pulsieren, Strömen – all das ist möglich. Es ist erstaunlich, wie viele unterschiedliche Empfindungen nebeneinander in einer Hand spürbar werden, wenn man sich nur lange genug auf die Hand konzentriert.
Jetzt wählen Sie eine Empfindung aus, die sich am angenehmsten anfühlt. Diese besondere Empfindung, von der Sie zutiefst wissen, dass sie genau das richtige gegen die Schmerzen ist. Es spielt wirklich keine Rolle, wo Sie diese wunderbare Empfindung zuerst kennengelernt haben oder ob sie Ihnen einfach noch nie zuvor aufgefallen ist. Jetzt ist sie immer deutlicher im Handinneren zu spüren, und Sie merken, wie sie immer stärker und stärker wird. Noch klarer und stärker. Konzentrieren Sie sich nur noch auf diese eine Empfindung und lassen Sie alle anderen Wahrnehmungen in den Hintergrund treten. Wenn Sie nur verstärkt auf sie achten, geben Sie der angenehmen Empfindung in Ihrer Hand die Gelegenheit, immer deutlicher und stärker zu werden. Irgendwie gleicht diese Empfindung einem sich anstauenden Wasser, das bereit ist, aus der Hand herauszuströmen. Sie steigt aus der Tiefe, wie das Wasser einer Heilquelle aus seinen unterirdischen Speichern ans Tageslicht drängt. Diese unbändig lebendige und irgendwie befreiende Empfindung durchdringt die gesamte Hand. Vielleicht spüren Sie hier und da einen leichten zuckenden Impuls, der Zeugnis ablegt über die ungestüme Lebenskraft der Hand, das grenzenlose Wohlbefinden. In der Mitte bleibt nur noch diese einzigartige Empfindung in der Hand. Und wenn die Empfindung so überdeutlich geworden ist, dass es an der Zeit ist, sie loszulassen, spüren Sie, wie es aus Ihrer Hand strömt, wie aus einer Quelle. Endlich! Und dieses angenehme Empfinden strömt weiter und weiter, wie aus einer Heilquelle inmitten Ihrer Hand. Es strömt wie Wasser aus dieser immerfort sprudelnden Heilquelle. Es ergießt sich über die Hand und strömt weiter und weiter, unerschöpflich.
Weiter strömt es, wie ein Fluss in den Unterarm. Das Strömen wird immer kräftiger und spült alles Unangenehme mit sich fort. Es strömt weiter in den Oberarm. Wasser ist Leben, so sagt man. Und die Lebensquelle, die Sie in Ihrer Hand erschlossen haben, sprudelt noch mächtiger in die Schultern. Wenn Sie sie in der Schulter spüren, halten Sie das Strömen dort eine Weile auf, wie bei einem Staudamm, in dessen See sich das Wasser sammelt. Der Wasserspiegel steigt und steigt bis, ja bis die Energie des Wassers so stark geworden ist, dass sie, wenn Sie sie lassen, in einem einzigen Schwall bis zu der Stelle vordringen kann, wo Ihre Schmerzen sitzen. Und überall dort reinigt dieses heilende Strömen und nimmt alle Widerstände mit, schwemmt sie fort, mit der Kraft eines Wildbachs nach langem Regen. Schauen Sie einfach zu. Sie spüren es. Sie registrieren ganz genau, welchen Weg das Strömen nimmt, wo es auf Widerstände und Hindernisse stößt, wie diese nach einer angemessenen Zeit weichgespült oder fortgespült werden. Lassen Sie zu, dass das Strömen wie eine unendlich liebevolle Berührung um alle Ecken und Kanten Ihres Schmerzes herumfließt. In ähnlicher Weise fließt Wasser über harten verkrusteten Schlamm, weicht ihn auf, löst ihn auf. Sie können sicher sein: Steter Tropfen höhlt den Schmerz.
Wenn Sie nun gleich in den Alltag zurückkehren, nehmen Sie nur die Empfindungen mit, die Ihnen gut tun. Alles andere lassen Sie getrost zurück.

Posthypnotische Suggestion:
Mit jedem Anzapfen der „Handquelle" wird das Strömen schneller und kräftiger in den schmerzenden Bereich vordringen und den Schmerz leichter und leichter überspülen.

Rücknahme

nach Svoboda (1989)

31. Wann dem Schmerz die Stunde schlägt

Priming:
Wenn wir den Sekundenzeiger einer Uhr betrachten, sehen wir, wie er sich bewegt. Wenn wir den Minutenzeiger einer Uhr lange genug betrachten, ahnen wir, wie er sich bewegt. Und wenn wir den Stundenzeiger einer Uhr betrachten? Wir wissen, dass er sich bewegt. Weil es aber so langsam vor sich geht, sehen wir es nicht. Dennoch zweifeln wir keine Sekunde daran, dass er sich bewegt.

Tranceinduktion / Vertiefung

Interventionstext:
„Mensch, bist du groß geworden!" – Wer kennt ihn nicht, diesen Ausspruch des Erstaunens, wenn man Kinder eine Zeit lang nicht mehr gesehen hat. Es scheint so, als ob sich viel verändert hätte in einem Zeitraum, der sich subjektiv kurz anfühlt, während in Wirklichkeit... Aber dazu später mehr.

Erinnern Sie sich jetzt vielmehr daran, wie sich Ihr Schmerz vor einer Stunde angefühlt hat! Nicht wie er sich ungefähr angefühlt hat, sondern so exakt wie möglich, vor 60 Minuten! Gar nicht so leicht? Aber vielleicht erinnern Sie sich daran, oder auch daran, wie schwer Ihr Schmerz vor 20 Minuten war? Oder wie leicht? Zeit ist natürlich relativ. Das weiß man nicht erst seit gestern. Schmerz ist auch relativ; relativ nämlich zur gemachten Erfahrung von früher und zur erwarteten Erfahrung von morgen. Somit ist nichtsdestoweniger auch die Schmerzzeit relativ. So wie das Heute morgen schon Gestern ist. Auch Gestern war einmal Heute. Genau wie morgen Heute wird. Wie dem auch sei, Ihre Schmerzen werden von nun an weniger, immer weniger, und zwar stündlich weniger. Sie wissen nicht, ob Sie es in einer Stunde schon merken werden, dass es Ihnen besser geht oder erst in zwei Tagen, die angefüllt sind mit Stunden, in denen es Ihnen Stunde um Stunde besser geht. Zunächst werden Sie überhaupt nichts davon merken können, weil es sehr langsam vor sich geht. Das ist zu erwarten, obwohl es von Zeit zu Zeit auch schneller geht, und Sie feststellen, dass es zwei erträglichere Tage in einer Stunde sein werden. Sie wissen nicht, wann Sie es merken werden, dass es Ihnen besser geht: In einer Stunde, nach einer Stunde Erholung oder in einer Stunde bevor Sie eine Stunde der Erholung erleben, je nachdem wann und wofür man sich Zeit nimmt. Unabhängig davon: Ihre Schmerzen werden stündlich immer weniger und weniger werden. Jetzt. Ob Sie, wenn Sie es dann merken, eine Stunde der Linderung erleben, eine Stunde der Linderung, die verstreicht, bis Sie schließlich zwei volle Tage der Erleichterung genossen haben, wer weiß das schon zum jetzigen Zeitpunkt? Aber dann können Sie sich sagen: Die Erleichterung, die ich jetzt verspüre, ist morgen auch noch da. Und das Morgen wird Ihnen heute schon in angenehmer Erinnerung sein, angenehmer womöglich als gestern. Die Schmerzen werden von nun an stündlich immer weniger und weniger werden. Und weil dieser Prozess sehr langsam vor sich gehen kann und das womöglich auch tun wird, wird Ihnen erst in einigen Tagen bewusst werden, in welchem Ausmaß sich die Schmerzen zwischenzeitlich verändert haben. Aber nicht vergessen: Ihre Schmerzen werden von nun an weniger, immer weniger, stündlich immer weniger. Es kann sein, dass Sie sich dann wundern, weil Sie sich gar nicht mehr erinnern können, was die Ursache der Wirkung war. Es ist auch nicht wichtig, es vergessen zu haben, weil die Erleichterung des Augenblicks alle Fragen unwichtig erscheinen lässt, sodass dieses Vergessen nur zu verständlich und natürlich ist.

Ach ja: Während in Wirklichkeit der Veränderungsprozess so schleichend vorangeschritten ist, dass der Wachsende und diejenigen, die ständig oder häufig um ihn herum sind, sich des Eindrucks nicht erwehren können, es habe sich nicht allzu viel verändert. „Ach was, so viel größer bin ich doch gar nicht." Doch der Blick auf die inzwischen vergessenen, alten Bilder zeigt die Wahrheit: Veränderung braucht Zeit, aber sie findet statt. Egal ob man weiß, wie und warum. Und oft verändert sich mehr als man denkt.

Posthypnotische Suggestion:
Und wenn ich Sie jetzt gleich wieder ins Hier und Jetzt dieses Raumes zurück begleiten werde, oder voran, werden Sie wahrscheinlich viel vergessen haben von dem, was in Trance geschehen ist. „Anyway – it's time for a change", wie der Franzose sagt.

Rücknahme

Anmerkung:
Die unterstrichenen Passagen stellen die zentralen Suggestionen im „Meer der Konfusion" dar. Bitte heben Sie sie entsprechend hervor, z. B. durch Verändern der Stimmlage, Tempo- oder Richtungsänderung beim Sprechen.

nach Erickson (1967), zit. aus Svoboda (1989)

32. Schmerz als Luftblase

Priming:
„Der Schmerz ist Luft für mich!" – Viele wünschten sich, so etwas Ähnliches über ihre Schmerzen sagen zu können. Aber natürlich ist auch Luft nicht nichts und so ist es interessant, was aus dem Schmerz wird, wenn er sich in Luft auflöst. Sie werden es gleich erleben!

Tranceinduktion / Vertiefung

Interventionstext:
Achten Sie nun darauf, wie Ihre Schmerzempfindungen momentan ins Bewusstsein vordringen, in welcher Weise Ihnen die Schmerzempfindungen jetzt im Moment bewusst werden. Stellen Sie sich dabei Ihr Bewusstsein als einen weiten, stillen See vor. Ihr Bewusstsein, das wahrnimmt, das empfindet, ist wie ein großer, stiller See. Jede einzelne Schmerzempfindung ist eine Luftblase. Jeder Schmerzimpuls ist eine Luftblase, die aus den Tiefen langsam, aber zielstrebig, zur Oberfläche des Sees aufsteigt und dann zerplatzt, gefolgt von der nächsten Luftblase, die auch zerplatzt, um wieder einer anderen Luftblase Platz zu machen. Diese Luftblasen der Schmerzerfahrung steigen immer

weiter mühelos auf, fast wie zufällig – wie in Zeitlupe. Große Luftblasen und kleine Luftblasen angefüllt mit dem Schmerz, der im Moment der Gegenwart nach oben blubbert. Vielleicht kennen Sie das Geräusch, das beim Ausatmen eines Tauchers unter Wasser entsteht. So kann sich das anhören. Jede Schmerzerfahrung – jede Luftblase – ist in sich vollständig; ein in sich abgeschlossenes Universum von Bedeutung, ohne dazu einen anderen Gedanken, eine andere Empfindung oder Emotion berühren zu müssen. Wenn eine bestimmte Erfahrung endet, endet sie vollständig, wie eine Luftblase, die sich auflöst. Sie hinterlässt eine offene Einladung für den nächsten Moment einer anderen Erfahrung. Vielleicht tauchen mit der Zeit immer weniger Luftblasen auf, die schmerzerfüllt sind. Dafür können andere Erfahrungen in Form von Luftblasen den Wasserspiegel des Bewusstseins-Sees durchdringen und ihren Erfahrungsschatz in die klare Luft entleeren, sodass Raum entsteht für die nächste Luftblase, für die nächste Erfahrung. Luftblasen können Gedanken enthalten, Gefühle oder Empfindungen aller Art können aufsteigen. Und vielleicht scheinen manche Luftblasen nichts zu enthalten. Aber auch das Nichts fühlt sich irgendwie an.

Posthypnotische Suggestion:
Und wenn Sie das nächste Mal merken, dass Ihr Schmerz einen Wasserfall an negativen Gedanken und Gefühlen mit sich spült, können Sie sich erlauben, ihn abtauchen zu lassen, um oben ganz ruhig eine Luftblase nach der anderen zu erwarten, die an der Oberfläche zerplatzen, egal was sie enthalten.

Rücknahme

nach Bangert (2004)

33. Linderndes Licht

Priming:
Wenn Sie Ihre Schmerzlinderung selbst in die Hand nehmen und selbst aktiv werden möchten, könnte Ihnen heute ein Licht aufgehen. Es ist nicht unbedingt der Weg zur Erleuchtung, aber vielleicht zu dem kleinen Licht der Erkenntnis, dass es zwischen links und rechts viel güldenes Mittiges gibt, zwischen Alles und Nichts viel mehr als das und zwischen ganz und gar nicht so Einiges. Und das Ganze ist sowieso mehr als die Summe seiner Teile.

Tranceinduktion / Vertiefung

Interventionstext:
(Im Sitzen:)
Legen Sie jetzt langsam die Hände auf die Knie.
(Im Liegen:)
Die Arme liegen, so entspannt wie möglich, seitlich neben dem Körper.

Die Handinnenflächen zeigen dabei nach oben. Die Hände sind leicht zu Mulden geformt, wie wenn sie sich darauf vorbereiteten, etwas unendlich Kostbares behutsam aufzunehmen.
Wenden Sie Ihre Aufmerksamkeit zunächst der rechten Hand zu. Sie spüren, wie sie sanft auf dem Handrücken und den Knöcheln aufliegt. Sie spüren den sicheren Halt von unten und die schwebende Leichtigkeit, mit der Daumen, Zeigefinger, Mittelfinger, Ringfinger und kleiner Finger ihre Position in der Weite des Raumes gefunden haben. Bei entspannter Beobachtung stellen Sie vielleicht ein leichtes Kribbeln oder Wärmegefühl in der rechten Hand fest. Manchmal kann man, ganz zart zuerst, den Herzschlag als ein Pulsieren in den Fingern spüren. Sie auch? So oder so strömt mit jedem Pulsschlag mehr Blut und Wärme in die Hand. Vor allem in den Fingerspitzen pulsiert es dann und wann. Ihre Hand ist ganz warm. Ihre Finger sind ganz warm. Wärmer als zu Beginn. Es strömt also immer mehr Blut in die Hand. Sie liegt ganz warm auf. Es pulsiert immer stärker in den Fingerspitzen. Dabei sind Sie ganz ruhig und entspannt, beobachten einfach das Geschehen. Mit jedem Ausatmen kann eine Wärmewelle vom rechten Arm in die rechte Hand wandern. Mit jedem geruhsamen Ausatmen, wärmer und wärmer. Und was wir der rechten Hand gönnen, wollen wir der linken Hand nicht vorenthalten. Auch sie braucht Energie – Wärmeenergie. Atmen Sie die Wärme auch in die linke Hand – mit jedem geruhsamen Ausatmen ein bisschen wärmer. Wärme durchflutet die Adern, pulsierende Wärme rechts wie links, links wie rechts.
Die kreative Kraft Ihrer Vorstellung verwandelt nun die pulsierende und kribbelnde Wärme in Ihrer rechten Handfläche in eine grüne Lichtkugel. Eine schöne, grüne Lichtkugel aus strahlender Wärmeenergie. Tief in Ihrem Innersten wünschen und wissen Sie, dass diese leuchtende Kugel, die Sie in Ihrer rechten Hand halten, Ihren innigen Wunsch nach Linderung der Schmerzen enthält. Fühlen Sie die sanfte, leuchtend-grüne Kraft dieser Energie so intensiv wie möglich.
Während Sie die grüne Lichtkugel sicher in der rechten Hand ruhen lassen, verwandeln Sie nun die Wärme in Ihrer linken Hand in eine glühende, rote Lichtkugel. Ja, genau: glühend rot. Und bereits im Entstehen erahnen Sie die Gewissheit, dass der Schmerz, den Sie lindern möchten, innerhalb dieser Kugel liegt. Spüren Sie seine vibrierende Energie, sein Pulsieren, Wüten, Pochen, so lebhaft wie möglich. Der Schmerz in der roten Kugel der linken Hand. Sie können den Unterschied zwischen den beiden Kugeln deutlich wahrnehmen.
Breiten Sie nun Ihre Arme zu den Seiten hin aus und heben Sie die Hände, mit den beiden so unterschiedlichen Kugeln, langsam über Ihren Kopf. Während Sie dies tun, fühlen Sie das Gewicht und die Empfindung der Lichtkugeln, die Sie in Händen halten. Während Sie die Hände allmählich immer näher aufeinander zu bewegen, mit dem Ziel, sie über dem Kopf zu vereinigen, beginnen die beiden Kugeln sich anzuziehen. Rote und grüne Energiefäden aussendend, ziehen sie sich immer stärker an, eine starke Anziehungskraft ist spürbar wirksam, immer stärker und stärker, bis beide Kugeln beginnen, miteinander zu verschmelzen. Und wenn schließlich das pulsierende rote Licht das ruhige, sanfte grüne Licht berührt, erstrahlt das Ganze in allen Farben des Regenbogens. So hell, fast möchte man sich abwenden. Doch langsam beruhigen sich die Farben wieder und geben schließlich ein angenehm strahlend weißes Licht frei, funkelnd wie ein Brillant, der sowohl die Energie des Schmerzes, als auch die Energie der Linderung enthält.
Halten Sie diese Kugel mit ihrem ganz besonderen Licht in beiden Händen und bringen Sie diese schwere Lichtkugel langsam zu einem Bereich Ihres Körpers, in dem Sie Schmerzen empfinden. Wenn Sie Ihrem Schmerz keinen bestimmten Ort zuordnen können oder er außerhalb der Reichweite Ihrer Hände liegt, bringen Sie Ihre Hände zu Ihrem Herzen. Unabhängig davon, ob Sie die Lichtkugel auf der Schmerzstelle oder auf dem Herzen haben ruhen lassen: Das brillante Licht fließt in Ihren Körper durch die Berührung Ihrer Hände. Der Schmerz, gerade noch in der Dunkelheit des Körperinneren verborgen, verschwindet nahezu vollständig im Strahlen dieses Lichts, oh-

ne auch nur einen Schatten zu hinterlassen, da das Licht von allen Seiten gleichzeitig zu kommen scheint.

Posthypnotische Suggestion:
Aus jedem scheinbar offensichtlichen Widerspruch, aus jedem „Entweder-oder" kann eine Symbiose des „Sowohl als auch" werden, wenn Sie zulassen, dass Sie sich innerlich oder äußerlich die Hände reichen, um etwas Neues zu schaffen oder etwas Bewährtes durch Erneuerung bekräftigen.

Rücknahme

nach Bangert (2004)

Schmerz-Umdeutung

34. Ausgangspunkt: brennend, glühend, heiß / Endpunkt: warm

Priming:
Ein Schmerz kann sich unterschiedlich anfühlen und mit verschiedenen Adjektiven beschrieben werden (z. B. schneidend, klopfend, brennend). Bestimmte Empfindungsqualitäten sind unangenehmer als andere. Was liegt also näher, als der Wahrnehmung den Weg zu bereiten, eine unangenehme Empfindung über kleine und kleinste Zwischenschritte in eine angenehmere zu überführen. So wie ein Jucken der Kopfhaut ganz unterschiedlich wahrgenommen wird, je nachdem, ob Sie wissen, dass in Ihrer sozialen Umgebung ein extremer Kopflausbefall herrscht oder nicht. Ihr Bewusstsein nimmt also Einfluss auf Qualität, Stärke und Unannehmlichkeit einer Körperempfindung, genau wie das Unbewusste: Wer nicht fühlen will, muss hören.

Tranceinduktion / Vertiefung

Interventionstext:
Und Sie spüren den brennenden, vielleicht auch glühenden Schmerz. Interessant ist, dass das Brennen einerseits eine Schmerzempfindung ist, aber andererseits auch als Therapie gegen den Schmerz eingesetzt wird. Dies geschieht durch das Auftragen einer brennenden Salbe oder Tinktur auf die schmerzende Stelle als Maßnahme zur Gegenreizung, die den Schmerz durch Brennen überlagert. Diese Therapie kann aber auch zur Unterstützung des Heilungsprozesses angewandt werden, um den Stoffwechsel zu aktivieren, so wie er auch beim Fieber aktiviert wird. Die Stirn und möglicherweise der ganze Körper glühen während des Fiebers, das dennoch sinnvoll ist, um die Abwehrkräfte zu stärken, auch wenn man von alldem zunächst gar nichts spürt, nur, dass es einem heiß ist. So heiß wie manchmal das Wasser in einer Badewanne, von dem man im ersten Augenblick gar nicht weiß, ist es heiß oder kalt, wenn man die Hand oder den Fuß hineintaucht. Und natürlich kann man kaltes Wasser hinzugeben, das sich dann mit dem heißen Wasser mischt und die

Hitze somit erträglicher macht, aber es ist auch möglich – jeder weiß das – sich an das heiße Wasser zu gewöhnen und so mit der Zeit tiefer und tiefer eintauchen zu können. Aber auch dann ist es gut, dass die Schweißdrüsen aktiviert werden, um den Körper abzukühlen, sodass die Hitze nur noch in Wallungen auftritt, mal stärker und mal schwächer. Sie kommen und sie gehen. Sie durchströmen den Körper und hinterlassen beim Gehen ein warmes Gefühl. Strömend warm, wie während des Autogenen Trainings. Das schmerzende Körperteil (besser: den Schmerzbereich direkt benennen) ist strömend warm. Ein warmes, angenehmes Gefühl, großflächig und angenehm. Angenehm warm.

Posthypnotische Suggestion:
Jedes Mal, wenn Ihr Schmerz auf diese eine bemerkenswerte Weise brennt, wird sich die Erinnerung einstellen, dass Sie das Brennen in eine angenehme Wärme umwandeln können, wenn Sie wollen.

Rücknahme

nach Hoppe (2001)

35. Ausgangspunkt: dumpf / Endpunkt: müde

Priming: wie bei 34.

Tranceinduktion / Vertiefung

Interventionstext:
Sie kennen Ihn gut, diesen dumpfen Schmerz. Ein alter Bekannter. Und bei alten Bekannten kann es schon einmal vorkommen, dass die Geschichten, die sie erzählen, auch die unzähligen Geschichten vom Schmerz, Ihnen sehr bekannt vorkommen. Sie kennen sie schon auswendig, selbst die Wortwahl, die Aneinanderreihung der Worte sehen Sie schon im Voraus – altbekannt und so langweilig. Ein dumpfes, müdes Gefühl kriecht in Ihnen hoch. Abschalten, auf Durchzug stellen – dann sind die Worte der Schmerzgeschichte, die einen langen Bart hat, nur noch dazu da, Ihnen ein einschläferndes Hintergrundgeräusch zu bieten, wie das gleichmäßige Rauschen des Meeres an einem trägen Sommertag. Bleischwer legt sich die Müdigkeit auf alle Glieder und scheint auch die Gedanken zu verlangsamen, einzulullen. Jede Empfindung des Körpers gelangt nur noch in Zeitlupe ins Gehirn, wie ein Traum, ein Echo aus einer anderen, längst in sich versunkenen Welt. Alle Worte und Empfindungen sind wie Töne, aus denen sich die Erinnerung an ein uraltes Schlaflied zusammensetzt. Der Wunsch einzuschlafen wird übermächtig. Und Sie wollen und dürfen diesem Gefühl der Müdigkeit nachgeben. Denn Sie sind in der Lage, sich körperlich völlig zu entspannen, weil Ihr Unbewusstes Ihnen mitteilen wird, wann und ob die beständigen Informationen von außen und innen Ihnen etwas Neues bieten, auf das Sie reagieren müssen oder wollen. Es ist gut zu wissen, dass der Radarschirm ständig besetzt ist. Und Sie können sich darauf verlassen, dass nicht alle vorbeiziehenden Wolken am Himmel etwas bedeuten, obwohl Sie in ihnen Gesichter und Gestalten erkennen können, wenn Sie wollen. Und so wird der Schmerz als Schlafräuber

abgelöst vom Schlaf als Schmerzräuber. Aber vielleicht sind Sie schon viel zu müde, um so kompliziert zu denken oder die Gedanken sind so kompliziert, dass Sie nur müde denken: „Lass mich in Ruhe."

Posthypnotische Suggestion:
Jedes Mal, wenn Ihnen Ihr Schmerz auf diese andauernde Weise dumpf vorkommt, wird sich die Erinnerung daran einstellen, wie entspannend und einschläfernd diese Dauerberieselung sein kann.

Rücknahme

nach Hoppe (2001)

36. Ausgangspunkt: einschießende Blitze / Endpunkt: kribbelnd

Priming: wie bei 34.

Tranceinduktion / Vertiefung

Interventionstext:
Schmerzen können sich als einschießende Blitze bemerkbar machen. Das hängt mit der Funktion der Nerven zusammen, die ihre Informationen auf elektrischem Wege weitertransportieren. Blitze können Furcht einflößend sein, je nachdem, wo man sich befindet und welche Einstellung man Gewittern gegenüber hat. Aus einem mit Blitzableitern geschützten Haus heraus beobachtet, bieten Blitze am nächtlichen Himmel ein faszinierendes Schauspiel – ein Feuerwerk der Natur. Mit dem Wissen: ein einschlagender Blitz erschreckt mich zwar, richtet aber keinen Schaden an, ist ein Gewitter leichter zu ertragen. Wie bekannt ist, ist man auch im Auto vor dieser Energie gut geschützt, weil die Spannung an der Außenhaut entlang in die Tiefe des Bodens abfließt. Das geht blitzschnell. Im Inneren ist von diesem Geschehen nur wenig zu spüren, obwohl es zweifelsfrei passiert. Ein kurzer Schreck, ein aufregendes Kribbeln vielleicht, da so etwas immer aufregend ist, und dann fließt der Strom an der Haut entlang schnell in den Boden. Als Hinterlassenschaft bleibt noch für eine Weile ein Kribbeln, bis auch das verschwindet. Genau wie das Blitzlichtgewitter der Fotografen, dem berühmte Persönlichkeiten ausgesetzt sind. Schmeichelhaft einerseits, denn diese Personen stehen im Mittelpunkt, ein kribbelndes Gefühl. Aber es ist gut zu wissen, dass auch das längste Gewitter ganz sicher vorüberzieht und sie wieder zur Ruhe kommen werden. Zurück bleibt ein Nachbild hinter den geschlossenen Augen, das nach und nach verblasst.

Posthypnotische Suggestion:
Jedes Mal, wenn die Schmerzblitze einschießen, wird das Wissen darum, dass sie Ihnen nichts anhaben können, wie ein innerer Schutzschild wirken, was die kribbelnde Gelassenheit beim Warten auf das Vorüberziehen erleichtert.

Rücknahme

nach Hoppe (2001)

37. Ausgangspunkt: stampfend, hämmernd / Endpunkt: klopfend, pochend

Priming: wie bei 34.

Tranceinduktion / Vertiefung

Interventionstext:
Wenn ich mich an meine letzte Fahrt nach Helgoland erinnere, von der ich Ihnen erzählen möchte, entsinne ich mich an eine ziemlich stürmische Überfahrt. Als ich an Bord ging, ging es noch, doch später nahm der Seegang zu, und das Schiff musste gegen das tobende Meer ankämpfen. Die Maschinen stampften und hämmerten. Auf Deck war dieses Hämmern überlaut zu hören. Unvorstellbar, wie die Matrosen unten im Maschinenraum, mit diesem Hämmern und Stampfen zurechtkamen. Ich wollte der Frage nachgehen und bekam die Erlaubnis, mich im Maschinenraum umzusehen. Es war unglaublich: Den Matrosen schien das Hämmern und Stampfen der Maschinen, nicht nur nichts mehr auszumachen, ja, sie unterhielten sich sogar angeregt und verstanden sich gut, lachten miteinander. „Sie haben sich daran gewöhnt", dachte ich mir. Als ich die Tür zum Maschinenraum wieder hinter mir zugezogen hatte, waren die Geräusche zwar noch deutlich zu hören, doch das Hämmern war in ein gedämpftes Pochen übergegangen. Als ich schließlich in meiner Kabine angekommen war und die Kabinentür mit einem tiefen Seufzer der Erleichterung hinter mir verschlossen hatte, war nur noch ein gedämpftes und unregelmäßiges Klopfen und Pochen zu hören. Letztlich war ich doch froh, dass die Maschinen durch ihr Klopfen und Pochen demonstrierten: die Maschinen funktionieren, sie leben noch, sozusagen und bringen das Schiff voran. Das Schiff schlingerte zwar und mir war ein wenig unbehaglich zumute, doch war das anfängliche Stampfen und Hämmern durch die Kabinentür, nur noch als leises Klopfen und Pochen wahrzunehmen. Damit kam ich klar und zwischenzeitlich vergaß ich es sogar. So wie man das Ticken einer Uhr irgendwann nicht mehr wahrnimmt, wenn man mit anderen Dingen beschäftigt ist. Es ist ja auch so: Mit jeder Seemeile gewinnt man mehr Abstand, lässt so einiges hinter sich, und wenn die Ankerkette auf der Helgoländer Reede rasselt, dann ist man angekommen in einer anderen Welt. Hier riecht es nach Meer und Salz. Sie können den Wind hören mit seinen verschiedenen „Gesängen", Sie lauschen der Brandung, die ans Ufer schlägt. Das Wahrzeichen der Insel, die „Lange Anna", ein roter Steinkoloss, ragt wie ein Fels in der Brandung empor – ein Stein gewordenes Zeichen für Zuversicht und Verlässlichkeit.

Posthypnotische Suggestion:
Und wenn Sie zukünftig die hämmernden Schmerzen nerven, schließen Sie die Tür hinter sich, um etwas ganz anderes zu tun, in der äußeren oder der inneren Realität – es muss keine Schiffsreise sein.

Rücknahme

nach Hoppe (1986) / Winderl (1986)

38. Ausgangspunkt: negativ getönte affektive Begriffe / Endpunkt: positiv getönte affektive Begriffe

Priming:
Ein Schmerzsignal wird vom Entstehungsort über Nervenbahnen an das Gehirn geschickt und dort auf unterschiedlichen Ebenen verarbeitet. Eine dieser Ebenen nennt man „affektive Schmerzverarbeitungsebene". Typische Wörter, mit denen wir die affektive Schmerzempfindung beschreiben, sind „scheußlich", „furchtbar" oder „unerträglich". Hier wird das subjektive seelische Leiden deutlich, das der Schmerz verursacht. Wenn wir den Schmerz mit solchen Begriffen belegen, leiden wir sehr, mehr als notwendig. Demnach ist es hilfreich, Bewertungen des Schmerzes mit von Leid getönten Adjektiven zu lassen, wenn es geht.

Tranceinduktion / Vertiefung

Interventionstext:
Ich weiß nicht genau, wie es Ihnen geht; wenn meine Arbeitszeit beendet ist, mache ich in der Regel einen kleinen Spaziergang, aber nur, wenn das Wetter schön ist. Ein ganzes Martyrium an Erfahrungen habe ich schon hinter mir: Ich habe genug von schauderhaft durchnässten Schuhen, elend feuchter Kleidung und klammen Fingern, die krampfhaft den Regenschirm umklammern. Ich gehe nicht los, wenn das Wetter so scheußlich ist, ich bin es einfach leid. Und Regenwetter kann scheußlich sein, nicht wahr? Bei so einem Wetter ist für mich der ganze Tag unerträglich. Quälend und lähmend langsam schleppt er sich dahin. Und wenn erst einmal ein Tag so grausam geworden ist, dann wird es für mich auch die Umgebung. Durch das entnervende Regenwetter wird auch die ganze Umgebung, das ganze Drumherum für mich furchtbar. Das Vorwärtskommen ist mörderisch schwer, zäh und schleppend sind die Schritte. Und wenn dann noch ein heftiger Wind dazukommt, dann ist so ein Spaziergang noch erschöpfender und unangenehmer.
Natürlich könnte man einwenden, ein Sparziergang bei solchem Wetter habe auch sein Gutes.
Denn stellen Sie sich einmal vor, Sie kommen in diesem armseligen körperlichen und seelischen Zustand an ein Gasthaus. Sie sehen ein freundliches warmes Licht auf die dunkle Straße fallen. Es sieht schon von außen warm und behaglich aus. Sie fühlen sich schon viel wohler – die Vorfreude? Jetzt haben Sie das Gasthaus erreicht. Sie öffnen die Tür und eine Welle warmer Luft schlägt Ihnen entgegen. Das Blut strömt in Ihre Wangen. Die Haut im Gesicht wird angenehm warm und beginnt zu kribbeln. Das Atmen geht jetzt viel leichter. Sie saugen die warme Luft geradezu ein – tief und langsam. Sie atmen langsam und ruhig. Auch die Muskulatur wird langsam warm. Ihre Körperhaltung entspannt sich. Sie gehen mit langsamen Schritten in die Gaststube hinein und alle Anspannung verschwindet. Eine große Behaglichkeit breitet sich in Ihnen aus. In der Gaststube ist ein offener Kamin. Ein helles Feuer prasselt darin. Sie ziehen Ihren nassen Mantel aus und gehen zum Kamin. Mit einem tiefen Seufzer der Behaglichkeit nehmen Sie auf einem dick und weich gepolsterten Stuhl neben dem Feuer Platz und strecken die Beine aus. Gleich werden Ihre kalten Füße warm werden. Sie lehnen sich weit zurück und lassen sich in den Stuhl hinein sinken. Ihre Schulter- und Nackenmuskeln entspannen sich zusehends. Das ist sehr angenehm und Sie fühlen sich so richtig wohl. Es ist so behaglich vor dem Kamin. Eine freundliche und friedliche Stimmung breitet sich in Ih-

nen aus. Sogar der ausklingende Regentag erscheint Ihnen jetzt ganz angenehm. Sie sitzen völlig entspannt da und Ihnen ist warm, wohlig warm. Sie bestellen und erhalten einen Becher mit einem dampfenden heißen Getränk. Sie nehmen den Becher in beide Hände. Die Hände werden jetzt natürlich schön warm. Sie heben den Becher zum Mund. Vorsichtig trinken Sie einen kleinen Schluck. Das schmeckt und wärmt nun auch von innen. Von Ihrem Bauch breitet sich die Wärme im gesamten Körper aus. Nach einem weiteren Schluck setzen Sie den Becher ab und atmen tief ein und aus. Und Ihre Stimmung steigt weiter, als Sie in die freundlichen Gesichter der Anwesenden blicken: lachende Augen, heitere Ausgelassenheit. Lebensfreude durchströmt die Glieder in dem Maße, wie sie sich erwärmen und der Blick nach draußen tut der Stimmung keinen Abbruch. Die entspannte Gelassenheit hier drinnen, das Gefühl, noch lange hier bleiben zu wollen, sich wohl zu fühlen, zu relaxen – all das gibt Ihnen ein Gefühl, als würde ein Urbedürfnis nach Sicherheit und Geborgenheit genau hier und in diesem Augenblick erfüllt.

Posthypnotische Suggestion:
Und wenn die Schmerzen Sie gefühlsmäßig mal wieder so richtig runterziehen, stoppen Sie die klagenden Bewertungen und denken Sie vielmehr an die Möglichkeit, behagliche innere oder äußere Schutzräume aufzusuchen.

Rücknahme

Nach Hoppe (1986) / Peters (1990)

39. Ausgangspunkt: schneidend / Endpunkt: stumpf, dumpf

Priming: wie bei 34.

Tranceinduktion / Vertiefung

Interventionstext:
Und es ist nicht leicht zu ertragen, wie die Klinge des Schmerzes ihre einschneidende Wirkung entfaltet. Manchmal steht es auf des Messers Schneide, ob es noch unerträglich oder schon erträglich ist. Eines ist klar: früher oder später wird die Schneide jedes Messers abgenutzt. Man merkt es natürlich nicht sofort; das ist ein schleichender und allmählicher Prozess. Zunächst schneidet die Klinge butterweich und ohne Kraftaufwand. Aber mit der Zeit ist immer mehr Druck notwendig, um das gleiche Ergebnis zu erzielen. Und schließlich, das kann man sehen und spüren, ist der Schliff dahin. Man ist es leid, so lange herumzusäbeln. Es fehlt die Kraft und die Lust, um den Druck auf die Schneide zu erzeugen. Dann lässt man es halt. Ganz allmählich ist man müde geworden, mit diesem stumpfen Teil zu arbeiten. Ein dumpfes Gefühl des Loslassen-Wollens stellt sich ein. So wie wenn der Schleifstein des Scherenschleifers – ein nahezu vergessener Beruf – sich rückwärts drehte, in Zeitlupe rückwärts drehte, ganz langsam, unendlich langsam. Undeutlich ist zu erkennen, dass alles Scharfe unscharf wird. Die Umkehrung tritt ein: Der Funkenflug regnet vom Boden in die Luft

und von dort in den sich träge drehenden Schleifstein. Wie ein müdes Mühlrad von einem Restrinnsal gerade noch in Bewegung gehalten, das jeden Augenblick zum Stehen kommen kann, die Ahnung der Ruhe schon schwer in sich tragend. Dumpfe Geräusche dringen zeitverzögert an Ihr Ohr. Es ist einer der Momente, wo das Rad der Zeit sich langsamer zu drehen scheint. Wo eine gewisse Abstumpfung eintritt gegenüber den Dingen, die sonst die Welt bewegen. Die Zeit scheint still zu stehen. Und das fühlt sich zur Abwechslung mal ganz gut an. Als ob sich der Schleier der Zeit schützend um Sie legte, um all das – was sich aufdrängt, was in Sie dringen will – von Ihnen fernzuhalten, so dass Sie Zeit und Raum für sich haben. Und wenn doch etwas spürbar wird von dem, was nicht sein sollte aber dennoch ist, dann ist es nur ganz dumpf, als leichter Druck zu spüren, gedämpft durch die schützende Hülle der Zeit, ein weiches und festes Gewebe zugleich. Und das fühlt sich sehr schön an.

Posthypnotische Suggestion:
Die Zeit heilt viele Wunden, so sagt man. Und immer wenn sich Ihnen in Zukunft einschneidende Erlebnisse unangenehm aufdrängen, können Sie sich daran erinnern, eine innere Auszeit zu nehmen, um alles, was Ihnen über die Hutschnur geht, deutlich zu dämpfen.

Rücknahme

nach Hoppe (2001)

40. Analgesie

Priming:
Seneca sagte einst: „Wer den Hafen nicht kennt, für den ist kein Wind günstig." Und das gilt auch heute noch. Wenn Sie ein Taxi rufen und der Taxifahrer fragt, wohin Sie wollen, antworten Sie schließlich nicht: „Also zum Karlsplatz möchte ich nicht und die Katharinenstraße ist mir auch nicht recht." Nein, Sie nennen ganz konkret Ihr Ziel. Und sehen Sie, mit dem Schmerz ist es ganz ähnlich: Wenn das Gehirn fragt: „Was ist Dein Ziel?", und Sie antworten: „Also den Schmerz möchte ich nicht und diese Verspannungen sind mir auch nicht recht.", dann wird das Gehirn genauso ratlos sein wie der erwähnte Taxifahrer. Geben Sie ihm eine konkrete und positive Beschreibung des erwünschten Zustandes!
Wie würde sich die schmerzende Stelle anfühlen, wenn dort nicht Schmerz, sondern eine angenehme, gesunde Empfindung spürbar würde, wenn die bisherige Schmerzqualität sich ins Gegenteil verkehrte, eine schmerzinkompatible Empfindung, ein optimaler Empfindungszustand?
Wenn Sie eine passende Empfindung gefunden haben, nennen Sie mir diese bitte.
(Falls keine Empfindung genannt werden kann, sind Vorschläge zu machen, z. B. „Ist sie warm, kühl, leicht oder schwer?", bis der gewünschte Endzustand geklärt ist.)

Tranceinduktion

Etablierung ideomotorischer Ja- / Nein-Signale

Wenn man ein Marionettenspiel beobachtet, hat man den Eindruck, dass die Marionette sich von selbst bewegt. Aber Sie wissen, dass alle ihre Bewegungen nicht von ihr stammen, sondern dass sie über unsichtbare Fäden mit dem Spieler im Hintergrund verbunden ist. So kann auch Ihr Unbewusstes im Hintergrund Bewegungen jetzt lenken wie es das möchte. Und Sie sind dabei nur ein neugieriger Beobachter.
Ich werde gleich Ihr Unbewusstes bitten, Ihren Kopf anzuheben, um ein Ja mitzuteilen. Und in Ihrem Bewusstsein schauen Sie einfach zu oder spüren, wie Ihr Kopf sich hebt, wenn Ihr Unbewusstes ein Ja mitteilen will.

(Unbewusstes mit „du" ansprechen und durch Verändern der Stimmlage, Tempoveränderung oder Richtungsänderung beim Sprechen die Kommunikation mit dem Unbewussten „markieren". Im Text sind diese Stellen durch Unterstreichungen hervorgehoben.)
Und ich bitte Ihr Unbewusstes nun: <u>Bist du bereit, Unbewusstes von (X – Vornamen des Patienten einsetzen), das Anheben des Kopfes als Ja-Zeichen zu verwenden</u>?
(Wenn Ja-Zeichen erfolgt:)
Danke! (Weiter bei **A**.)

(Wenn keine Bewegung erfolgt, ist die Instruktion zu wiederholen. Falls dann immer noch keine Bewegung erfolgt:)
Offensichtlich ist Ihr Unbewusstes aus sicherlich guten Gründen nicht bereit, bei dieser hypnotischen Arbeit mitzuwirken. Dies ist zu akzeptieren. Vielleicht macht ja Ihr Unbewusstes Ihrem Bewusstsein verständlich, aus welchen Gründen die Mitarbeit ausbleibt. Und so möchte ich Sie bitten, noch einen konzentrierten Moment zu schauen, ob in Ihrem Inneren eine Antwort auftaucht. Hören oder spüren Sie dazu einfach in sich hinein.

Rücknahme

(Im Nachgespräch klären, ob Hinderungsgründe bewusst geworden sind.)

A

Ich werde gleich Ihr Unbewusstes bitten, Ihren Kopf zu senken, um ein Nein mitzuteilen. Und in Ihrem Bewusstsein schauen Sie einfach zu oder spüren, wie Ihr Kopf sich senkt, wenn Ihr Unbewusstes Nein mitteilen will.
Und ich bitte Ihr Unbewusstes nun: <u>Hast du einen Einwand, Unbewusstes von (X), das Senken des Kopfes als Nein-Zeichen zu verwenden</u>?
(Wenn Nein-Zeichen erfolgt:)
Danke! (Weiter bei **B**.)

(Wenn keine Bewegung erfolgt, ist die Instruktion zu wiederholen. Falls dann immer noch keine Bewegung erfolgt:)
Offensichtlich ist Ihr Unbewusstes aus sicherlich guten Gründen nicht bereit, bei dieser hypnotischen Arbeit mitzuwirken. Dies ist zu akzeptieren. Vielleicht macht ja Ihr Unbewusstes Ihrem Bewusstsein klar, aus welchen Gründen die Mitarbeit ausbleibt. Und so möchte ich Sie bitten, noch einen konzentrierten Moment zu schauen, ob in Ihrem Inneren eine Antwort auftaucht. Hören oder spüren Sie dazu einfach in sich hinein.

Rücknahme
(Im Nachgespräch klären, ob Hinderungsgründe bewusst geworden sind.)

B
Vertiefung:
(Hier wird eine Arm- oder Handlevitation benötigt. Wenn die Hand ein Stück weit nach oben gewandert ist, bitte mit dem Interventionstext fortfahren.)

Interventionstext:
Unabhängig davon, wie leicht sich die Hand bereits anfühlt und ob sie weiter nach oben steigt, können Sie in der Hand ein gewisses Wohlbefinden spüren. Je höher die Hand steigt, desto Y (Vom Pat. ausgewählte schmerzinkompatible Empfindung einsetzen) wird die Hand. Die nahende Wunschempfindung kündigt sich bereits an. Diese Empfindung kann in den Fingerspitzen entstehen und sich über die Finger ausbreiten.
Sie kann im Handgelenk entstehen und dort am deutlichsten spürbar sein, aber ebenso klar in der Handinnenfläche oder dem Handrücken. Lassen Sie sich Zeit, damit sich Y entwickeln kann.
Wenn sich eine unerwartet andere Empfindung in der Hand entwickelt, können Sie mit dieser weiterarbeiten oder sie als Vorstufe für Y nutzen.
Sobald Ihr Unbewusstes bereit dazu ist, wird der Arm beginnen zu sinken, und je tiefer er sinkt, desto weiter wird die Empfindung Y aus der Hand nach oben wandern, immer weiter nach oben durch den Arm hindurch, am Ellbogen vorbei in Richtung Schulter. Y breitet sich aus und wandert immer weiter hin zur Schmerzstelle. Die Hand sinkt tiefer und Y wandert weiter. In dem Maße wie die Hand nach unten sinkt, schwer, immer schwerer, strömt und fließt Y immer näher an die Schmerzstelle hin. Und wenn Ihre Hand die Lehne oder Ihren Schenkel berührt, springt Y in einem letzten kraftvollen Satz in die Schmerzregion hinein. Genau! Es fühlt sich so gut und erleichternd an, dass sich die Hand auf der Lehne / Ihrem Schenkel ausruhen kann. Und genauso gut und erleichternd ist Y, das sich dort ausbreitet, einzieht in die Tiefe und alles durchwirkt. Wie wenn Y schon lange erwartet worden wäre und jetzt, endlich angekommen, in einem herzlichen Akt des Willkommenseins wie ein Schwamm aufgesogen wird – bis in die kleinsten Verästelungen des Gewebes hinein, in jeder Zelle willkommen.

<u>Unbewusstes von X, bist du mit dem erreichten Zustand einverstanden</u>?
(Auf ideomotorische Signale achten: Kopf sinkt für „Nein“ oder wird angehoben für „Ja“.)

(Ja: Weiter bei **C**.)

(Bei Nein:)
Vielleicht macht ja Ihr Unbewusstes Ihrem Bewusstsein deutlich, aus welchen Gründen es mit dem erreichten Zustand nicht einverstanden ist, was noch fehlt oder stört. Und so möchte ich Sie bitten, noch einen konzentrierten Moment zu schauen, ob in Ihrem Inneren eine Antwort auftaucht. Hören oder spüren Sie dazu einfach in sich hinein.

Rücknahme
(Im Nachgespräch klären, ob Hinderungsgründe bewusst geworden sind.)

C

Posthypnotische Suggestion

Mit jeder Durchführung dieser Übung wird die schmerzinkompatible Empfindung länger anhalten und mit jedem Mal des geistigen Sich-Hineinversetzens in die positive Empfindung werden Sie sie leichter an der Stelle erzeugen können, wo bislang der Schmerz saß.

Rücknahme

nach Hoppe (2001) / Mohl (1996)

41. Schmerzgrenzen setzen

Priming:

Dem Schmerz Grenzen setzen, den Schmerz in seine Schranken weisen – auf diesen Wunschvorstellungen vieler Schmerzgeplagter baut diese Hypnose-Übung auf. Manchmal entsteht der Eindruck, dass die Schmerzen einen völlig beherrschen, dass sie überall sind und dass man selbst nur noch aus Schmerz besteht. In solchen Momenten ist es gut, sich bewusst zu machen, dass es einen Unterschied gibt zwischen dem „Ich" und dem „Schmerz". Es ist gut, sich dran zu erinnern, dass viele Teile des Körpers gut funktionieren und sich gesund anfühlen, auch – und gerade dann – wenn andere Teile wehtun. Die Erfahrung lehrt uns außerdem, dass starre Grenzen oft schneller fallen, als man denkt.

Tranceinduktion / Vertiefung

Interventionstext:

Wählen Sie zunächst einen Schmerzbereich aus, dessen Grenzen Sie verändern wollen. Lenken Sie dann Ihre Aufmerksamkeit auf die ausgewählte Schmerzstelle. Schauen Sie von oben auf die Schmerzstelle hinab, sodass Sie sie gut überblicken können – Weitwinkelobjektiv. Achten Sie genau darauf, wo der Schmerz sitzt, und versuchen Sie, die Größe der Schmerzstelle so genau wie möglich wahrzunehmen. Tun Sie so, als ob Sie vom „Schmerz-Vermessungsamt" kämen, um den Rand der Schmerzstelle exakt zu umfahren. Vielleicht wollen Sie einen imaginären Farbstift dazu verwenden. Finden Sie heraus, wo die Schmerzgrenzen sind und ob die Grenzen klar oder fließend sind, oder schraffiert, wie auf einer Landkarte.

Gehen sie nun näher heran – Zoomen Sie die Grenze heran!

Wie ist die Schmerzgrenze beschaffen? Welche Bilder und Vergleiche tauchen vor Ihrem inneren Auge auf, um Ihnen zu vermitteln, wie die Schmerzgrenze befestigt ist? Gibt es da Gräben, Zäune oder Mauern – Energiefelder vielleicht? Welche Farbe hat die Schmerzgrenze? Aus welchem Material besteht sie? Lassen Sie sich Zeit, bis Sie eine gewisse Klarheit über die Eigenschaften Ihrer Schmerzgrenze erlangt haben.

Werfen Sie einen kurzen Blick über die Grenze in das Schmerzgebiet hinein. Wie sieht es dort aus? Welche Geräusche dringen von dort an Ihr Ohr?

Wie fühlt sich eigentlich der Bereich an, wo kein Schmerz mehr ist? „Normal" ist übrigens als Bezeichnung für eine gesunde Empfindung zu wenig wertschätzend. Woran nehmen Sie die gesunden Empfindungen außerhalb der Schmerzgrenzen genau wahr? Wie ist zum Beispiel die Temperatur im gesunden Bereich? Ist das gesunde Gefühl eher leicht oder eher schwer? Gibt es bestimmte Empfindungen, die typisch sind für das Gesundheitsgefühl, das sich um den schmerzenden Bereich herum breitmacht?

Nun wieder zurück zu den Schmerzgrenzen – nehmen Sie deren sichere Umgrenzung wahr, so sicher, dass innen der Schmerz ist und außen keiner. Außen ist das Gesundheitsgefühl. Versuchen Sie jetzt einmal etwas, was den Schmerz überraschen wird: Versuchen Sie, seine Grenzen zu erweitern! Ja genau, lassen Sie die Schmerzfläche ein bisschen größer werden. Denn ein Weg hat immer zwei Richtungen. Wie fühlt sich das an? Die eine Richtung ist die Vergrößerung und die andere Richtung ist die Verkleinerung. Denn, egal ob groß oder klein: Der Schmerz ist innerhalb seiner Grenzen eingeschlossen, wie in einem Kessel.

Spüren Sie das Gesundheitsgefühl rings um den schmerzenden Bereich so deutlich wie möglich. Und während Sie die gesunden Einzelheiten spüren, sehen Sie die gesunden Empfindungen förmlich vor sich – wie sie gegen die Schmerzgrenzen vorgehen auf ihre Art und Weise, denn sie kennen den Schmerz, und sie wissen wie er versucht, von außen niemanden hineinzulassen. Und dieses Wissen ist ihre Stärke, der Sie vertrauen können: Früher oder später wird sich die Schmerzumgrenzung öffnen. Manchmal hilft eine passende Musikuntermalung bei diesem Vorhaben. Hören Sie eine in sich aufsteigen? Beobachten Sie einfach, wo die Schmerzgrenzen vor den sich ausbreitenden Gesundheitsempfindungen zuerst nachgeben. Sie erkennen, wo beharrlicher, aber sanfter Druck notwendig ist und wo schnelle, konzentrierte Aktionen die Grenzen überwinden.

An den Stellen, an denen die gesunden Empfindungen bereits in den Schmerzbereich hineingeschlüpft sind, kann man deren wohltuende Wirkungen schon spüren.

Sehen Sie nach – spüren Sie hin, ob sich der Schmerz vielleicht schon zurückgezogen hat, um seine Grenzen zu verkleinern.

Helfen Sie den gesunden Empfindungen, die Schmerzgrenzen immer enger und enger werden zu lassen und damit den Schmerzbereich immer kleiner und kleiner.

Posthypnotische Suggestion:

Jedes Mal, wenn Ihre Aufmerksamkeit auf dem Schmerz ruht, werden Sie sich daran erinnern, dass Sie gesunde Körperbereiche haben, die Sie stärken und ausweiten können, indem Sie sich ihnen aufmerksam zuwenden.

Rücknahme

nach Rehfisch, Basler & Seemann (1989) / Stenzel (2004)

Placebo-Strategie

42. Erinnerung an die Einnahme einer schmerzstillenden Tablette oder Kapsel

Vorbereitung:
Der Patient sollte die Erfahrung gemacht haben, dass ein Analgetikum in Tabletten- oder Kapselform schmerzlindernd oder gar schmerzbefreiend gewirkt hat. Dann soll er sich, z. B. als Vorbereitung auf diese Hypnose-Sitzung, einen Gegenstand aussuchen, den er gut in die Hand nehmen kann und der gut mit der erwünschten schmerzstillenden Wirkung des betreffenden Medikaments harmoniert, der einfach gut dazu passt bzw. die Wirkung angemessen symbolisiert. Dieser Gegenstand soll zur Sitzung mitgebracht werden und in greifbarer Nähe abgelegt werden. Die in der Trance aktualisierte schmerzstillende Wirkung soll auf diesen Gegenstand (den so genannten Ankerreiz) konditioniert werden, der nach einigen Lerndurchgängen helfen kann, die erwünschte Wirkung auf den Schmerz hervorzurufen.

Priming:
Jeder weiß, dass ein schmerzstillendes Medikament eine Wirkung haben kann. Sie haben erlebt, wie Ihr Schmerz sich verändert, wenn Sie eine bestimmte Tablette / Kapsel eingenommen haben. Der Schmerz wurde geringer oder ist ganz verschwunden. Wissenschaftliche Experimente haben nun Erstaunliches zu Tage befördert: Man verabreichte Schmerzpatienten eine Tablette / Kapsel die äußerlich dem wirksamen Präparat ähnlich war. In Wirklichkeit bestand diese „Scheinpille", Placebo genannt, aus völlig wirkungslosen Stoffen wie Zucker und Stärke. Sehr viele der ahnungslosen Patienten berichteten kurze Zeit nach Einnahme dieser Placebos, dass ihre Schmerzen abgeklungen seien. Allein die Tatsache, dass diese Patienten eine Wirkung erwartet hatten, hat die Ausschüttung körpereigener Schmerzmittel bewirkt. Die körpereigenen Schmerzmittel werden Endorphine genannt. Placebos und Opiate aktivieren die gleichen schmerzhemmenden Zentren im Gehirn, wie moderne bildgebende Verfahren zeigten.
Ihre Erfahrung mit dem schmerzstillenden Medikament und Ihre Wirkungserwartung verbinden wir nun zu Ihrer individuellen „Placebo-Strategie".

Tranceinduktion / Vertiefung

Interventionstext:
Erinnern Sie sich bitte an die Einnahme eines Medikaments, das Ihnen gut gegen die Schmerzen geholfen hat. Konzentrieren Sie sich auf alle Einzelheiten der Einnahme. Sehen Sie die Verpackung vor sich. Versuchen Sie, die Farbgebung, die Form und den Aufdruck wahrzunehmen. Fühlen Sie, wie sich die Verpackung beim Öffnen anfühlt. Spüren Sie, mit welcher Handbewegung Sie das Medikament aus der Verpackung nehmen. Wie fühlt sich die Oberfläche des Medikaments an? Welche Farbe und Form hat es? Vielleicht hilft es Ihnen, sich die Einnahme in Zeitlupe vorzustellen, um alle Einzelheiten noch besser und deutlicher wahrzunehmen. Führen Sie nun das Medikament zum Mund und nehmen Sie es auf Ihre Art und Weise ein. Schnell oder langsam. Spüren Sie, ob die Lippen oder Teile des Mundinnenraums mit dem Medikament in Berührung kommen. Welchen Ge-

schmack hat es? Schlucken Sie das Medikament mit oder ohne Flüssigkeit, zerkauen Sie es oder lassen Sie es langsam auf oder unter der Zunge zergehen? Sehen, hören, spüren, riechen und schmecken Sie diesen Vorgang ganz bewusst. Auch wie das Medikament die Speiseröhre hinuntergleitet. Stellen Sie sich vor, was das Medikament jetzt im Körper Ihrer Meinung nach macht – wie es sich beispielsweise auflöst und in die Blutbahn gelangt. Wann nehmen Sie die ersten Anzeichen der Wirkung wahr? Konzentrieren Sie sich nur auf die erwünschten und angenehmen Wirkungen.
Unerwünschte Nebenwirkungen dürfen Sie ausblenden, eliminieren.
Ich lege Ihnen jetzt Ihren Gegenstand (X) in die Hand!
(Ausgewählten Gegenstand in die Hand des Pat. legen.)
So real wie Sie X in Ihrer Hand spüren, so real spüren Sie in Ihrem Körper die beginnende Wirkung. Spüren Sie genau hin, wo im Körper Sie die beginnende Wirkung bemerken. Wie verändert die zunehmende Wirkung die Art, wie Sie Ihre Umgebung sehen, die Art, wie Sie Stimmen oder Geräusche wahrnehmen, die Art, wie Sie sich fühlen? Lassen Sie Ihre Fantasie im Reich der Sinne symbolische Vergleiche suchen: „Das fühlt sich an wie …".
Nehmen Sie schließlich auch den Wirkungshöhepunkt in allen Einzelheiten wahr. Stellen Sie fest, ob vielleicht eine einzelne Wahrnehmung die Wirkung intensiver als die anderen ausdrückt. Genießen Sie die Wirkung Ihres Medikaments. Manchmal nimmt man ja eine Tablette / Kapsel ein, und dann nimmt man seine Tätigkeit wieder auf und plötzlich – man hat gar nicht mehr daran gedacht – ist man ganz überrascht, dass der Schmerz weg ist.

Posthypnotische Suggestion:
Und es ist gut zu wissen, dass Sie die angenehme Wirkung dieses Medikaments auf diese nebenwirkungsfreie Weise immer dann hervorrufen können, wenn Sie sie brauchen. Wenn Sie den Vorgang immer mit X in der Hand üben, wirkt dieser Gegenstand später auch ohne das mentale Durchlaufen der ganzen Placebo-Strategie.

Rücknahme

nach Besser-Siegmund (1989)

43. Erinnerung an die Verbreichung einer schmerzstillenden Spritze

Vorbereitung:
Der Patient sollte die Erfahrung gemacht haben, dass eine Spritze schmerzlindernd oder gar schmerzbefreiend gewirkt hat. Dann soll er sich, z. B. als Vorbereitung auf diese Hypnose-Sitzung, einen Gegenstand aussuchen, den er gut in die Hand nehmen kann und der gut mit der erwünschten schmerzstillenden Wirkung dieser Spritze harmoniert, der einfach gut dazu passt, die Wirkung vielleicht angemessen symbolisiert. Dieser Gegenstand soll zur Sitzung mitgebracht werden. Die in der Trance aktualisierte schmerzstillende Wirkung soll auf diesen Gegenstand (den so genannten Ankerreiz) konditioniert werden, der nach einigen Lerndurchgängen helfen kann, die erwünschte Wirkung auf den Schmerz hervorzurufen.

Priming:
Sie kennen die Wirkung einer Betäubungsspritze auf Ihren Schmerz. Sie konnten erleben, wie die betreffende Stelle nach und nach taub wurde. Sie haben erlebt, wie Ihr Schmerz sich verändert hat, als das Gefühl nach und nach verloren ging, alles Gefühl in diesem Bereich verschwand. Der Schmerz wurde geringer oder ist ganz verschwunden, ganz allmählich oder auch überraschend rasch. Wissenschaftliche Experimente haben nun Erstaunliches zu Tage befördert: Man verabreichte Schmerzpatienten eine Spritze mit einer Flüssigkeit, die äußerlich dem wirksamen Präparat ähnlich war. In Wirklichkeit bestand der Inhalt dieser „Schein-Spritze", Placebo genannt, aus völlig wirkungslosen Stoffen wie Kochsalz. Sehr viele der ahnungslosen Patienten berichteten kurze Zeit nach Verabreichung dieser Placebo-Spritzen, dass ihre Schmerzen abgeklungen seien. Allein die Tatsache, dass diese Patienten die Wirkung erwartet hatten, hat die Ausschüttung körpereigener Schmerzmittel bewirkt. Die körpereigenen Schmerzmittel werden Endorphine genannt. Placebos und Opiate aktivieren die gleichen schmerzhemmenden Zentren im Gehirn, wie moderne bildgebende Verfahren zeigten.
Ihre Erfahrung mit der schmerzstillenden Spritze und Ihre Wirkungserwartung verbinden wir nun zu Ihrer individuellen „Placebo-Strategie".

Tranceinduktion / Vertiefung

Interventionstext:
Erinnern Sie sich bitte an die Verabreichung einer Spritze, die Ihnen gut gegen die Schmerzen geholfen hat. Konzentrieren Sie sich auf alle Einzelheiten der Verabreichung. Sehen Sie den Menschen vor sich, der Ihnen die Spritze gibt. Sehen Sie, wie er die Spritze aufzieht, mit ihr hantiert, Vorbereitungen trifft. Achten Sie auf die Geräusche und eventuell die Worte mit denen dies geschieht. Versuchen Sie, die Farbgebung, die Form und den Aufdruck auf der Spritze wahrzunehmen. Vergegenwärtigen Sie sich die Flüssigkeit, die, noch in der Spritze eingeschlossen, Ihnen baldige Linderung bringen wird. Sie ahnen und wissen schon aus Erfahrung, dass die Wirkung zuverlässig und gut sein wird. Wird die Haut vorbehandelt oder gereinigt? Wie fühlt sich das an, welche Temperatur hat die Haut dort? Vielleicht gibt es auch einen typischen Geruch, der damit einhergeht. Spüren Sie, mit welcher Handbewegung oder Handberührung das Spritzen beginnt. Wie fühlt sich der Einstich an? Merken Sie, wie die schmerzlindernde Flüssigkeit aus der Spritze in Ihren Köper gelangt? Wie fühlt sich das an? Vielleicht hilft es Ihnen, sich die Verabreichung in Zeitlupe vorzustellen, um alle Einzelheiten noch besser und deutlicher wahrzunehmen. Stellen Sie sich vor, was die schmerzstillende Flüssigkeit jetzt im Körper Ihrer Meinung nach macht – wie sie betäubt, wie die Stelle nach und nach taub wird. Wann nehmen Sie die ersten Anzeichen der Wirkung wahr? Konzentrieren Sie sich nur auf die erwünschten und angenehmen Wirkungen. Unerwünschte Nebenwirkungen dürfen Sie ausblenden, eliminieren.
Ich lege Ihnen jetzt Ihren Gegenstand (X) in die Hand!
(Ausgewählten Gegenstand in die Hand des Pat. legen.)
So real wie Sie X in Ihrer Hand spüren, so real spüren Sie in Ihrem Körper die beginnende Wirkung. Spüren Sie genau hin, wo im Körper Sie die beginnende Wirkung bemerken. Wie die Wirkung sich schließlich ausbreitet. Wie das Gefühl nach und nach verloren geht, alles Gefühl dort verschwindet. Das geht vielleicht ganz allmählich oder auch ziemlich rasch. Wie verändert die zunehmende Wirkung die Art, wie Sie Ihre Umgebung sehen, die Art, wie Sie Stimmen oder Geräusche wahrnehmen, die Art, wie Sie sich fühlen? Lassen Sie Ihre Fantasie im Reich der Sinne symbolische Vergleiche suchen: „Das fühlt sich an wie …". Nehmen Sie schließlich auch den Wirkungshöhepunkt in

allen Einzelheiten wahr. Stellen Sie fest, ob vielleicht eine einzelne Wahrnehmung die Wirkung intensiver als die anderen ausdrückt. Genießen Sie die Wirkung Ihrer Spritze.

Posthypnotische Suggestion:
Und es ist gut zu wissen, dass Sie die angenehme Wirkung dieser Spritze auf diese nebenwirkungsfreie Weise immer dann hervorrufen können, wenn Sie sie brauchen. Wenn Sie den Vorgang immer mit X in der Hand üben, wirkt dieser Gegenstand später auch ohne das mentale Durchlaufen der ganzen Placebo-Strategie.

Rücknahme

nach Besser-Siegmund (1989)

44. Erinnerung an die Einnahme schmerzstillender Tropfen

Vorbereitung:
Der Patient sollte die Erfahrung gemacht haben, dass „Schmerztropfen" schmerzlindernd oder gar schmerzbefreiend gewirkt haben. Dann soll er sich, z. B. als Vorbereitung auf diese Hypnose-Sitzung, einen Gegenstand aussuchen, den er gut in die Hand nehmen kann und der gut mit der erwünschten schmerzstillenden Wirkung des eingenommenen Medikaments harmoniert, der einfach gut dazu passt, die Wirkung vielleicht angemessen symbolisiert. Dieser Gegenstand soll zur Sitzung mitgebracht werden. Die in der Trance aktualisierte schmerzstillende Wirkung soll auf diesen Gegenstand (den so genannten Ankerreiz) konditioniert werden, der nach einigen Lerndurchgängen helfen kann, die erwünschte Wirkung auf den Schmerz hervorzurufen.

Priming:
Jeder weiß, dass ein schmerzstillendes Medikament eine Wirkung haben kann. Sie haben erlebt, wie Ihr Schmerz sich verändert, wenn Sie die Tropfen eingenommen haben. Der Schmerz wurde geringer oder ist ganz verschwunden. Wissenschaftliche Experimente haben nun Erstaunliches zu Tage befördert: Man verabreichte Schmerzpatienten Tropfen, die äußerlich und geschmacklich dem wirksamen Präparat ähnlich waren. In Wirklichkeit bestanden diese „Scheintropfen", Placebo genannt, aus völlig wirkungslosen Stoffen. Sehr viele der ahnungslosen Patienten berichteten kurze Zeit nach Einnahme dieser Placebos, dass ihre Schmerzen abgeklungen seien. Allein die Tatsache, dass diese Patienten die Wirkung erwartet haben, hat die Ausschüttung körpereigener Schmerzmittel bewirkt. Die körpereigenen Schmerzmittel werden Endorphine genannt. Placebos und Opiate aktivieren die gleichen schmerzhemmenden Zentren im Gehirn, wie moderne bildgebende Verfahren zeigten. Ihre Erfahrung mit den schmerzstillenden Tropfen und Ihre Wirkungserwartung verbinden wir nun zu Ihrer individuellen „Placebo-Strategie".

Tranceinduktion / Vertiefung

Interventionstext:
Erinnern Sie sich bitte an die Einnahme von Tropfen, die Ihnen gut gegen die Schmerzen geholfen haben. Konzentrieren Sie sich auf alle Einzelheiten der Einnahme. Sehen Sie die Verpackung vor sich. Versuchen Sie, die Farbgebung, die Form und den Aufdruck wahrzunehmen. Fühlen Sie, wie sich die Verpackung beim Öffnen anfühlt. Spüren Sie, mit welcher Handbewegung Sie das Medikament aus der Verpackung nehmen. Wie fühlt sich die Oberfläche des Fläschchens an? Welche Farbe und Form hat es? Welchen Widerstand bietet der Verschluss, wenn Sie ihn aufdrehen? Erleben Sie, wie Sie einen Löffel in die Hand nehmen und in der anderen Hand das Fläschchen mit den Tropfen. Sie kippen es, bis sich der erste Tropfen bildet, dann noch einer und noch einer. Vielleicht hilft es Ihnen, sich die Einnahme in Zeitlupe vorzustellen, um alle Einzelheiten noch besser und deutlicher wahrzunehmen. Mit jedem Tropfen, der auf den Löffel fällt und dort jeweils eine kleine Welle hinterlässt, steigen im Fläschchen kleine Luftblasen nach oben. Wenn es ringsherum leise ist, kann man manchmal das feine Blubbern hören. Zählen Sie die Tropfen mit? Steigt Ihnen schon der typische Geruch in die Nase? Führen Sie nun den Löffel zum Mund und nehmen Sie die Tropfen auf Ihre Art und Weise ein. Schnell oder langsam. Spüren Sie, wie die Lippen und Teile des Mundinnenraums mit dem Löffel und den Tropfen in Berührung kommen. Welchen Geschmack haben sie? Schlucken Sie die Tropfen gleich hinunter oder behalten Sie sie noch eine Weile im Mund? Trinken Sie etwas nach? Wenn ja was und wie schmeckt es? Welcher Nachgeschmack bleibt im Mund? Sehen, hören, spüren, riechen und schmecken Sie diesen Vorgang ganz bewusst. Auch das Schließen, Verpacken und Wegräumen des Fläschchens. Stellen Sie sich vor, was die Tropfen jetzt Ihrer Meinung nach im Körper machen – wie sie sich beispielsweise verteilen und in die Blutbahn gelangen. Wann nehmen Sie die ersten Anzeichen der Wirkung wahr? Konzentrieren Sie sich nur auf die erwünschten und angenehmen Wirkungen. Unerwünschte Nebenwirkungen dürfen Sie ausblenden, eliminieren.
Ich lege Ihnen jetzt Ihren Gegenstand (X) in die Hand!
(Ausgewählten Gegenstand in die Hand des Pat. legen.)
So real wie Sie X in Ihrer Hand spüren, so real spüren Sie in Ihrem Körper die beginnende Wirkung. Spüren Sie genau hin, wo im Körper Sie die beginnende Wirkung bemerken. Wie die Wirkung sich schließlich ausbreitet. Wie verändert die zunehmende Wirkung die Art, wie Sie Ihre Umgebung sehen, die Art, wie Sie Stimmen oder Geräusche wahrnehmen, die Art, wie Sie sich fühlen? Lassen Sie Ihre Fantasie im Reich der Sinne symbolische Vergleiche suchen: „Das fühlt sich an wie …". Nehmen Sie schließlich auch den Wirkungshöhepunkt in allen Einzelheiten wahr. Stellen Sie fest, ob vielleicht eine einzelne Wahrnehmung die Wirkung intensiver als die anderen ausdrückt. Genießen Sie die Wirkung Ihrer Tropfen.

Posthypnotische Suggestion:
Und es ist gut zu wissen, dass Sie die angenehme Wirkung dieser Tropfen auf diese nebenwirkungsfreie Weise immer dann hervorrufen können, wenn Sie sie brauchen. Wenn Sie den Vorgang immer mit X in der Hand üben, wirkt dieser Gegenstand später auch ohne das mentale Durchlaufen der ganzen Placebo-Strategie.

Rücknahme

nach Besser-Siegmund (1989)

45 Erinnerung an die Applikation einer schmerzstillenden Salbe / Tinktur

Vorbereitung:
Der Patient sollte die Erfahrung gemacht haben, dass eine „Schmerzsalbe" oder „-tinktur" schmerzlindernd oder gar schmerzbefreiend gewirkt hat. Dann soll er sich, z. B. als Vorbereitung auf diese Hypnose-Sitzung, einen Gegenstand aussuchen, den er gut in die Hand nehmen kann und der gut mit der erwünschten schmerzstillenden Wirkung der aufgetragenen Substanz harmoniert, der einfach gut dazu passt, die Wirkung vielleicht angemessen symbolisiert. Dieser Gegenstand soll zur Sitzung mitgebracht werden. Die in der Trance aktualisierte schmerzstillende Wirkung soll auf diesen Gegenstand (den so genannten Ankerreiz) konditioniert werden, der nach einigen Lerndurchgängen helfen kann, die erwünschte Wirkung auf den Schmerz hervorzurufen.

Priming:
Jeder weiß, dass eine schmerzstillende Salbe / Tinktur eine Wirkung haben kann. Sie haben erlebt, wie Ihr Schmerz sich verändert, wenn die Salbe / Tinktur aufgetragen wurde. Der Schmerz wurde geringer oder ist ganz verschwunden. Wissenschaftliche Experimente haben nun Erstaunliches zu Tage befördert: Man verabreichte Schmerzpatienten eine Substanz, die äußerlich dem wirksamen Präparat ähnlich war. In Wirklichkeit bestand diese „Scheinsubstanz", Placebo genannt, aus völlig wirkungslosen Stoffen. Sehr viele der ahnungslosen Patienten berichteten kurze Zeit nach der Applikation dieser Placebos, dass ihre Schmerzen abgeklungen seien. Allein die Tatsache, dass diese Patienten die Wirkung erwartet hatten, hat die Ausschüttung körpereigener Schmerzmittel bewirkt. Die körpereigenen Schmerzmittel werden Endorphine genannt. Placebos und Opiate aktivieren die gleichen schmerzhemmenden Zentren im Gehirn, wie moderne bildgebende Verfahren zeigten. Ihre Erfahrung mit der schmerzstillenden Salbe / Tinktur und Ihre Wirkungserwartung verbinden wir nun zu Ihrer individuellen „Placebo-Strategie".

Tranceinduktion / Vertiefung

Interventionstext:
Erinnern Sie sich bitte an die Anwendung der Salbe / Tinktur, die Ihnen gut gegen die Schmerzen geholfen hat. Konzentrieren Sie sich auf alle Einzelheiten der Verabreichung. Sehen Sie die Verpackung vor sich. Versuchen Sie, die Farbgebung, die Form und den Aufdruck der Tube / Flasche wahrzunehmen. Wie fühlt sich die Oberfläche des Fläschchens / der Tube an? Welche Farbe und Form hat es? Welchen Widerstand bietet der Verschluss, wenn Sie ihn aufdrehen? Erleben Sie, wie Sie die Salbe / Tinktur auf die Haut auftragen – die Kühle der Substanz – und die Berührung der Haut. Das Einreiben und Einmassieren / Das Auftragen ist angenehm. Vielleicht hilft es Ihnen, sich die Anwendung in Zeitlupe vorzustellen, um alle Einzelheiten noch besser und deutlicher wahrzunehmen Steigt Ihnen schon der typische Geruch der Salbe / Tinktur in die Nase? Sehen, spüren und riechen Sie diesen Vorgang ganz bewusst. Auch das Schließen und Wegräumen der Salbe / Tinktur. Stellen Sie sich vor, wie die Salbe / Tinktur jetzt in die Haut einzieht, um dort und auch in der Tiefe ihre Wirkung zu entfalten. Wann nehmen Sie die ersten Anzeichen der Wirkung wahr? Konzentrieren Sie sich nur auf die erwünschten und angenehmen Wirkungen. Unerwünschte Nebenwirkungen dürfen Sie ausblenden, eliminieren.

Ich lege Ihnen jetzt Ihren Gegenstand (X) in die Hand!
(Ausgewählten Gegenstand in die Hand des Pat. legen.)
So real wie Sie X in Ihrer Hand spüren, so real spüren Sie die beginnende Wirkung. Spüren Sie genau hin, wo Sie die beginnende Wirkung bemerken. Wie verändert die zunehmende Wirkung die Art, wie Sie Ihre Umgebung sehen, die Art, wie Sie Stimmen oder Geräusche wahrnehmen, die Art, wie Sie sich fühlen? Lassen Sie Ihre Fantasie im Reich der Sinne symbolische Vergleiche suchen: „Das fühlt sich an wie …". Nehmen Sie schließlich auch den Wirkungshöhepunkt in allen Einzelheiten wahr. Stellen Sie fest, ob vielleicht eine einzelne Wahrnehmung die Wirkung intensiver als die anderen ausdrückt. Genießen Sie die Wirkung Ihrer Salbe / Tinktur.

Posthypnotische Suggestion:
Und es ist gut zu wissen, dass Sie die angenehme Wirkung dieser Salbe / Tinktur auf diese nebenwirkungsfreie Weise immer dann hervorrufen können, wenn Sie sie brauchen. Wenn Sie den Vorgang immer mit X in der Hand üben, wirkt dieser Gegenstand später auch ohne das mentale Durchlaufen der ganzen Placebo-Strategie.

Rücknahme

nach BESSER-SIEGMUND (1989)

46. Erinnerung an die Applikation eines schmerzstillenden Zäpfchens

Vorbereitung:
Der Patient sollte die Erfahrung gemacht haben, dass ein „Schmerzzäpfchen" schmerzlindernd oder gar schmerzbefreiend gewirkt hat. Dann soll er sich, z. B. als Vorbereitung auf diese Hypnose-Sitzung, einen Gegenstand aussuchen, den er gut in die Hand nehmen kann und der gut mit der erwünschten schmerzstillenden Wirkung der Substanz harmoniert, der einfach gut dazu passt, die Wirkung vielleicht angemessen symbolisiert. Dieser Gegenstand soll zur Sitzung mitgebracht werden. Die in der Trance aktualisierte schmerzstillende Wirkung soll auf diesen Gegenstand (den so genannten Ankerreiz) konditioniert werden, der nach einigen Lerndurchgängen helfen kann, die erwünschte Wirkung auf den Schmerz hervorzurufen.

Priming:
Jeder weiß, dass ein schmerzstillendes Zäpfchen eine Wirkung haben kann. Sie haben erlebt, wie Ihr Schmerz sich verändert, nachdem Sie das Zäpfchen eingeführt haben. Der Schmerz wurde geringer oder ist ganz verschwunden. Wissenschaftliche Experimente haben nun Erstaunliches zu Tage befördert: Man verabreichte Schmerzpatienten eine Substanz, die äußerlich dem wirksamen Präparat ähnlich war. In Wirklichkeit bestand diese „Scheinsubstanz", Placebo genannt, aus völlig wirkungslosen Stoffen. Sehr viele der ahnungslosen Patienten berichteten kurze Zeit nach der Applikation dieser Placebos, dass ihre Schmerzen abgeklungen seien. Allein die Tatsache, dass diese Patienten die Wirkung erwartet haben, hat die Ausschüttung körpereigener Schmerzmittel bewirkt. Die körpereige-

nen Schmerzmittel werden Endorphine genannt. Placebos und Opiate aktivieren die gleichen schmerzhemmenden Zentren im Gehirn, wie moderne bildgebende Verfahren zeigten. Ihre Erfahrung mit dem schmerzstillenden Zäpfchen und Ihre Wirkungserwartung verbinden wir nun zu Ihrer individuellen „Placebo-Strategie".

Tranceinduktion / Vertiefung

Interventionstext:
Erinnern Sie sich bitte an die Anwendung des Zäpfchens, das Ihnen gut gegen die Schmerzen geholfen hat. Wo sind Sie, wo halten Sie sich auf, um das Zäpfchen zu nehmen? Konzentrieren Sie sich auf alle Einzelheiten der Verabreichung. Sehen Sie die Verpackung vor sich. Versuchen Sie, die Farbgebung, die Form und den Aufdruck der Folie wahrzunehmen. Wie fühlt sich die Oberfläche der Verpackung des Zäpfchens an? Welchen Widerstand bietet die Hülle, wenn Sie sie aufreißen? Welche Farbe und Form hat das Zäpfchen? Wie fühlt es sich an, wenn Sie es in den Fingern halten? Steigt Ihnen schon der typische Geruch des Zäpfchens in die Nase? Erleben Sie, wie Sie das Zäpfchen einführen – der sanfte Druck – das bewusste Lockern der Muskulatur. Vielleicht hilft es Ihnen, sich die Anwendung in Zeitlupe vorzustellen, um alle Einzelheiten noch besser und deutlicher wahrzunehmen. Wie fühlt es sich an, wenn es drin ist? Auch das Wegräumen der Verpackung gehört dazu. Stellen Sie sich vor, wie das Zäpfchen jetzt im Darm seine Wirkung entfaltet. Es löst sich auf, durch die Körperwärme, schmilzt dahin, um tief innen seine wohltuende Wirkung zu entfalten. Wann nehmen Sie die ersten Anzeichen der Wirkung wahr? Konzentrieren Sie sich nur auf die erwünschten und angenehmen Wirkungen. Unerwünschte Nebenwirkungen dürfen Sie ausblenden, eliminieren.
Ich lege Ihnen jetzt Ihren Gegenstand (X) in die Hand!
(Ausgewählten Gegenstand in die Hand des Pat. legen.)
So real wie Sie X in Ihrer Hand spüren, so real spüren Sie die beginnende Wirkung. Spüren Sie genau hin, wo Sie die beginnende Wirkung bemerken. Wie verändert die zunehmende Wirkung die Art, wie Sie Ihre Umgebung sehen, die Art, wie Sie Stimmen oder Geräusche wahrnehmen, die Art, wie Sie sich fühlen? Lassen Sie Ihre Fantasie im Reich der Sinne symbolische Vergleiche suchen: „Das fühlt sich an wie …".
Nehmen Sie schließlich auch den Wirkungshöhepunkt in allen Einzelheiten wahr. Stellen Sie fest, ob vielleicht eine einzelne Wahrnehmung die Wirkung intensiver als die anderen ausdrückt. Genießen Sie die Wirkung des Zäpfchens.

Posthypnotische Suggestion:
Und es ist gut zu wissen, dass Sie die angenehme Wirkung dieses Zäpfchens auf diese nebenwirkungsfreie Weise immer dann hervorrufen können, wenn Sie sie brauchen. Wenn Sie den Vorgang immer mit X in der Hand üben, wirkt dieser Gegenstand später auch ohne das mentale Durchlaufen der ganzen Placebo-Strategie.

Rücknahme

nach Besser-Siegmund (1989)

47. Schmerzlindernde Massage

Priming:
Die Erinnerung an wohlige, massierende Berührungen eines Menschen, der sich Ihnen liebevoll zuwendet, kann ähnliche Empfindungen auslösen, wie die Massage selbst. Und weil Ihrem Vorstellungsvermögen keine Grenzen gesetzt sind, können Sie sich die Massage dort vorstellen, wo sie Ihnen wirklich angenehm ist – so lange, wie Sie sie genießen wollen.

Tranceinduktion / Vertiefung

Interventionstext:
Lassen Sie sich treiben auf einer Ebene der Erinnerung an die Gefühle und Empfindungen, die dazugehören, wenn Sie massiert werden, leicht und liebevoll, vielleicht auch gestreichelt oder etwas kräftiger massiert, ganz so, wie es gut ist für Sie und wie Sie es mögen. Kommunikation ohne Worte. Tauchen Sie ein in die Eindrücke einer entspannenden Massage. Erleben Sie den Duft, den das Massageöl verströmt, diesen ganz bestimmten Duft. Und es tut gut, sich fallen zu lassen, weil Sie wissen, dass Sie sich diesen Händen anvertrauen können. Sie können sich hinein sinken lassen in den Genuss, diese Gefühle zulassen, wenn zwei warme und liebevolle Hände beginnen Sie zu massieren, Ihnen Gutes zu tun. Die Wärme überträgt sich auf Ihre Haut, auf das Bindegewebe und noch tiefer auf die Muskeln – warm und wohltuend. Die Haut wird geschmeidig, das Bindegewebe wird geschmeidig, die Muskeln werden geschmeidig.

Sie kennen das: Die Hände massieren von oben nach unten, lösend und entspannend, von unten nach oben, lockernd und wärmend, die gute Wirkung überträgt sich bis in den Kopf hinein, Druck fließt ab, Gefühle öffnen sich, Spannung löst sich, Leichtigkeit und Wohlgefühl entstehen mit jedem Ausatmen mehr. Und die Hände streichen auch seitwärts entlang, warm und liebevoll, während Sie sich öffnen für die wohltuende Wirkung, gut behandelt zu werden. Sie lassen sich darauf ein, so weit es gut für Sie ist im Moment. Sich einlassen auf die wohltuende Wärme, öffnen für die Lockerung, einfach annehmen, was Ihnen gegeben wird. Und die Hände, die es gut mit Ihnen meinen, können kneten, reiben, klopfen, streichen und streicheln, Körper und Seele.

Und dort, wo Sie es besonders brauchen, verweilen die kundigen Hände auch länger, massieren mal stärker mal schwächer, so wie es gut für Sie ist. Sie lockern, spenden Wärme, manchmal auch eine angenehme, erfrischende Kühle, wenn sie angebracht ist. Geduldig und ausdauernd bewegen sich die Hände über die Stellen, die es besonders nötig haben und all die anderen, die auch in den Genuss der Massage kommen wollen. Deshalb können Sie sich sinken lassen, vielleicht noch ein Stück tiefer, so weit, wie es eben gut für Sie ist. Lassen Sie sich beschenken, während im Moment nur das wichtig ist, was Ihnen wirklich gut tut: wohlige Wärme führt über die Entspannung zu körperlicher und seelischer Harmonie. Und zwischendurch wünschen Sie sich, es würde ewig so weiter gehen und niemals enden.

Posthypnotische Suggestion:
Das Gute bei einer Massage ist ja, dass die besten Wirkungen auf den Körper erst hinterher kommen, indem der Körper in sich zur Ruhe gekommen ist.

Rücknahme

nach Wilk (2005)

48. Zaubermedizin

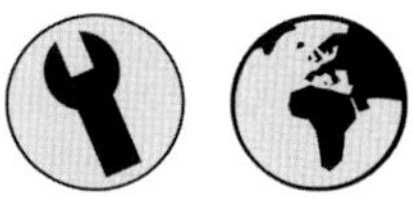

Priming:
Neben der Schulmedizin gibt es eine ganze Menge alternativer Heilverfahren und -rituale, die z. T. auf eine lange Geschichte zurückblicken. Hierzulande oder in weit entfernten Ländern gibt es Heilpraktiker und Heilerinnen, Schamanen und Medizinmänner. Wenn diese nicht häufiger wahre Wunder bewirkt hätten, hätte sich diese Art von traditioneller Naturmedizin sicherlich nicht so lange gehalten. Ich möchte Sie einladen, auch diese vielfältigen Wege zur Besserung für sich zu nutzen, sich darauf einzulassen.

Tranceinduktion / Vertiefung

Interventionstext:
Stellen Sie sich vor, Sie haben von einem Menschen, der Ihnen etwas Gutes tun will, einen Tipp bekommen. Einen Tipp, an wen Sie sich wenden können wegen einer ganz besonderen Arznei. Es geht um eine Person, die Ihnen eine Arznei zubereitet, die genau gegen Ihre besonderen Schmerzen hilft. Sie können diesem Menschen vertrauen und hören sich neugierig die Wegbeschreibung an, die Ihnen den Weg zu der heilkundigen Person weist.
Zum richtigen Zeitpunkt machen Sie sich auf den Weg: voller Hoffnung, Neugierde und etwas Aufregung.
Der Weg zu diesem heilkundigen Menschen ist nicht ganz einfach zu finden. Der Weg führt durch ein ländliches, nur wenig besiedeltes Gebiet. Sie sind sich auch nicht immer sicher, welche Abzweigung Sie nehmen sollen, doch manchmal muss man im Leben Umwege machen, um ans Ziel zu kommen. Felder, Wiesen, ein Wald auf der nächsten Anhöhe und auch vereinzelte Gehöfte säumen Ihren Weg. Die Richtung stimmt, Sie gehen Ihren Weg und kommen schließlich ans Ziel Ihrer Reise. Sie schauen sich die Behausung der heilkundigen Person von außen an: eigentümlich sieht sie aus und doch einladend, vertraut und zugleich irgendwie fremd.
Sie machen auf sich aufmerksam und werden freundlich empfangen. Ich weiß nicht, ob die heilkundige Person alt oder jung, männlich oder weiblich ist – sehen Sie selbst!
Nachdem Sie Ihr Anliegen vorgebracht haben, werden Sie gebeten, genau zu beschreiben, wie sich der schmerzende Bereich nach erfolgreicher Therapie anfühlen soll. Sie sollen nicht darüber reden, wie es nicht sein soll, sondern wie es sein soll. Auch die Äußerung „wie früher" hilft nicht wirklich weiter. Beschreiben Sie also das Empfinden des Wohlgefühls in allen Einzelheiten, wenn sich der

Schmerz aus diesem Bereich zurückzieht. „Lassen Sie sich ruhig Zeit dabei", scheinen die freundlichen Augen Ihres Gegenübers zu sagen.
Nachdem Sie nun beschrieben haben, wie sich der vom Schmerz befreite Zustand anfühlen soll, werden Sie gebeten zu warten, während die Zutaten für Ihre spezielle Arznei zusammengestellt werden. Sie vertreiben sich die Wartezeit mit einem Traum. Einem Traum von der Zukunft mit deutlich gelinderten Schmerzen. Was wird sich alles zum Positiven wenden?
Schließlich wird Ihnen die Arznei gereicht, wie eine Zaubermedizin.
Sie sehen die Farbe, die Form und die Konsistenz der Zaubermedizin. Sie hören die Anweisungen, wie Sie die Arznei einzunehmen haben. Sie nehmen ihren Geruch wahr. Wenden Sie die Zaubermedizin so an, wie es Ihnen gesagt worden ist. Tun Sie das sehr bewusst, mit all Ihren Sinnen. Sehen, hören, spüren, riechen und schmecken Sie während dieses Vorgangs ganz bewusst. Stellen Sie sich vor, was die Arznei jetzt im Körper bewirkt. Wann nehmen Sie die ersten Anzeichen der Wirkung wahr? Konzentrieren Sie sich nur auf die erwünschten und angenehmen Wirkungen. Unerwünschte Nebenwirkungen dürfen Sie ausblenden, eliminieren. Spüren Sie genau hin, wo im Körper Sie die beginnende Wirkung bemerken. Wie verändert die zunehmende Wirkung die Art, wie Sie Ihre Umgebung sehen, die Art, wie Sie Stimmen oder Geräusche wahrnehmen, die Art, wie Sie sich fühlen? Lassen Sie Ihre Fantasie im Reich der Sinne symbolische Vergleiche suchen: „Das fühlt sich an wie …"
Nehmen Sie schließlich auch den Wirkungshöhepunkt in allen Einzelheiten wahr. Stellen Sie fest, ob vielleicht eine einzelne Wahrnehmung die Wirkung intensiver als die anderen ausdrückt. Genießen Sie die Wirkung Ihrer einzigartigen, Ihrer exklusiven Arznei.

Posthypnotische Suggestion:
Und es ist gut zu wissen, dass Sie die angenehme Wirkung dieser Zaubermedizin auf diese nebenwirkungsfreie Weise immer dann hervorrufen können, wenn Sie sie brauchen, denn Sie bekommen so viel wie nötig davon mit. Und es können Prozesse angestoßen worden sein, in Körper und Seele, die noch lange nachwirken und noch so manche Überraschung in sich bergen.

Rücknahme

nach Besser-Siegmund (1989)

49. Linderung im schmerzenden Körperbereich

Priming:
Ich möchte Sie bitten, jetzt im Moment eines auf keinen Fall zu tun – unter keinen Umständen: Denken Sie nicht an eine Schlange. Bitte nicht an eine Schlange denken!
Wenn es Ihnen so ergangen ist, wie den meisten anderen auch, hat sich, obwohl Sie es nicht wollten, eine Schlange in Ihre Vorstellung „geschlängelt". Offensichtlich ist unser Gehirn nicht in der Lage, mit Verneinungen angemessen umzugehen. Es muss erst das „Schlangen-Programm" aufrufen, um dann, in einem nächsten Schritt zu versuchen, das Bild wieder zu verdrängen. Warum erzähle ich Ihnen das alles? Viele Schmerzpatienten können kein konkretes Schmerzlinderungsziel benen-

nen, Sie wünschen sich beispielsweise, „weniger Schmerzen" zu haben. Da das Gehirn, wie erlebt, mit Verneinungen so seine Schwierigkeiten hat, kommt bei ihm an: „Schmerzen haben", und nicht, was eigentlich passieren soll. Wie fühlt sich das an: weniger Schmerz? Welche positive Beschreibung des angestrebten Zustandes können Sie Ihrem Gehirn geben, um es ihm leichter zu machen, dorthin zu kommen? Darum soll es heute gehen. Dabei wollen wir ihm helfen.

Tranceinduktion / Vertiefung

Interventionstext:
Denken Sie jetzt einmal an Ihren schmerzenden Körperbereich. Beginnen Sie, darüber nachzudenken, wie sich ein Linderungsprozess in diesem Bereich für Sie anfühlen würde. Gehen Sie ruhig ins Detail. Wo könnte Ihrem Gefühl nach das Linderungsgefühl entstehen? Im Zentrum des schmerzenden Körperbereichs oder von außen nach innen gehend? Wenn es im Zentrum entstünde: Wie groß wäre das Zentrum oder die Quelle, in welchem die Linderungsgefühle entstehen würden: groß wie ein Tennisball oder doch kleiner? Und wenn es sich von außen nach innen ausbreiten würde, entstünde es dann in der Haut oder außerhalb des Körpers? Oder wäre das eigentliche Linderungszentrum in einem anderen Körperbereich, um sich dann in den bislang schmerzenden Bereich hinein auszubreiten? Wäre das Linderungsempfinden eher warm, eher kalt oder wohltuend neutral temperiert? Wäre es angenehm leicht oder angenehm schwer? Wird sich das Linderungsempfinden schnell oder langsam ausbreiten? Vielleicht wellenförmig oder strahlenförmig? Breitet sich das Linderungsempfinden gleichmäßig oder ungleichmäßig aus? Spüren Sie genau in diese Empfindung hinein. Machen Sie sich alle Einzelheiten der gesunden Empfindung bewusst. Wenn Sie sich jetzt mitten in das Linderungsgefühl hineinversetzen: Fällt Ihnen ein Bild oder eine Farbe ein, womit man wie ein Künstler diese positive Empfindung ausdrücken könnte? Gibt es Töne, wie Stimmen, Klänge oder Geräusche, die zu dem Bild und dem Linderungserlebnis dazugehören? Vielleicht fällt Ihnen eine ganz bestimmte Melodie, ein Instrument oder auch ein Rhythmus ein. Oder vielleicht passen Geräusche wie Vogelgezwitscher oder fernes Meeresrauschen besser für Sie. Beschäftigen Sie sich noch eine Weile mit Ihren inneren Linderungs-Sinneserlebnissen.

Posthypnotische Suggestion:
Wenn Sie erfasst haben, wie der Linderungsprozess bei Ihnen abläuft, besorgen Sie sich ein passendes Symbol, um Körper und Geist daran zu erinnern und offen für den Weg der Linderung zu machen, wann immer Sie das Symbol mit Ihren Sinnen wahrnehmen. Denn der Weg ist das Ziel.

Rücknahme

nach Besser-Siegmund (1989)

50. Wohlfühl-Zukunft – Lebensqualität trotz Schmerz

Priming:
Geben Sie Ihrem Gehirn einen positiven Input, eine sich selbst erfüllende Prophezeiung und Zu-

kunftsvorstellung davon, wie Sie mit zufriedenstellender und befriedigender Lebensqualität mit Ihren Schmerzen leben. Dieser Entwurf einer gelingenden Zukunft mit erträglichem Restschmerz sollte möglichst realistisch ausfallen. Ich werde Sie bei Ihren Einfällen dazu begleiten.

Tranceinduktion / Vertiefung

Interventionstext:
Stellen Sie sich vor, Sie hätten den Beruf gewechselt. Sie sind jetzt Regisseur oder Drehbuchautorin. Sie wollen einen Film über Ihre Wohlfühl-Zukunft mit gelinderten Schmerzen drehen. Alles, was Sie dazu brauchen, steht am Set bereit. Sie können die einzelnen Szenen so lange verändern und so oft wiederholen lassen, bis sie passen. Den Hauptdarsteller bzw. die Hauptdarstellerin spielt ein/e Doppelgänger/in, der/die Ihnen verblüffend ähnlich sieht. Das ist gewollt, denn es handelt sich um einen autobiographischen Film. Momentan werden die Szenen Ihrer Wohlfühl-Zukunft gedreht, da für alle Menschen gilt, dass sie sich wohlfühlen können – mit und trotz Schmerzen.
Sie sitzen auf Ihrem Regiestuhl. Vorne werden einige Probeszenen gespielt. Können Sie beim Hauptdarsteller bzw. der Hauptdarstellerin – Ihrer/m Doppelgänger/in – wahrnehmen, dass er/sie sich wohl fühlt, dass er/sie sich freut zu leben? Wenn nicht, geben Sie entsprechende Anweisungen! Achten Sie auf Gesichtsausdruck, Klang der Stimme, auf die Art der Bewegung. Sie sehen sich auch auf Ihrem Kamera-Monitor alles genau an: Stimmen die Farben in diesem Film, das Licht, der Kontrast? Sollte vielleicht etwas mehr oder weniger Weichzeichner eingesetzt werden? Sie geben entsprechende Anweisungen und was nicht passt, wird passend gemacht. Stimmen die Töne in diesem Film, wie z. B. die der Stimmen, Klänge und Geräusche? Sollte eine entsprechende Musikuntermalung zu hören sein? Wird die zufrieden stellende Lebensqualität realistisch dargestellt? Achtet der Hauptdarsteller bzw. die Hauptdarstellerin darauf, mit dem erreichten Wohlfühl-Ziel vernünftig umzugehen, sodass sich die Schmerzchronifizierung zurückbilden kann? Stimmt die Ausstrahlung?
Jetzt sehen Sie sich Szenen aus dem alltäglichen Leben an. Wie verhält sich die Hauptperson bei der Arbeit? Wohlfühlen in Aktion! Wie verhält sie sich gegenüber anderen Menschen – in der Familie, bei Freunden und Nachbarn?
Wenn Sie das alles richtig finden, was Sie jetzt da vorne wahrnehmen, zumindest eine entscheidende Szene, dann stehen Sie von Ihrem Regiestuhl auf und gehen Sie in den Film hinein. Sie selbst sind jetzt mitten im Filmgeschehen. Gehen Sie auf den/die Hauptdarsteller/in zu und verschmelzen Sie dann innerlich mit ihr zu ein und demselben Menschen.
Nehmen Sie in diesem Zustand noch einmal wahr, was und wie Sie hier sehen und hören. Spüren Sie dann auch innerlich das körperliche Wohlfühl-Erlebnis im gewünschten Zustand. Die Art wie Sie sich anhören, Ihre Haltung, Ihre Bewegung. Nehmen Sie auch wahr, ob es einen Geruch oder Geschmack gibt, der vielleicht alles in passender Weise abrundet.

Posthypnotische Suggestion:
Wenn Sie gleich hierher zurückkommen, können Sie sich vornehmen, sich im Alltag an die entscheidenden Szenen oder Filmzitate zu erinnern, um auf dem Weg zu Ihrem Wohlfühl-Ziel zu bleiben.

Rücknahme

nach Besser-Siegmund (1989)

Die Schmerz-Bildbearbeitung

51. Den Schmerz ausblenden

Priming:
Ihre bewusste Wahrnehmung ist wie ein Bildschirm: Das gesamte Thema Schmerz – mit allem was dazu gehört, wie Medikamente, Arzttermine und all die schmerzbedingten Einschränkungen – befindet sich oft ganz ausgeprägt im Zentrum Ihres Wahrnehmungsbildschirms und hat somit auch eine zentrale Bedeutung erlangt. Alle anderen Aspekte Ihres Lebens sind dadurch an den Rand gedrängt. Mit der folgenden Übung will ich Ihnen helfen, die zentrale Bedeutung des Schmerzes in Ihrem Leben zu verändern, ihn eher am Rande wahrzunehmen.

Tranceinduktion / Vertiefung

Interventionstext:
Konzentrieren Sie sich ohne innere Anteilnahme auf den ausgewählten Schmerzbereich und untersuchen Sie ihn gründlich, so wie ein Wissenschaftler sein Untersuchungsobjekt durch das Mikroskop betrachtet: interessiert und sachlich beschreibend. An Gefühlen lassen Sie momentan nur eine leise Aufregung und Neugierde zu, auf das, was nun geschehen wird.
Machen Sie sich ein Bild von Ihrem Schmerz. Lassen Sie sich überraschen, welcher bildhafte Vergleich oder welches Symbol für den Schmerz vor Ihrem inneren Wahrnehmungsbildschirm auftaucht. Welche Form hat der Schmerz? Jetzt schauen Sie sich die Oberfläche der Schmerzform oder Schmerzgestalt genauer an. Ist sie hart oder weich, eher spitz oder stumpf, gleichmäßig oder unregelmäßig?
Verändert sich die Schmerzgestalt oder bleibt sie unbewegt an Ort und Stelle?
Betrachten Sie nun die Farbe der Schmerzgestalt genauer. Ist sie überall gleich?
Wenn ein Symbol für Ihren Schmerz auf dem inneren Bildschirm Ihrer Vorstellung aufgetaucht ist, heben Sie bitte kurz den rechten Zeigefinger. Wenn kein Symbol auftauchen sollte, berichten Sie mir bitte, was Sie ansonsten innerlich sehen.
(Wenn sich der rechte Zeigefinger hebt, weiter bei **A**. Andernfalls ist der Bericht des Pat. abzuwarten, um dann zu entscheiden, ob weiter an der Kreation eines Schmerzsymbols gearbeitet werden sollte oder ob etwas anderes ansteht.)

A
Drehen Sie sich nun innerlich um 180 Grad, lassen Sie damit Ihr Schmerzsymbol hinter sich und schauen Sie auf einen neuen, weißen Wahrnehmungsbildschirm. Lassen Sie darauf nun ein zweites Bild entstehen. Ein Symbol für Ihren schmerzgelinderten Zustand, ein Symbol dafür, dass Sie diesen schmerzgelinderten Zustand bereits erreicht haben. Ändern Sie dieses Bild so lange ab, bis es für Sie außerordentlich attraktiv ist – ein Bild, das Sie sehr stark anzieht. Geben Sie mir durch Anheben des rechten Zeigefingers ein Signal, wenn Sie dieses Linderungssymbol so deutlich wie möglich vor sich sehen. Wenn kein Linderungssymbol auftauchen sollte, berichten Sie mir bitte, was Sie ansonsten innerlich sehen.

(Wenn sich der rechte Zeigefinger hebt, weiter bei **B**. Andernfalls ist der Bericht des Pat. abzuwarten, um dann zu entscheiden, ob weiter an der Kreation eines Linderungssymbols gearbeitet werden sollte oder ob etwas anderes ansteht.)

B

Drehen Sie sich jetzt wieder um 180 Grad, um zum ersten Bildschirm mit dem Schmerzsymbol zurückzukehren. Blenden Sie Ihr Schmerzsymbol zentral auf Ihrem inneren Wahrnehmungsbildschirm ein – in der Mitte. Geben Sie mir durch Anheben des rechten Zeigefingers ein Signal, wenn Sie das Schmerzsymbol so deutlich wie möglich vor sich sehen.

Lassen Sie nun das Schmerzsymbol damit beginnen, zum Bildschirmrand zu wandern. Es wandert einfach zum Bildschirmrand. Dabei wird es immer kleiner und kleiner. Es wird rasch immer kleiner und kleiner – bis es schließlich ganz klein am Bildschirmrand flimmert und kaum mehr zu erkennen ist. Vielleicht ist es auch aus dem sichtbaren Bereich hinaus gewandert. Wie dem auch sei: Blenden Sie nun Ihr Linderungssymbol auf der freigewordenen Bildschirmfläche ein. Lassen Sie es immer deutlicher und größer werden, bis es die gesamte Fläche ausfüllt – bis es das gesamte Gesichtsfeld ausfüllt, wobei es auch strahlender werden kann. Wenn Sie möchten, unterlegen Sie diesen Prozess mit einer angemessenen Geräusch- oder Musikuntermalung. Wenn es für Sie passend erscheint, nehmen Sie dieses neue, angenehme Wohlfühl-Bild richtig körperlich in sich auf.

Posthypnotische Suggestion:
Immer wenn Ihr Schmerz beginnt, sich in der Mitte Ihres Lebens breitzumachen, können Sie die Augen schließen, sein Symbol aus- und Ihr Linderungssymbol einblenden. Und davon ausgehend, können Sie sich überlegen, was Sie heute noch tun wollen.

Rücknahme

nach Besser-Siegmund (1989)

52. Der „Pain Swish"

Priming: wie bei 51.

Tranceinduktion / Vertiefung

Interventionstext:
Konzentrieren Sie sich ohne innere Anteilnahme auf den ausgewählten Schmerzbereich und untersuchen Sie ihn gründlich, so wie ein Wissenschaftler sein Untersuchungsobjekt durch das Mikroskop betrachtet: interessiert und sachlich beschreibend. An Gefühlen lassen Sie momentan nur eine leise Aufregung und Neugierde zu, auf das, was nun geschehen wird.

Machen Sie sich ein Bild von Ihrem Schmerz. Lassen Sie sich überraschen, welcher bildhafte Vergleich oder welches Symbol für den Schmerz vor Ihrem inneren Wahrnehmungsbildschirm auf-

taucht. Welche Form hat der Schmerz? Jetzt schauen Sie sich die Oberfläche der Schmerzform oder Schmerzgestalt genauer an. Ist sie hart oder weich, eher spitz oder stumpf, gleichmäßig oder unregelmäßig?
Verändert sich die Schmerzgestalt oder bleibt sie unbewegt an Ort und Stelle?
Betrachten Sie nun die Farbe der Schmerzgestalt genauer. Ist sie überall gleich?
Wenn ein Symbol für Ihren Schmerz auf dem inneren Bildschirm Ihrer Vorstellung aufgetaucht ist, heben Sie bitte kurz den rechten Zeigefinger. Wenn kein Symbol auftauchen sollte, berichten Sie mir bitte, was Sie ansonsten innerlich sehen.
(Wenn sich der rechte Zeigefinger hebt, weiter bei **A**. Andernfalls ist der Bericht des Pat. abzuwarten, um dann zu entscheiden, ob weiter an der Kreation eines Schmerzsymbols gearbeitet werden sollte oder ob etwas anderes ansteht.)

A
Drehen Sie sich nun innerlich um 180 Grad, lassen Sie damit Ihr Schmerzsymbol hinter sich und schauen Sie auf einen neuen, weißen Wahrnehmungsbildschirm. Lassen Sie darauf nun ein zweites Bild entstehen. Ein Symbol für Ihren schmerzgelinderten Zustand, ein Symbol dafür, dass Sie diesen schmerzgelinderten Zustand bereits erreicht haben. Ändern Sie dieses Bild so lange ab, bis es für Sie außerordentlich attraktiv ist – ein Bild, das Sie sehr stark anzieht. Geben Sie mir durch Anheben des rechten Zeigefingers ein Signal, wenn Sie dieses Linderungssymbol so deutlich wie möglich vor sich sehen. Wenn kein Linderungssymbol auftauchen sollte, berichten Sie mir bitte, was Sie ansonsten innerlich sehen.
(Wenn sich der rechte Zeigefinger hebt, weiter bei **B**. Andernfalls ist der Bericht des Pat. abzuwarten, um dann zu entscheiden, ob weiter an der Kreation eines Linderungssymbols gearbeitet werden sollte oder ob etwas anderes ansteht.)

B
Drehen Sie sich jetzt wieder um 180 Grad, um zum ersten Bildschirm mit dem Schmerzsymbol zurückzukehren. Blenden Sie Ihr Schmerzsymbol zentral auf Ihrem inneren Wahrnehmungsbildschirm ein – in der Mitte. Geben Sie mir durch Anheben des rechten Zeigefingers ein Signal, wenn Sie das Schmerzsymbol so deutlich wie möglich vor sich sehen.
(Abwarten, bis der rechte Zeigefinger sich hebt. Wenn es zu lange dauern sollte, bitten Sie den Pat., sein vorheriges Schmerzsymbol ausführlich zu beschreiben, ohne es sich vorzustellen. Dabei wird es fast unweigerlich auftauchen.)

Setzten Sie nun ein kleines, dunkles Bild des „Schmerzlinderungssymbols" in die untere rechte Ecke des Bildschirms mit dem Schmerzsymbol. Das kleine, dunkle Bild wird gleich größer und strahlender werden, das erste Bild wird gleichzeitig schnell verblassen und schließlich wird das „Schmerzlinderungssymbol" Ihren inneren Bildschirm ganz bedecken. Das alles sollte so schnell ablaufen, wie Sie „Swish" sagen können. Löschen Sie danach die ganze Bildfläche. Wiederholen Sie den Swish insgesamt fünfmal. Vergewissern Sie sich, dass Sie nach jedem Durchgang das innere Bild löschen. Führen Sie den Swish jetzt selbständig fünfmal durch.
Geben Sie mir durch Anheben des rechten Zeigefingers ein Signal, wenn Sie fertig sind. Sollte es Schwierigkeiten geben, sagen Sie es mir einfach.
(Wenn sich der rechte Zeigefinger hebt:)

Posthypnotische Suggestion:
Immer wenn Ihr Schmerz wieder beginnt, sich in der Mitte Ihres Lebens breitzumachen, können Sie die Augen schließen, sein Symbol aus- und Ihr Linderungssymbol einblenden. Und davon ausgehend, können Sie sich überlegen, was Sie heute noch tun wollen.

Rücknahme

nach Mohl (1993)

53. Schmerzreduktion mit der Schmerzskala

Vorbereitung:
Bereitlegen einer mit Schieberegler versehenen Numerischen Ratingskala bzw. Visuellen Analogskala zur Schmerzmessung.

Priming:
Schauen Sie sich diese Skala an, mit der Sie Ihre Schmerzstärke angeben können. Ganz rechts ist der Punkt für stärkste Schmerzen, ganz links der Punkt für Schmerzfreiheit. Stellen Sie nun Ihre augenblicklich empfundene Schmerzstärke mithilfe dieses Schmerzmessgerätes ein. Prägen Sie sich das Aussehen dieser Skala gut ein. Ihre innere Vorstellung davon brauchen wir für die folgende Übung.

Tranceinduktion / Vertiefung

Interventionstext:
Stellen Sie sich nun die mit dem Schieberegler ausgestattete Schmerzskala vor, die Sie vorhin gesehen haben. Sie liegt immer noch vor Ihnen. Überlegen Sie, welcher Zahl Ihre momentane Schmerzintensität entspricht. Stellen Sie dann den Schieber in Ihrer Vorstellung auf die entsprechende Zahl. Bitte nennen Sie mir jetzt diese Zahl (Zahl x nennen lassen). Jetzt konzentrieren Sie sich darauf, den Schmerz nur um eine einzige Zahl zu reduzieren. Falls es erforderlich ist, können Sie auch halbe Schritte versuchen (also x-0,5). Wie Sie das machen, bleibt ganz Ihnen überlassen. Ob durch Entspannung, Veränderung von Atmung oder Haltung – wie auch immer – Sie nehmen sich ausreichend Zeit und stellen sich die Schmerzskala mit dem Schieber vor. Sie können in dieser hypnotischen Trance Ihre Schmerzen auf eigene Art und Weise reduzieren. Wenn der Schmerz kleiner geworden ist, bewegen Sie auch den Schieber vor Ihrem inneren Auge leicht nach links. Wenn es Ihnen gelungen ist, den Schmerz um x-0,5 oder x-1 zu reduzieren, nennen Sie mir die betreffende Zahl. (Falls keine Antwort kommt: weiter bei **A**)
(Falls x-0,5 oder x-1 genannt wird:)
Wenn Sie den Schmerz auf x-0,5 oder x-1 reduziert haben, können Sie ihn auch in Richtung x-1,5 oder x-2 beeinflussen. Konzentrieren Sie sich auf das nächste Ziel. Sobald der Schmerz schwächer wird, schieben Sie den Schieber weiter nach links. Sie haben Zeit.

Vielleicht ist es Ihnen gelungen, den Schmerz um x-1,5 oder x-2 zu reduzieren. (weiter bei A)

A

Fahren Sie auf diese Art und Weise fort, soweit es geht. Wenn Sie das Gefühl haben, dass der Schieber sich nicht mehr weiter nach links bewegen wird oder Sie bei null angekommen sind, geben Sie mir bitte ein Zeichen durch Anheben des rechten Zeigefingers.
(Wenn sich der rechte Zeigefinger hebt:)

Posthypnotische Suggestion:
Sie haben längst erfahren, dass Ihr Schmerz Schwankungen unterliegt und von Ihnen in seiner Stärke beeinflusst werden kann. Diese Eigenart, und Ihre Fähigkeit der Schmerzbeeinflussung, bleiben auch nach Beendigung der Trance wirksam.

Rücknahme

nach Besser-Siegmund (1989)

54. Der Kontakt zum Schmerzingenieur

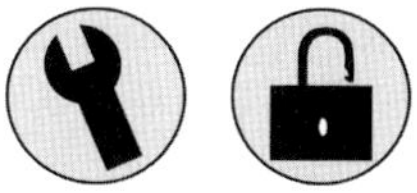

Priming:
Man kann sich den Körper wie einen großen Betrieb mit vielen Abteilungen vorstellen. Da gibt es z. B. die Abteilung für das Sehen, eine für das Hören, Tasten, den Geruch, den Geschmack und viele andere Abteilungen mehr. Natürlich gibt es auch eine Schmerzabteilung. So verschieden die Abteilungen auch sind, sie eint ein gemeinsames Ziel: Sie sollen die Funktionsfähigkeit und das Überleben des Körpers sicherstellen. Da macht die Schmerzabteilung keine Ausnahme. Es versteht sich von selbst, dass jede Abteilung einen Abteilungsleiter oder eine Abteilungsleiterin braucht. Der Abteilungsleiter der Schmerzabteilung ist ein „Schmerzingenieur". Wenn die Leiterin der Abteilung für Stress- und Überforderungsangelegenheiten Sie beispielsweise zum Pausieren bewegen möchte und dieser Auftrag von der Hunger- und Sättigungsabteilung nicht erfolgreich ausgeführt werden konnte, wendet sie sich mit einem Schmerz-Auftrag an den Schmerzingenieur. Nun, wer Schmerzen erzeugen kann, wie der Schmerzingenieur, der kann sie auch lindern oder zurücknehmen, wenn er eine schlüssige Begründung dafür geliefert bekommt – aus einer anderen Abteilung oder der Chefetage.

Tranceinduktion / Vertiefung

Interventionstext:
Begeben Sie sich nun auf Betriebsbesichtigung in Ihr Gehirn. Sie statten der „Schmerzabteilung" dort einen Besuch ab. Lassen Sie sich überraschen, was für ein Typ Ihr Schmerzingenieur ist, der sich Ihnen gleich vorstellen wird. Versuchen Sie, die Kontaktaufnahme respektvoll zu gestalten, auch wenn Sie durch die Arbeit dieser Abteilung schon so einiges erdulden mussten. Bedenken Sie, dass

eine gute Absicht dahinter steckt. Und – sehen Sie – jetzt erscheint der Schmerzingenieur und stellt sich Ihnen vor.
Lassen Sie sich die Abteilung erst einmal zeigen. Es mag beeindruckend und bedrückend zugleich sein, was Sie dort alles zu sehen bekommen.
Erzählen Sie nun dem Schmerzingenieur von Ihrem gemeinsamen Schmerzproblem, denn Sie sitzen im gemeinsamen Boot, Ihrem Körper.
Bitten Sie ihn, die Funktionsfähigkeit und den Schutz des Körpers anders als durch chronische Schmerzen zu gestalten. Versichern Sie ihm, dass Sie seine zuverlässige Arbeit im Akutschmerzbereich überaus zu schätzen wissen und dass sich Ihre Änderungswünsche nur auf diesen ganz speziellen Bereich der chronischen Schmerzen beziehen. Fragen Sie den Schmerzingenieur, woher der Auftrag für Ihre Schmerzen kommt. Welche Zusicherungen braucht diese Abteilung oder brauchen diese Abteilungen, um den Schmerz-Auftrag zu überdenken bzw. bestenfalls zurückzuziehen. Überprüfen Sie, ob Sie diese Zusicherungen, diese Versprechen geben können, indem Sie die besagten Dinge angehen und verändern. Dabei muss der Schutz des Körpers, mit höchster Priorität belegt, gewahrt bleiben; aber das wissen Sie bereits – haben es schon verinnerlicht. Wenn das geklärt ist, bleibt die Frage, wie lange er als Schmerzingenieur für diese Umprogrammierung vom technischen Standpunkt her wohl braucht. Zunächst könnte die Bewertung der in Ihrem Bewusstsein ankommenden Reize verändert werden, bevor der Reizstrom selbst verringert und schließlich unterbrochen wird; komplett oder bis auf einen mehr oder weniger unbedeutenden Rest. Lassen Sie sich einen Zeitraum nennen, in dem dieses Experiment umgesetzt werden kann.
Bedanken Sie sich schließlich bei Ihrem Schmerzingenieur für dieses Gespräch. Sichern Sie ihm Ihre Mitarbeit zu, wann immer sie benötigt wird.

Posthypnotische Suggestion:
Denn wenn Sie weiterhin den Kontakt pflegen, eventuell eine Konferenz einberufen, an der alle genannten Abteilungen teilnehmen, wird es möglich sein, Barrieren gemeinsam aus dem Weg zu räumen und die Schmerzlinderung eintreten zu lassen.

Rücknahme

nach Besser-Siegmund (1989)

55. Die Schmerzverschiebung

Priming:
Manchmal sitzen die Schmerzen in Körperbereichen, wo sie als besonders unangenehm empfunden werden. Da würde man sich wünschen, dass, wenn man schon Schmerzen haben muss, sie wenigstens an einer anderen Stelle wären. Legen Sie zunächst fest, auf welche Stelle der Schmerz verschoben werden soll.

Tranceinduktion / Vertiefung

Interventionstext:
Nehmen Sie genau wahr, wo Sie Ihren Schmerz spüren, welche Fläche er einnimmt und ob seine Grenzen starr oder fließend sind.
Achten Sie auch darauf, wie sich Ihr Schmerz anfühlt, welche seiner Eigenschaften Ihnen sofort ins Auge springt.
Und jetzt gehen Sie mit Ihrer Aufmerksamkeit zu dem Ort, an den Sie Ihren Schmerz verschieben wollen, und fragen Ihren Körper oder Ihr Inneres, ob es irgendwelche Einwände gegen eine zumindest vorübergehende Verschiebung des Schmerzes in die ausgewählte Zone gibt.
Nur wenn sich nichts und niemand gegen diese Verschiebung sperrt, also kein ungutes Gefühl auftritt, keine innere Stimme „nein" sagt, keine inneren Bilder als Ablehnung gedeutet werden können, können wir loslegen.
Liegt ein inneres Einverständnis vor, wird sich Ihr rechter Zeigefinger heben, ein „nein" wird Ihr Körper mit einem Anheben des linken Zeigefingers signalisieren.
(Ja-Signal: weiter bei **A**, bei einem Nein-Signal:)
Eine Schmerzverschiebung wird offensichtlich innerlich abgelehnt und bringt wohl keinen Vorteil. Dies gilt es zu respektieren.

Rücknahme

A
Nachdem das innere Einverständnis vorliegt, versuchen Sie den Schmerz wandern zu lassen.
Vielleicht springt, fließt oder strömt Ihr Schmerz auch.
Er kann langsam oder schnell, kontinuierlich oder ruckartig an den für ihn bestimmten Ort kommen.
Möglicherweise lösen sich Teile aus dem bisherigen Schmerzbereich heraus, beginnen, sich auf die neue Zone zuzubewegen, während ein anderer Teil des Schmerzes noch an Ort und Stelle verweilt.
Versuchen Sie klar zu sehen, wie der Schmerz sich von seiner ursprünglichen Stelle wegbewegt.
Wird der Schmerz erst an der bisherigen Stelle schwächer und verstärkt sich dann am neuen Ort, oder beginnt er erst, am neuen Ort stärker zu werden, damit er am Ursprungsort abnehmen kann?
Sollten wir dem Schmerz farbige Röhren oder Bahnen bauen, um ihm den Weg in den neuen Bereich zu erleichtern; im wahrsten Sinne des Wortes zu bahnen?
Oder gibt es schon gar keinen Unterschied mehr, zwischen dem Schmerz im alten und neuen Bereich, weil er insgesamt schwächer geworden ist, wie ein Teig, der dünner und dünner wird, je größer er ausgerollt wird?
Oder hat er sich an einen ganz anderen, nicht eingeplanten Bereich verzogen? Im besten Fall an einen Ort, der außerhalb des Körpers liegt?
Wo immer der Schmerz sich auch hinverzogen hat – von dort aus kann er aus dem Körper tropfen; in ein Gefäß, der natürlichen Schwerkraft folgend; bis die neue Schmerzstelle so leer ist, wie das Gefäß dort unten voll.

Posthypnotische Suggestion:
Mit jeder neuerlichen Schmerzverschiebung wird es Ihnen leichter und leichter fallen, den Schmerz dorthin zu verschieben, wo Sie ihn lassen können.

Rücknahme

nach Peter (1986)

56. Erzeugung von Parästhesien

Priming:
Ein Schmerz kann sich unterschiedlich anfühlen. Bestimmte Empfindungsqualitäten sind unangenehmer als andere. Was liegt also näher, als der Wahrnehmung den Weg zu bereiten, eine unangenehme Empfindung Schritt für Schritt in eine angenehmere zu überführen. Ausgangspunkt wird eine gesunde Empfindung in Ihrem Körper sein.

Tranceinduktion / Vertiefung

Interventionstext:
Begeben Sie sich jetzt auf eine innere Reise durch Ihre Körperempfindungen. Bemerken Sie, an welchen Stellen in Ihrem Körper Wohlbefinden ist, und bemerken Sie, wo Schmerz ist. Spüren Sie, wie beide nebeneinander existieren können. Spüren Sie, wie beide zusammen existieren können. Finden Sie heraus, welcher Körperbereich sich momentan am gesündesten anfühlt. Wandern Sie dabei mit achtsamer Aufmerksamkeit durch alle Bereiche Ihres Körpers: durch die Finger der rechten Hand, den rechten Unterarm, Oberarm – wo fühlt es sich am gesündesten an, das ist hier die Frage – weiter durch die linke Hand, Unterarm, Oberarm, Schulter- und Nackenbereich – am gesündesten – Hinterkopf, Gesicht oder ist es ein einzelner Bereich im Gesicht, die Wangen beispielsweise. Vielleicht ist es der Hals, der Brustbereich, der Bauch, der Rücken oder fühlt sich das Gesäß am gesündesten an? Sie haben Zeit, um eine stimmige Entscheidung zu treffen – oder besser – zu erspüren. Sind es die Beine, Oberschenkel, Knie, die Waden, die Füße, ein einzelner Zeh? Heben Sie bitte kurz den rechten Zeigefinger, wenn Sie den momentan gesündesten Bereich Ihres Körpers aufgespürt haben.
(Rechter Zeigefinger hebt sich:)
Versuchen Sie jetzt, mit Ihrer Aufmerksamkeit hin und her zu pendeln zwischen dem ausgewählten gesunden Bereich Ihres Körpers und dem schmerzenden Bereich.
Wie erleben Sie zum Beispiel die Temperatur im schmerzenden Bereich? Das Empfindungsspektrum reicht von kalt bis heiß. Wie hingegen fühlt sich die Temperatur im gesunden Bereich an? Welche Temperaturunterschiede herrschen im schmerzenden im Vergleich zu Ihrem gesündesten Bereich? Es ist natürlich immer möglich, dass die angesprochene Empfindung nicht geeignet ist, einen Unterschied zwischen dem Schmerzteil und dem gesunden Teil festzustellen. Registrieren Sie dies einfach und mit aller Gelassenheit, um dann zur nächsten Empfindung überzugehen; zur Gewichtsempfindung beispielsweise: Ist die Empfindung im gesunden Teil eher leicht oder eher schwer? Wie ist das Gewicht dagegen im Schmerzteil? Gibt es einen Unterschied?
Ist die Empfindung im gesunden Körperteil eher von Spannung oder Entspannung geprägt? Lassen Sie Ihren Wahrnehmungsscheinwerfer jetzt in den schmerzenden Teil hinein leuchten. Ist dort Spannung oder Entspannung angesagt? Spüren Sie abwechselnd in die beiden Teile hinein.
Fühlt sich der gesunde Bereich eigentlich eher weich oder eher steif an? Und wie der schmerzende? Pendeln Sie mit Ihrer Aufmerksamkeit hin und her.
Gibt es andere Empfindungen, wie z. B. Taubheit oder Kribbeln, die einen deutlichen Kontrast zwischen der Gesundheitsempfindung und der Schmerzempfindung bilden? Lassen Sie sich Zeit, um

eine gegensätzliche Empfindung aufzuspüren, die den Unterschied zwischen gesundem und Schmerzteil am deutlichsten macht.
Wenn Ihnen die entsprechende Empfindung klar geworden ist, möchte ich Sie bitten, mir diese zu nennen.
(Pat. nennt die entsprechende Empfindungsqualität. QG steht für die Empfindungsqualität im gesündesten Bereich, QS für die Empfindungsqualität im schmerzenden Bereich:)

Danke! Beginnen Sie nun, die QG in die schmerzende Stelle einfließen zu lassen. Es ist genug davon da, um einen ganzen Körper damit zu füllen. Schauen Sie einmal, an welcher Stelle QG beginnt, in den schmerzenden Bereich einzusickern oder schon einzudringen. Spüren Sie, wie sich die Empfindungen mischen. Wie fühlt sich das an? Achten Sie auch auf feine, zunächst kaum wahrnehmbare Veränderungen. Und vielleicht erleben Sie auch die überraschende Wandlung, dass QG spontan in QS entstehen kann. Mitten im Schmerzteil. Wie wenn eine unterirdische Quelle aus QG im Feld QS ans Tageslicht tritt, um es zu überdecken. Lassen Sie diese Veränderung geschehen unter Ihrer wohlwollenden Beobachtung. Warten Sie aktiv ab, wie weit sich QS auf QG einlassen kann.

Posthypnotische Suggestion:
Nehmen Sie das eine oder andere dieser erlebten und angenehmen schmerzlindernden Empfindungen mit in den Wachzustand herüber, um es dort, je nach Bedarf oder zu bestimmten Tageszeiten immer wieder neu übend zu verstärken.

Rücknahme

nach Peter (1986) / Besser-Siegmund (1989)

Substitution

57. Substitution durch Jucken

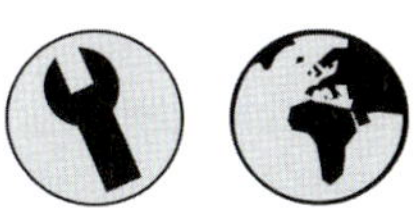

Priming:
Manche Schmerzen sind so stark, dass man sie nur mit einer massiven Gegenreizung überdecken kann. Wir werden also heute den Teufel mit dem Beelzebub austreiben, denn manchmal heiligt der Zweck die Mittel.

Tranceinduktion / Vertiefung

Interventionstext:
Haben Sie eigentlich dieses leichte Jucken schon bemerkt? Sie wissen schon wo – genau. Das Jukken einfach beobachten, auch wenn es im weiteren Verlauf stärker werden sollte. Jetzt bitte nur nicht kratzen. Und auch wenn es sich noch an anderen Stellen Ihres Körpers plötzlich bemerkbar

machen sollte, dieses Jucken, nicht kratzen. Wie wenn etliche Läuse sich Ihrer Haut bemächtigten, nicht wirklich natürlich, und dort krabbelnd ihre Juckreiz verursachenden kleinen Verrichtungen durchführen. Vielleicht juckt es auch schon im schmerzenden Bereich, denn das Jucken kennt keinen Schmerz. Ihm ist es egal, ob es sich in gesunden oder schmerzenden Teilen einstellt. Wenn Sie nur nicht kratzen; ganz tapfer. Die Schmerzen sind ja schon nicht ohne – aber dieses Jucken übertrifft alles. Da fällt es gar nicht mehr so leicht zu sagen, was vorder- und was hintergründig ist. Komisch eigentlich, aber letztlich kein Wunder. Wie das juckt!

Posthypnotische Suggestion:
Und wenn Sie gleich ins Hier und Jetzt zurückkehren, dürfen Sie sich ausgiebig kratzen. Und jede Kratzbewegung wird Sie mehr und mehr befreien, von all den unangenehmen Empfindungen.

Rücknahme

nach Peter (1986)

58. Substitution durch Brennen

Vorbereitung: Es sollte eine Möglichkeit für den Pat. bestehen, sich unmittelbar nach der Rücknahme die Hände mit kaltem Wasser waschen zu können. Der Pat. sollte zudem seine Schmerzstellen mit der Hand erreichen können.

Priming: wie bei 57.

Tranceinduktion / Vertiefung

Interventionstext:
Ich werde Ihnen jetzt leicht über Ihren Handrücken streichen. Der Wahrnehmungsscheinwerfer Ihrer Aufmerksamkeit ist auf den Handrücken gerichtet. Alle anderen Empfindungen, auch die Schmerzen, sind bekannt und für den Moment uninteressant.
(Mit dem Zeigefinger vom Handgelenk über den Handrücken bis zu den Knöcheln streichen)
Während der Berührung ist eine Empfindung auf Ihrer Haut entstanden. Und jetzt spüren Sie den Berührungsnacheffekt. Zunächst eine kaum spürbare Empfindung, in der jedoch eine Vorahnung des Potenzials steckt, welches Sie noch zu spüren bekommen werden. Und ich ahne mehr als ich es weiß, dass es Sie brennend interessieren wird, wie sich diese Empfindung auf dem Handrücken weiter entwickelt. Vielleicht beginnt es leicht zu brennen. Wie und warum ist jetzt zweitrangig. Das Spüren steht im Vordergrund. Jetzt ist das Brennen schon deutlicher spürbar, wie durch das Auftragen einer brennenden Salbe – als Maßnahme der Gegenreizung, die den Schmerz durch Brennen überlagert, aber auch zur Heilung, um den Stoffwechsel zu aktivieren. Erst fängt es ganz langsam an, aber dann … warm, wärmer, immer wärmer, immer wärmer und wärmer, zwischendurch schon fast heiß. So heiß wie manchmal das Wasser in einer Badewanne, von dem man im ersten Augenblick

gar nicht weiß, ist es heiß oder kalt, wenn man die Hand oder den Fuß hineintaucht. Irgendwann brennt und kribbelt es aber nur noch, so sehr Sie sich auch bemühen, die Empfindung nicht zu spüren. Sie wissen wahrscheinlich, dass man mittels Hypnose schon Brandblasen erzeugt hat – so weit wollen wir natürlich nicht gehen. Wie fühlt sich jetzt eigentlich der Schmerz an? Welche Empfindungen sind dort entstanden, verschwunden oder haben sich verändert, seitdem Sie sich um das Brennen auf Ihrem Handrücken kümmern? Wie fühlt sich der eine Bereich angesichts der Empfindungen im anderen an? Letztlich geht es um nichts weniger als das.
Wenn Sie wollen, dürfen Sie das Brennen gleich löschen, indem Sie sich die Hände mit kaltem Wasser waschen.

Posthypnotische Suggestion:
Und wenn Sie gleich ins Hier und Jetzt zurückkehren, dürfen Sie sich ausgiebig die Hände mit kaltem Wasser waschen. Und das Strömen des kalten Wassers über Ihre Hände wird Sie mehr und mehr befreien von all den unangenehmen Empfindungen.

Rücknahme

nach Peter (1986)

59. Die Schmerzzahl

Priming:
Erzählen, auszählen, anzählen, vorzählen, verzählen, auf jemanden zählen – das Zählen und Zahlen sind offenkundig wichtig und am richtigen Ort zur richtigen Zeit können Sie helfen, z. B. eine Schmerzstärke einzustufen oder sich in Trance zu zählen.

Tranceinduktion / Vertiefung

Interventionstext:
Erleben Sie unmittelbar und voller Konzentration, an welcher Stelle in Ihrem Körper sich die Schmerzen am stärksten bemerkbar machen. Lenken Sie Ihre Aufmerksamkeit gezielt dort hinein. Sollten es mehrere Schmerzstellen gleicher Stärke sein, beginnen Sie einfach mit einer davon. Stellen Sie Ihre inneren Sinne ganz genau und vollkommen auf den ausgewählten Schmerzbereich ein. Beobachten Sie ihn so, wie er sich in diesem Augenblick anfühlt – ungeschminkt. Nehmen Sie die Schmerzen also auf eine unmittelbare und ungefilterte Weise wahr, so wie sie wirklich sind – denken Sie sich nicht hinein, denken Sie nichts dazu und nichts weg.
Bestimmen Sie nun auf einer Skala zwischen Null und Zehn, rein intuitiv und schnell, wie stark Ihre Schmerzen gerade sind. Das geht wirklich schnell, gleich wissen Sie die Zahl – genau!
Gut, Sie haben jetzt die Zahl vor Ihrem inneren Auge, die Ihre Schmerzen repräsentiert. Überlegen Sie nun, wie Sie sie verändert haben möchten. Kleiner, unschärfer, weiter entfernt oder farbloser oder einen kleineren Zahlenwert, was auch immer. Denken Sie an eine Veränderung der Zahl, die

wiederum eine Linderung der Schmerzen repräsentiert, eine Veränderung, die Sie innerlich annehmen können. Diese sich verändernde oder bereits veränderte Zahl erscheint zentral auf Ihrem inneren Bildschirm. Gut so. Anscheinend wissen Sie bereits, was Sie erreichen wollen. Das Wollen bereitet der Veränderung den Weg. Konzentrieren Sie sich auf Ihre „Ziel-Zahl“. Und noch fester, noch inniger auf Ihr Ziel konzentrieren. Die Zahl vor Ihnen ändert sich bereits, egal woran und wann es Ihnen bewusst wird. Die Veränderung geht tatsächlich vor sich, und Sie lassen sie geschehen, indem Sie die Änderung im Geiste bereits vollbracht haben, ohne sie unbedingt haben zu müssen. Das ist entspanntes Wollen. Und mit diesem Wissen lassen Sie jetzt den guten Dingen ihre Zeit, die sie brauchen – das ist alles. Denn die Zeit ist da und die Zeit ist reif dafür.

Posthypnotische Suggestion:
Die positiven Veränderungen, die Sie nun in Trance erfahren haben, bleiben in Ihnen, und Sie behalten sie auch im Zustand des Wachbewusstseins noch eine Zeit lang weiter in sich. Mit jeder Übung werden Sie immer besser imstande sein, die Zahl der Schmerzen so zu verwandeln, dass Sie sich wohler und wohler damit fühlen können.

Rücknahme

nach Svoboda (1989)

60. Die Warmluftheizung

Anmerkung:
Die unterstrichenen Suggestionen können markiert werden, indem sie zum Pat. hin und die nicht unterstrichenen Kontext-Passagen durch eine Kopfwendung von ihm weg gesprochen werden.

Priming:
Es spielt im Folgenden keine Rolle, ob Sie mit Ihrem Bewusstsein zuhören oder ausschließlich mit Ihrem Unbewusstsein. Ihr Bewusstsein versteht Ihr Schmerzproblem ja ohnehin nicht, es kann nicht viel gegen die Schmerzen ausrichten, sonst wären Sie nicht hier. Bevor wir anfangen, möchte ich deshalb sicher sein, dass Sie erkennen, dass Sie Ihr Schmerzproblem nicht wirklich verstehen, aber dass Sie lernen können, es zu verstehen mit Ihrem Unbewusstsein. Und während ich weiter rede und Ihr Unbewusstsein mir zuhört, werden Sie bemerken, dass ich nach der Tranceinduktion mit Ihnen über Heizungen reden werde. Das ist eine Sache, die einen neugierig macht. Warum sollte ich über Heizungen mit Ihnen reden?

Tranceinduktion / Vertiefung

Interventionstext:
So, und jetzt kommt das angekündigte Thema: Heizungen sind wichtige Dinge in unserem Leben, und jeder weiß, dass es verschiedene Arten von Heizungen gibt. Das Prinzip der Warmluftheizung

gab es schon im Altertum. Und ich weiß nicht, ob Sie Ihre Schmerzen auf die Weise loswerden, wie Sie es sich vorstellen. Doch erst im letzten Jahrhundert schuf die Technik die Voraussetzungen für eine weitere Verbreitung. Sie wissen, wir können uns vorstellen, dass sich Ihr Schmerz jede Minute ein klein wenig verändert. Besonders viele Freunde hat sie in den Vereinigten Staaten, und jede Empfindung kann sich verändern, wo die meisten Einfamilienhäuser mit Warmluft beheizt werden. Kleine Schwankungen sind immer da. Aber auch bei uns findet sie immer mehr Beachtung, denn eine Empfindung kann ein wenig stärker werden und man fragt zu Recht nach den Gründen für das wachsende Interesse. Eine Empfindung kann auch schwächer werden. Vor allem sind es ihre niedrigen Anlagekosten und Sie haben es sicher schon einmal erlebt. Auf jeden Fall muss man Vor- und Nachteile sorgfältig gegeneinander abwägen und erleben, wie eine Empfindung sich verändert. Schon im Altertum benutzte man die heißen Abgase eines Feuers als Heizung und wenn Sie eine Tablette nahmen, ging der Schmerz sicher manchmal weg. Durch Beimischung von kalter Luft konnte die Temperatur geregelt werden. Oder er wurde geringer. In jedem Fall war die Luft sehr rauchig und konnte nicht direkt in die Zimmer geleitet werden. Und jeder weiß, dass ein schmerzstillendes Medikament eine gewisse Wirkung haben kann. Die Luft wurde deshalb durch Kanäle im Fußboden und in den Wänden geführt. Und wenn Sie eine Schmerztablette nehmen, kann sich die Empfindung verändern. Und erst durch die Kanäle gelangte die Warmluft in den zu beheizenden Raum und der Schmerz kann abnehmen. Heute dagegen wird die Warmluft unmittelbar in den Raum geleitet. Sie haben es sicher schon erlebt. Die Erwärmung geschieht durch einen Ofen, vielleicht erinnern Sie sich nicht mehr daran, der mit Koks, Öl oder Gas beheizt wird, dass der Schmerz wegging. Dabei steht der Ofen in einer Heizkammer und die Empfindung veränderte sich. Die Kammer ist nur wenig größer als der Ofen selbst und vielleicht bekamen Sie einmal eine Betäubungsspritze, und sie ist aus Kacheln, Blech oder Mauerwerk errichtet. Vielleicht eine örtliche Betäubung beim Zahnarzt, als ein Zahn gezogen werden sollte. Die Abgase des Feuers im Ofen werden in einen Schornstein geführt oder vielleicht war es auch eine örtliche Betäubung bei einer Operation. Abgase und erwärmte Luft sind also streng getrennt. Warme Luft steigt bekanntlich nach oben, denn sie ist leichter als kalte. Denn die meisten Menschen haben schon einmal eine örtliche Betäubung erlebt, sodass die warme Heizluft sich oben in der Heizkammer sammelt und von dort in die anderen Zimmer gelangt und erlebt, wie es nach und nach taub wurde, eine Betäubung irgendwo am Körper. Die Heizluft mischt sich dort mit der Raumluft, aber Ihr Unbewusstsein erinnert sich daran, auch wenn Sie es vergessen haben. Sie wärmt das Zimmer, kühlt sich dabei langsam ab, und Sie spüren, wie Sie dabei jedes Gefühl verloren haben und sinkt zu Boden. Und alles Gefühl verschwand an einer Stelle. Dann wird die Luft wieder der Heizkammer zugeführt. Ganz allmählich oder auch rasch. Dieser ständige Kreislauf vollzieht sich selbsttätig und vielleicht bemerken Sie die Veränderung zunächst gar nicht. Und das alles wird lediglich durch den Gewichtsunterschied von warmer und kalter Luft verursacht, und man bemerkt vielleicht nicht, wie es allmählich taub wird. Man nennt dieses System die Schwerkraft-Luftheizung. Und alles durch eine örtliche Betäubung. Und man muss sich darüber klar werden, dass die Warmluftheizung einige bemerkenswerte Pluspunkte aufweist. Und vielleicht haben Sie auch einmal eine Vereisung erlebt. Interessant ist dabei vor allem ihr günstiger Anschaffungspreis, denn dann wird es zuerst kühl, kühl wie Eis. Und sie ist oft ein Drittel billiger als eine Warmwasser-Zentralheizung. Es ist eine kühle Empfindung, bevor man das Gefühl verliert. Bei der Warmwasser-Zentralheizung wird die erzeugte Wärme mithilfe von Wasser, statt mit Luft, weitergegeben, und dann erst verschwindet die Empfindung. Dazu sind viele Rohre zwischen Kessel und Heizkörpern nötig. Und eine Stelle, die betäubt ist, hat keine Empfindung mehr. Die Rohre geben die Wasserwärme an die Zimmer ab, und man spürt dann nichts mehr. Die Luftheizung ist also eine billige Heizung. Und das ist ganz gut so. Die Luftheizung ist aber auch eine schnelle Heizung. Sie haben es sicher schon einmal erlebt, nichts zu spüren. Kalte Räume sind im Nu erwärmt und es ist nichts mehr zu spüren, denn die Raumluft ist selbst Wärmeträger, vielleicht erinnern Sie sich nicht mehr, und die Luft muss nicht erst durch ein anderes Medium erwärmt werden. Vielleicht geschah es, als Sie einmal ganz abgelenkt waren. Und da kein Tropfen Wasser im ganzen Heizsystem ist, ist sie auch eine sichere Heizung, wenn Sie mit irgendeiner Tätigkeit beschäftigt sind und nichts spüren, denn sie kann nie einfrieren, völlig versunken in eine Beschäftigung. Sie ist darum auch die ideale Heizung für ein größeres Wochenendhaus, denn im Wochenendhaus können selbst an kalten Tagen einzelne Räume ohne Sorge unbeheizt bleiben. Und vielleicht ist es eine angenehme Beschäftigung, bei der man alles vergisst. Wer Brennstoffkosten sparen will, muss keine Wärme verschwenden, nur um Frostschäden an der Anlage zu vermeiden. Und es ist leicht, dabei alles andere zu vergessen. Heizkörper können nicht einfrieren, und man ist völlig abgelenkt, weil keine vorhanden sind, und man nicht einmal mehr weiß, ob Sie sich von Ihrem Körper getrennt haben. Heizkörper können darum auch nicht stören, und es ist ein merkwürdiges Gefühl, weder hinter Glasscheiben noch an Zimmerwänden. Und doch ist es irgendwie angenehm. Von der Heizung sind im Raum nur wenige Luftgitter im Fußboden oder an der Wand zu sehen und es ist ein Gefühl, als ob ein Teil des Körpers nicht zu Ihnen gehört, sofern die Luftkanäle im Boden, in der Decke oder in den Mauern untergebracht werden können. So wie bei einem eingeschlafenen Arm. Und einen besonderen Vorteil hat die Ventilator-Luftheizung. Die Raumluft wird dabei durch einen Staubfilter von Staubteilchen befreit. Oder es ist wie bei einem eingeschlafenen Bein. Der Filter wird einmal wöchentlich herausgenommen, man hat kein Gefühl mehr darin, und wird dann mit dem Staubsauger gereinigt, man spürt einfach nichts mehr. Und im Sommer kann das ganze Haus mit Frischluft durchgespült werden, und man kann sogar vergessen, dass es da ist. Und wenn man die Luft noch zusätzlich kühlen und entfeuchten würde, den Schmerz völlig vergessen, dann hätte man bereits eine perfekte Klimaanlage. Und zwar deshalb, weil keine Empfindung mehr da ist. Ein sehr beliebtes System ist auch die Kachelofen-Warmluftheizung. Und Sie haben sicher schon einmal ein eingeschlafenes Bein gehabt. Bei ihr steht die Heizkammer wie ein Kachelofen im Hauptwohnraum, oder einen eingeschlafenen Arm. Die Kachelfläche schafft durch ihre milde Strahlungswärme ein sehr behagliches Raumklima. Und jeder kennt das Gefühl der Empfindungslosigkeit, das sich irgendwo einstellt. Doch alles hat seine zwei Seiten, die Taubheit, die sich entwickelt, so natürlich auch jedes Heizungssystem, und man merkt am Anfang gar nicht, dass kein anderes Gefühl mehr vorhanden ist. Der Luftheizung sagt man nach, sie sei ein unerwünschtes Haustelefon, mit einem Mal hat man keine Empfindung mehr, im Arm, im Bein, an einer anderen Stelle, und mache das Haus hellhörig. Und man weiß nicht, wieso kein Schmerz mehr da ist. Dagegen war man früher ziemlich machtlos und erst seit kurzem kann man diesen Nachteil beseitigen. Und es ist einfach nichts mehr zu spüren, und dieses angenehme Gefühl kann immer wiederkommen. Die richtigen Schallschluckstoffe verhindern jede Geräuschübertragung, und es ist vielleicht ein Gefühl, als ob es nicht zu mir gehört. Ein anderes Problem ist die Übertragung von Gerüchen, weil man dort nichts mehr spürt. Aber auch dieses Problem lässt sich beheben. Küche und WC werden nicht an die Rückluftführung angeschlossen. Und man merkt am Anfang nicht, wie die Taubheit fortschreitet. Sie bekommen eine Abluftöffnung nach außen. Vielleicht gibt es an einer Stelle ein ganz neues Gefühl. Und so ist alles in Ordnung, eine neue Empfindung. Das System funktioniert. Warum nicht? An einer Stelle, wo man es vielleicht nicht erwartet, eine angenehme Empfindung. Wenn aber im Wohnzimmer stark geraucht wird, kann es passieren, dass man es auch im Kinderzimmer riecht, und Sie wissen vielleicht noch nicht, wo das sein könnte, das neue Gefühl, wenn die Heizung dort nicht vorsorglich abgestellt wurde. Ob es ein Gefühl der Taubheit ist, wie nach einer Betäubungsspritze. Man muss aufpassen, dass man in so einem Fall die Heizung abstellt, sonst kann es passieren, dass die Kinder mitrauchen. Es könnte auch eine angenehme Wärme sein. Bei starkem Wind kann die Warmluftverteilung in den Räumen durcheinander geraten. Ein Gefühl der Wärme. Die Zimmer auf der Windseite kommen zu kurz. Oder es ist eine angenehme Kühle. Bei einem frei stehenden Haus in einer windigen Gegend ist deshalb eine Ventilator-Luftheizung zu empfehlen, nicht zu kühl, gerade angenehm. Man sollte sich fragen, wie viele Wärmeeinheiten ein Haus während der kältesten Tage braucht. Denn auch bei einer örtlichen Betäubung weiß man nicht genau, wo die Empfindung zuerst verschwindet. Für größere Häuser kommt meist die Schwerkraft-Warmluftheizung nicht infrage. An welcher Stelle es zuerst taub wird. Und es ist angenehm, wenn es taub wird. Wichtig ist auch die Frage nach der Art der Heizung, die Frage nach den Kosten. Und wo es zuerst warm wird, eine behagliche Wärme. Man sollte sich darüber Gedanken machen, bevor die Baupläne fertig sind. Bevor sich Kühle einstellt, eine angenehm kühle Empfindung. Denn die Warmluftkanäle dürfen nicht zu lang werden. Und es ist ein ganz neuartiges Gefühl. Dadurch liegt der Platz für den Ofen von vornherein 100%ig fest. Und das ist irgendwie angenehm. Er gehört etwa in die Mitte des Hauses, denn Sie wissen, Sie brauchen angenehme Empfindungen, heute, heute Nacht, die ganze nächste Woche, den nächsten Monat, in der Mitte des Hauses steht er am besten. Jeder Mensch braucht angenehme Gefühle, hier, dort, an vielen Orten, überall, jederzeit, angenehme Empfindungen. Und dort muss auch der Schornstein stehen. Eine angenehme Wärme. Der Grundriss muss entsprechend geplant werden. Oder eine angenehm kühle Empfindung. Die Ventilator-Heizung ist dagegen in dieser Hinsicht anspruchslos. Es kann jederzeit sein, jetzt und später. Sie lässt den Architekten freiere Hand. Kühl wie eine erfrischende Brise. Es ist aber in jedem Fall zu empfehlen, den Ofenbauer zur Planung hinzuzuziehen. Oder wie kühlendes Wasser. Angenehm kühl. Es ist gut, wenn Sie gemeinsam überlegen, wo die Luftkanäle am besten liegen. Und wenn ein Kind sich an der Hand verbrennt, kühlt man die Stelle unter fließendem, kaltem Wasser. Und das tut gut. Und man kann ganz schön überrascht sein, wenn man feststellt, dass dafür Mauerschlitze vorgesehen werden müssen. Und sofort wird es besser. Als Luftkanäle werden oft Blechrohre verwendet. Und der Schmerz lässt nach oder auch Zementkanäle. Der Warmluftaustritt erfolgt am besten unterhalb des Fensters. Und eine wirklich angenehme Kühle stellt sich ein. Der Ofenbauer bestimmt alles weitere und ich weiß nicht, ob Sie lieber Wärme oder lieber Kühle empfinden mögen und er bestimmt auch, ob eine freie Rückführung der Kaltluft genügt; in dem Fall sind nämlich keine Kanäle erforderlich. Manche Menschen haben lieber eine angenehme, behagliche Wärme und dann werden im unteren Teil der Wand oder der Tür Abluftgitter eingebaut. Manche mögen lieber eine angenehme, erfrischende Kühle. Der Ofenbaufirma müssen in jedem Fall exakte Angaben gemacht werden und an einigen Stellen braucht man gar nichts zu empfinden, jetzt, heute, heute Nacht, die ganze nächste Woche, den nächsten Monat, einfach nichts zu spüren und viel weniger Schwierigkeiten entstehen, wenn man das macht. Man spürt vielleicht nicht einmal die Gefühllosigkeit, die sich ausbreitet. Als Raumtemperatur werden in der Regel für Wohnzimmer 20 Grad gewünscht und es mag ähnlich sein wie bei einer örtlichen Betäubung, wo man auch nichts Unangenehmes mehr spürt, für Schlafzimmer 15 Grad. Man verliert allmählich die Empfindung, und das ist sehr angenehm und auch in Küchen hat man oft nur 15 Grad und man weiß nicht, wo es sich zuerst verändern wird. Die DIN-Normen schreiben indessen auch für Schlafzimmer 20 Grad vor, wo es vielleicht kühler wird, und auch für Küchen gelten diese Normen. Und auch dort, wo es wärmer wird, wirklich behaglich warm. Denn dann kann das Schlafzimmer auch einmal zum gut geheizten Zimmer werden. Wo man vielleicht taub wird und nichts mehr spürt. Und in der Küche muss man nicht frieren. Und es kann so warm werden, wie man es sich wünscht. Und wenn man es weniger warm haben will, kann man ja die Heizung einfach herunter drehen. Und es wird so kühl, wie es angenehm ist, indem man die Regulierklappen etwas schließt, sodass man es gut aushalten kann. Doch vor allem müssen die Kinderzimmer eine Temperatur von 20 Grad haben, denn so soll es ja sein, dass man sich wohl fühlt, immer und immer wieder, schließlich sollen dort ja auch Schulaufgaben gemacht werden, bei einer angenehmen Temperatur, sodass man es gut ertragen kann. Außerdem ziehen sich Kinder gern einmal in ihre eigenen vier Wände zurück, ohne große Mühe. Man kann aber auch darauf verzichten, alle Räume gleichzeitig zu beheizen und mit einem kleineren Ofen auskommen. Und man weiß oft nicht genau, wo es sich zuerst verändert. Auf diese Weise verbraucht man viel weniger Geld. Ein verändertes Gefühl und kein Schmerz. Und kein zweites Heizgerät hat einen derart guten Ruf wie der alte Kachelofen. Denn es gibt so viele Möglichkeiten der Veränderung. Heute imitieren Hersteller beliebiger Heizgeräte Kacheln und wie rasch es geschieht, die Veränderung. Blecherne Öfen und sogar elektrische Heizlüfter haben Kacheldekor und der Verkaufserfolg ist auf diese Art gesichert. Und wie rasch werden Sie bemerken, dass da keine anderen Gefühle mehr sind, jetzt und später, keine anderen Empfindungen mehr. Es gibt zwar schon lange keine echten Kachelöfen mehr, doch der Glaube daran hat sich gehalten. Und in einigen Teilen Ihres Körpers hat es schon angefangen. Es muss etwas gewesen sein an den Kachelöfen, das sie so legendär gemacht hat, und ich bin gespannt, wann Sie bemerken werden, dass kein anderes Gefühl mehr da ist. Etwas das man spürte, aber doch nicht beschreiben konnte, und es kann jederzeit beginnen, hier und zu Hause, eine angenehme Überraschung, jedenfalls nicht mit dem technischen Wortschatz, mit dem Wissen der Kachelofenzeit. Erst dann, wenn Ihr Unbewusstes bereit ist, werden Sie es bemerken. Und erst als die Kachelofenzeit schon vorbei war, und nachdem sich der ganze Körper vom Kopf bis zur Sohle entspannt hat, wurde das Geheimnis des Kachelofens entdeckt, und die Entspannung breitet sich aus. Das Ergebnis der Untersuchungen, die man damals anstellte, war verblüffend. Zum ersten Mal konnte physikalisch ausgedrückt werden, was die gemütliche Wärme des Kachelofens ausmacht. Vielleicht geschieht es rasch, vielleicht allmählich, dass der Schmerz nachlässt. Man wusste nun, dass es nicht die Farbe, auch nicht die Form der Kacheln ist, nicht die Ofenbank und schon gar nicht das Prasseln des Feuers. Die einzelnen Körperteile entspannen sich automatisch, jetzt und jedes Mal, wenn es nötig ist, entspannen sie sich. Es ist das Strahlungsklima: Kühle, trockene, unbewegte und deshalb staubfreie Luft und warme Wände. Und die Empfindungen verändern sich gleichzeitig. Die Kacheln eines richtigen Kachelofens sind heiß. Und ich weiß nicht, wo Sie die Wärme spüren, und wo Sie überhaupt nichts spüren. Sie erreichen Temperaturen um 150 Grad. Und wo Sie Kühle spüren, eine angenehme Kühle. Der richtige Kachelofen hat keine Öffnungen, wo Sie überhaupt nichts spüren, die Luft durch sein Inneres ziehen lassen, die ihn unnütz auskühlt, weil keine anderen Gefühle mehr da sind. Nur die Feuerung birgt er, als glühender Kern in der heißen Schale. Er steht an der Innenwand eines Raumes, und es ist so angenehm, wenn alles sich ganz normal anfühlt, und zwar steht er so, dass er die ganze Fläche der Außenwände gleich gut bestrahlen kann. Und dieses angenehme Gefühl kehrt immer wieder. Die starke Wärmestrahlung des Ofens erwärmt die Innenseite der Außenwände, aber sie lässt die Raumluft kühl. Und jedes Mal, wenn Sie so behaglich sitzen / liegen wie jetzt, kommt dieser angenehme Zustand automatisch zurück, immer wieder haben Sie all diese Behaglichkeit. Denn die Wärmestrahlung durchdringt Gase, ohne sie zu erwärmen, die Entspannung kehrt zurück, und sie wirkt nur dort, wo die Strahlung auf feste Körper trifft. Das ist ein Naturgesetz, ohne das wir nicht leben könnten. Und die angenehmen Empfindungen kommen jedes Mal zurückgeflutet, wenn man sich so hinsetzt / hinlegt, denn der Kachelofen schafft künstlich das lebensnotwendige Strahlungsklima. Er erwärmt die Außenwände eines Wohnraums soweit, und man braucht sich einfach nur so bequem hinzusetzen / hinzulegen wie jetzt, und die Empfindungen verändern sich, dass wir auf der Schattenseite seiner Strahlung nicht frieren. Und jedes Mal fühlen Sie sich erinnert an all die angenehmen Gefühle, die Sie spüren und im Verhältnis zu seiner Wärmeabgabe hat er eine kleine Oberfläche und erinnern Sie sich an all die Behaglichkeit, die Freude des 12. Geburtstages, die fast so deutlich ist als spürten

Sie sie jetzt, an der sich wenig Raumluft nur gering erwärmt. Und es kann sogar noch angenehmer sein als jetzt. Wann immer Sie es brauchen. Der echte Kachelofen wälzt die Raumluft nicht um und nichts stört mehr. Er lässt sie unbewegt, und man fühlt sich so frei und behaglich dabei, jetzt und später. Da kann kein Staub aufgewirbelt werden. Der Staubpegel ist bei der Kachelofenheizung niedriger als bei allen anderen Heizsystemen, die wir heute kennen. Und das ist eine angenehme Überraschung. Deshalb ist das Kachelofenklima so gesund. Der Anteil der Wärmemitführung ist unbedeutend. Die Raumluft bleibt kühl und die Behaglichkeit und Entspannung kehrt immer wieder zurück, wenn man sie wirklich braucht, das heißt, sie erwärmt sich nicht über die mittlere Strahlungstemperatur. Jedes Mal wenn Sie es wirklich brauchen, können Sie es wieder erleben, Wärme, Kühle, Taubheit, dass keine anderen Empfindungen mehr da sind. Der Mensch fühlt sich wohl in diesem Kachelofenklima, angenehm wohl und entspannt, jetzt und später, jederzeit, wenn Sie es brauchen, weil sich die Luft leicht atmet, leicht und ohne Mühe. Sie kann viel Wärme aus der Lunge abführen, ganz ruhig und gemächlich, besonders in Form von Feuchtigkeit. Und viel angenehmer, als man es erwartet hat. Nicht die Kachel selbst ist es also, die dieses legendäre Raumklima geschaffen hat, sondern die Arbeitsweise des Kachelofens. Und die Entspannung und Behaglichkeit stellt sich ganz automatisch ein, heute, heute Nacht, die ganze nächste Woche, den nächsten Monat. Wer blecherne Öfen kauft, die wie Kachelöfen aussehen, lässt sich nasführen. Und dieses angenehme Gefühl kehrt immer wieder, wenn man es braucht, jedes Mal wenn Sie es wirklich brauchen, kehrt dieser angenehme Zustand zurück. Wer sie herstellt hat keine Ahnung von Kachelöfen, oder spekuliert mit der Unwissenheit der Käufer. Und doch hat die Kachel etwas an sich, das sie allein auszeichnet: man kann sich daran nicht verbrennen. Und es ist ein merkwürdiges, doch irgendwie angenehmes Gefühl. Die Berührung eines Bügeleisens, einer Ofenplatte von 150 Grad bringt erfahrungsgemäß Brandblasen ein. Und es tut so gut, eine heiße Stelle in kühlem Wasser zu kühlen und zu spüren, wie es besser wird. Die Kachel fühlt sich bei gleicher Temperatur zwar heiß an, es ist vielleicht ein Gefühl, als ob man bereit ist, etwas zu tun, einen wichtigen Schritt zu unternehmen, aber Blasen gibt es keine. Vielleicht bereit, sich noch wohler zu fühlen. Warum? Gebrannter Ton, und daraus besteht die Kachel, hat eine geringere Wärmeleitfähigkeit. Vielleicht bereit, noch deutlicher zu erkennen, dass nichts mehr stört. Die Fingerkuppen oder auch die Handteller entziehen der obersten Schicht des berührten Kachelmaterials Wärme, kühlen es dadurch ab. Dass kein anderes Gefühl mehr da ist. Die Wärmemenge, die der berührten Kachelfläche entzogen wird, ist nicht groß. Und es ist nichts mehr zu spüren, kein anderes Gefühl mehr da, jetzt und später. Weil aus den tieferen Schichten der Kachel die Wärme nur sehr langsam nachströmt und nichts mehr da ist, was beunruhigt, kann die Haut keinen Schaden leiden. Und alles ist ein Teil dieses angenehmen Gefühls. Die betroffenen Hautstellen werden davon nur etwas erwärmt. Man kann sogar mit der Hand eine Stelle an einem heißen Kachelofen so weit abkühlen, dass alles ein Teil dieses angenehmen Gefühls ist und diese Stelle von einer zweiten Person, die sie zunächst nicht kennt, gefunden werden kann.

Nun, es ist nicht wichtig für Sie, sich an das zu erinnern, was Sie heute erreicht haben. Ihr Unbewusstsein kann es Ihnen Stück für Stück zur rechten Zeit vermitteln, immer dann, wenn Sie es wirklich brauchen. Und alles, woran Sie sich heute nicht erinnern, ist noch in Ihrem Inneren aufgezeichnet.

Rücknahme

(Posthypnotische Suggestionen sind bereits integriert.)

nach HOPPE (1986)

61. Die Schmerzfarbe

Priming:
Visuelle Wahrnehmungen oder Vorstellungen lösen bestimmte körperliche Veränderungen aus, die wir als lust- oder unlustbetonte Erfahrung erleben. Die Vorstellung eines nasskalten Novembertages wird anderes auslösen als die Vorstellung eines blauen, klaren Sees an einem schönen Sommertag. Es gibt also eine Kopplung von Vorstellungen und körperlichen Empfindungen. Da es in der Natur wenig Einbahnstraßen gibt, überrascht es nicht, dass durch eine Veränderung der mit einer unangenehmen Empfindung verbundenen Vorstellung, die Empfindung selbst ebenfalls verändert wird. Das gilt auch für den Schmerz.

Tranceinduktion / Vertiefung

Interventionstext:
Wenn Ihr Schmerz eine Farbe wäre bzw. wenn Sie Ihren Schmerz in eine Farbe übertragen würden, welche wäre das?
Ist der Schmerz farbig oder schwarz-weiß? Ist das ganze Farbspektrum vorhanden oder sind es einige wenige Farben oder gar nur eine? Sind die Farben intensiv oder verwaschen? Ist die Farbe hell oder dunkel? Hat die Schmerzfarbe viel Kontrast oder wenig? Ist die Schmerzfarbe scharf zu sehen oder eher unscharf? Geben Sie Ihrer schmerzenden Stelle also eine Farbe (x). Bitte nennen Sie mir die Farbe, wenn Sie sie sehen!
(Antwort geben lassen!)

Und was passiert in Ihrem Körper, während Sie dem Schmerz eine Farbe geben?
(Antwort geben lassen!)

Welche Farbe hätte der Schmerz, wenn er sich, in Anbetracht der Umstände, optimal anfühlen würde? Ist die angenehmere Farbe heller oder dunkler als vorher? Verändert sich auch die Intensität der Färbung? Wie verhält es sich mit Kontrast und Schärfe der angenehmen Farbe? Bitte nennen Sie mir die Farbe, wenn Sie sie sehen!
(Antwort geben lassen!)

Jetzt machen Sie die Farbe erst einmal, für einen kurzen Moment, ein klein wenig (x-)er (Wenn oben z.B. grün als Schmerzfarbe genannt worden ist, lautet die Instruktion „ein klein wenig grüner werden lassen"), Wie fühlt sich jetzt der Schmerz an?
(Antwort geben lassen!)

Wenn Sie das können, können Sie es jetzt auch ganz langsam und wie von selbst gleitend oder schrittweise und in aller Zeit, die Sie brauchen und zur Verfügung haben, vom unangenehmen Zustand (Qualitäten beschreiben) zum gewünschten Zustand (Qualitäten beschreiben) werden lassen.

Posthypnotische Suggestion:
Wenn der Schmerz Ihr Leben wieder einmal grau in grau erscheinen lässt, wenn Sie schwarzsehen, weil er es zu bunt treibt, erinnern Sie sich an diese Übung, mit der Sie wieder mehr Farbe in Ihr Leben bringen können.

Rücknahme

nach Manfred Prior (persönliche Mitteilung)

62. Das Schmerzbild

Priming: wie bei 61.

Tranceinduktion / Vertiefung

Interventionstext:
Bringen Sie Ihre Handinnenflächen vor dem Bauch in eine solche Position, dass sie einander zugewandt sind, in ca. 30 cm Abstand voneinander. Gut so! Stellen Sie sich vor, Sie halten ein Bild in Ihren Händen, auf dem Ihr Schmerz abgebildet ist. Es kann eine symbolhafte Abbildung sein, so wie „Verliebtsein" oft als rotes Herz dargestellt wird. Lassen Sie sich Zeit, um zu beobachten, wie sich das schmerzhafte Bild zwischen Ihren Händen entwickelt. Lassen Sie es nicht aus den Augen. Betrachten Sie intensiv seine Farbgebung, die Art wie es gemalt oder fotografiert oder sonst wie gestaltet ist. Entdecken Sie alle Einzelheiten, die auf den ersten Blick gar nicht alle erfasst werden können. Und in dem Maße, wie das Bild zwischen Ihren Händen zunehmend klarer und deutlicher wird, sinken Ihre beiden Hände nach unten. Ganz schwer von der Inhalts- und Bedeutungsfülle des Bildes. Genau. Augenscheinlich schwerer. Nach unten. Immer schwerer und schwerer.

(In dem Moment wo die Hände Körper oder Unterlage berühren:)
Jetzt schicken Sie das Bild nach vorne, vielleicht an die gegenüberliegende Wand. Mit jedem Ausatmen schwebt es langsam oder schnell dorthin. Es ist ganz leicht, Sie können es hin blasen – mit jedem Ausatmen. Und wenn es an der Wand angekommen ist, signalisieren Sie mir das bitte durch ein kurzes Nicken.(Auf das Nicken warten.)
Versuchen Sie nun einmal, etwas Nebel über das Bild fallen zu lassen. Mehr oder weniger nebelig. Auf dem Nebel, der über dem Bild liegt, dürfen Sie Tupfen Ihrer Lieblingsfarbe verteilen. Eine Lieblingsfarbe oder auch zwei. Wie dem auch sei: Sie dürfen anfangen zu spielen. Mit den Farben des Bildes, auch der Hintergrundfarbe. Mit der Form, wenn Sie wollen. Machen Sie ein richtiges Kunstwerk daraus, bis es Ihnen gefällt.

Ja, so ist es gut! Und wenn Ihnen gefällt, was Sie da sehen – zumindest vorläufig, denn Rom wurde auch nicht an einem Tag erbaut und der Weg ist das Ziel – kehren Sie mit Ihrer Aufmerksamkeit für einen kurzen Moment zu Ihrem Körper zurück und stellen fest, was sich hinsichtlich Ihrer Empfindungen geändert hat. Nichtwertendes bloßes Wahrnehmen. Ja, jetzt kommen Sie der Sache schon näher.

Und jetzt schauen Sie wieder Ihr Bild an. Wenn es noch keinen Rahmen hat, machen Sie einen oder schauen Sie sich den vorhandenen genauer an. So. Am unteren Schenkel des Rahmens schreiben Sie noch Ihre Schmerzdiagnose hin, auf den oberen Schenkel kommt der Name Ihres Kunstwerks. Lassen Sie sich einen schönen einfallen. Passen sollte er. Und in goldenen Lettern, gut sichtbar, aufgemalt sein, oben auf dem Rahmen. Sehr schön.

Posthypnotische Suggestion:
Und immer wenn Sie sich etwas befreien wollen von den Schmerzen, können Sie wieder dieses Bild ansehen, wohlwissend, dass Sie es jederzeit verändern bzw. übermalen können. Vieles ist vielschichtig und es gibt Dinge, die sind nie wirklich fertig!

Rücknahme

nach Perren-Klingler (2005)

63. Die Schmerzzentrale

Priming:
Drei Systeme unseres Körpers spielen bei der Schmerzwahrnehmung eine wichtige Rolle. Das eine ist die Sinneszelle, die Schmerzen registriert und über Nervenbahnen weiterleitet. Das zweite ist das Rückenmark, hier findet so etwas wie eine Umschaltung der Schmerzimpulse auf andere Nervenbahnen statt, und schließlich, als drittes, unser Gehirn. Entscheidend ist, dass es im Rückenmark Eingangstore gibt. Sind diese geschlossen, werden Schmerzimpulse abgewiesen. Sind die Tore geöffnet, so werden die Schmerzimpulse eingelassen und zum Gehirn weitergeleitet, wo dann schließlich das entsteht, was wir Schmerz nennen. Das Gehirn ist in der Lage über absteigende Bahnen, die zu den Toren im Rückenmark führen, Schmerzen zu verringern oder gar ganz zu verhindern, indem es die Tore im Rückenmark schließt, sodass die ankommenden Schmerzimpulse aus den Nervenbahnen nicht mehr weitergeleitet werden. Und das Gehirn ist Sitz der Psyche und des Geistes – ihm wollen wir nun ein Angebot unterbreiten, dass es nicht ablehnen kann, wenn es will.

Tranceinduktion / Vertiefung

Interventionstext:
Denken Sie jetzt wieder daran, was man über die Wahrnehmung von Schmerzen herausgefunden hat. Jeder Mensch ist von der Anlage her befähigt, Schmerzen durch den Geist zu beeinflussen. Und so können auch Sie lernen, Ihre Schmerzen durch diese Übung weniger und weniger zu spüren. Alles, was Sie dafür benötigen, ist längst da. Wenn Sie also jetzt selbst über Ihre Schmerzen bestimmen wollen, konzentrieren Sie sich voll und ganz auf jenen besonderen Weg, der die Botschaften

des Körpers von außen nach innen führt und sie als Schmerzen bis ins Gehirn lenkt. Es ist der Weg, den alle Schmerzen gehen müssen. Und Sie erinnern sich wieder daran, dass die Körpermeldungen zuerst eine Art Tor passieren müssen, bevor Sie sie überhaupt als Schmerzen wahrnehmen. Solange die Botschaften noch vor dem Tor sind, haben Sie keine Schmerzen, egal, wie schwer betroffen der Körper bereits sein mag. Das Wissen um das Tor ist jetzt Ihre Chance. Sie können nämlich das Tor aus eigener Entscheidung und aus eigener Vorstellungskraft schließen. Das soll nun das Ziel für die nächste Zeit sein – Sie wollen und werden lernen, das sperrangelweit geöffnete Tor, durch das die Schmerzen gegen Ihren Willen hereinkommen, möglichst dicht und lange zu schließen! Sie lassen sich durch nichts und niemanden davon abbringen, die Schmerzen aus eigener Kraft geistig zu überwinden. Und auch wenn die Macht der Gewohnheit das Tor anfangs immer wieder aufgehen lässt, so gelingt es Ihnen stets von neuem, den Durchlass kleiner und kleiner werden zu lassen, bis schließlich die Gewohnheit nachgegeben hat, und das Tor nur jene Menge Schmerzen durchlässt, mit der Sie schon gut leben können. Eines Tages mag sich dann gar ohne Ihr bewusstes Zutun das Tor völlig schließen – das ist in Ordnung, beobachten Sie es einfach in Ihrem Inneren und lernen Sie, über die Schmerzen selbst zu bestimmen.

Als erstes gilt es herauszufinden, wie man das Tor steuert. Sie finden heraus, wie das Tor sich öffnen und vor allem schließen lässt. Viele Menschen entdecken in ihrer Mitte einen Innenraum oder ein geistiges Laboratorium. Nehmen Sie sich ruhig Zeit und erfahren Sie etwas über Ihren persönlichen Innenraum. Öffnen Sie die Tür zur Schaltzentrale.

Wunderbar: Der Raum ist mit einem Schaltpult ausgestattet: Schaltknöpfe, Drehknöpfe, Schieberegler, Kippschalter, Schalthebel für das Schmerztor. Vor dem Schaltpult steht ein Stuhl. Sie nehmen auf ihm Platz. Es ist durchaus möglich, dass Sie sich in dem Innenraum anfangs nicht zu Recht finden. Vielleicht ist überhaupt kein Schaltpult, nicht einmal ein Kippschalter vorhanden; vielleicht sind so viele Geräte da, dass Sie sich plötzlich überfordert und handlungsunfähig fühlen. Falls Sie mit dem Mechanismus nicht vertraut sind, müssen Sie natürlich die ersten Übungen mit seiner Erforschung verbringen.

Gut. Bewegen Sie jetzt den oder die Schalter, Regler oder Hebel erst ganz vorsichtig. Mit der Zeit werden Sie mutiger und das dürfen Sie auch sein. Sie bewegen die Knöpfe, Schalter, Regler oder Hebel des Schaltpultes nach Kräften. Diese sind über bunte Kabel mit dem Schließmechanismus des entscheidenden Tores verbunden. Hören Sie es klicken, spüren Sie das Einrasten, sehen Sie, wie es sich dreht – Stufe um Stufe – oder mit einem Sprung auf die Null zu, und irgendwo draußen schließt sich ein Tor. Hören Sie: Das Tor der Schmerzen schließt sich jetzt. Sie haben den Steuerungsmechanismus für Schmerzkontrolle in Gang gesetzt. Die Impulse laufen durch die bunten Kabel bis zum Tor. Nicht weiter. Nur bis dorthin. Und das reicht auch. Es ist vollkommen in Ordnung so. Innen wird es merklich stiller, während sich das Tor so weit geschlossen hat. Es wird ruhiger, der Strom lässt nach. Genießen Sie all die neuen, wunderbaren Eindrücke in voller Bewusstheit der eigenen Macht.

Posthypnotische Suggestion:

Und von dem Ort aus, wo Sie jetzt sind, werden Sie immer besser und besser imstande sein, das Tor der Schmerzen zu schließen. Mit jeder Übung wird die Ruhe und Stille in Ihrem Körper länger verweilen und noch voller wirken. Das Klein- und Ausschalten der Schmerzmeldungen und die Stille danach werden sich immer als sehr nützlich und angenehm erweisen. Und das ist gut so.

Rücknahme

nach Svoboda (1989)

64. Elektrotherapeutische Autostimulation

Priming:
Es ist bekannt, dass der menschliche Körper aus etwa 75 Billionen Zellen besteht, deren Zellmembran jeweils – ähnlich wie bei einer Batterie – ein elektrisches Potenzial aufweist. Im Körper ist also eine natürliche Elektrizität vorhanden. Körperzellen kommunizieren miteinander über diese Form von Bioelektrizität. Schmerz stört diesen kommunikativen Austausch. Die folgende Übung hilft dabei, die gestörten Frequenzen zu normalisieren, um damit den Informationsaustausch zwischen Körper und Geist, schmerzhaften und gesunden Anteilen zu beeinflussen.

Tranceinduktion / Vertiefung

Interventionstext:
Beginnen Sie, Ihre Aufmerksamkeit auf die Füße zu lenken. In den Füßen beginnt die Energie damit, sich aufzubauen. Der linke Fuß entspricht dem Minuspol und der rechte Fuß dem Pluspol einer elektromagnetischen Kraft, die durch die natürliche Energie der Erde gespeist wird. Empfinden Sie die Kraft, die sich zwischen den Füßen aufbaut und diese miteinander verbindet. Spüren Sie genau hin. Mit der Zeit können Sie ein feines Kribbeln wahrnehmen. Wie Stiche winziger Nadeln. Und wie sich die Energie zwischen den Füßen immer mehr verdichtet, wächst die unsichtbare Anziehung zwischen beiden Füßen. Da beide aber fest und sicher auf dem Boden stehen, wächst nur die Energie in den Füßen, da sie nicht in Bewegungsenergie umgesetzt wird. Widerstehen Sie dem Bewegungsimpuls, der sich in den Füßen aufbaut. Lassen Sie zu, dass die Energie sich ansammelt und anstaut dort unten. Wie feine Fäden zwischen den Füßen, die auf und in den Füßen spürbar wird. Eine kribbelnde Kraft, die entfesselt sein möchte.
Also gut. Stellen Sie sich vor, wie diese natürlich entstandene, kraftvolle, elektrische Energie kreisförmig durch den Körper geleitet wird. Bei der Einatmung fließt sie die Rückseite des Körpers hinauf, wie mit einer Vakuumpumpe angesaugt, und bei der Ausatmung die Vorderseite des Körpers hinunter. Bei jedem Einatmen wie mit einem Energie-Sauger von den Füßen die Rückseite des Körpers hoch und mit dem Ausatmen die Vorderseite des Körpers zurück zu den Füßen. Purer, prickelnder Feinstrom.
Ein kontinuierlicher Fluss. Einatmen, ausatmen, tief einatmen und langsam wieder ausatmen. Und in dem Maße, wie Sie einfach atmend, das körpereigene Mikrostromsystem bahnen, nutzen und strömen lassen, baut sich um die Haut, die den Körper wie eine schützende Hülle umgibt, ein elektromagnetisches Feld auf. Von der Sohle bis zum Scheitel. Nach allen Seiten 2 – 3 cm über die Körperhülle der Haut hinausgehend. Sie kennen das, wenn einem die feinen Härchen zu Berge stehen aufgrund der elektrostatischen Aufladung. Das Sie umgebende elektromagnetische Feld schützt einerseits vor äußeren Einflüssen und wirkt andererseits harmonisierend auf die elektrischen Störfelder in den Schmerzbereichen. Atmen. Die Zirkulation am Laufen halten. Unerschöpfliche Quelle der Energie mit kraftvoller, harmonischer Resonanzwirkung im Inneren. Nehmen Sie von dieser Energie – von ihrer Kraft, so viel wie möglich auf. Spüren und genießen Sie die gesunden Wirkungen Ihres natürlichen Energiefeldes noch für ein paar Minuten. (Pause)

Beenden Sie nun den Energiestrom, indem Sie die Fußspitzen aktiv aufeinander zu bewegen, bis sie sich berühren. Aufgrund der gegenseitigen Anziehung dürfte das recht leicht sein. Im Moment der Berührung ist der kreisförmig fließende Strom unterbrochen.
(Berührung abwarten.) Jetzt! Innere Stille.

Posthypnotische Suggestion:
Dieser energiereiche Zustand, der auf die Harmonisierung und Selbstregulation der körperlichen Funktionen abzielt, wird noch eine ganze Weile spürbar sein. Und wenn Sie die Wirkung wieder aufladen wollen, wissen Sie nun, was zu tun ist.

Rücknahme

nach Shealy (1983), zit. aus Svoboda (1989)

65. Kraftquellen der Vergangenheit aktualisieren

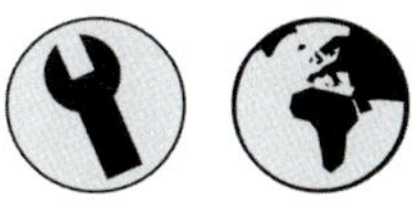

Priming:
Der Schmerz scheint zuweilen alle positiven Erinnerungen aus der Vergangenheit zu blockieren, angenehmes Erleben in der Gegenwart zu unterbinden und tolle Zukunftspläne auf Eis zu legen. Wie wäre es, unter dem Schmerz hindurch, einen Tunnel in die Vergangenheit zu graben, um sich dort den Rücken zu stärken. Mit dieser Stärkung kommen Sie dann zurück in die Gegenwart und begegnen dem Gevatter Schmerz erhobenen Hauptes. Und bevor die Geschichte mit dem rituellen „Es war einmal" beginnt, dürfen Sie beginnen, sich zu entspannen.

Tranceinduktion / Vertiefung

Interventionstext:
Es war einmal eine Situation in Ihrem Leben, in der Sie im Vollbesitz Ihrer Kräfte waren, der körperlichen oder der geistigen Kräfte oder beider. In dieser Situation hatten Sie alle Ihre Fähigkeiten zur Verfügung. Erinnern Sie sich? Sie waren in einer hervorragenden Verfassung. Sie fühlten sich ausgezeichnet in dieser Situation. Sie waren einfach gut drauf!
Vielleicht fallen Ihnen mehrere Power-Situationen dieser Art ein – ausgezeichnet!
Wählen Sie aus den Situationen, an die Sie sich jetzt erinnern und auf die diese Beschreibung passt, diejenige aus, die Ihnen am besten gefällt. Wenn Sie Ihre Wahl getroffen haben, geben Sie mir bitte ein Zeichen durch Anheben des rechten Zeigefingers. Wenn, wider Erwarten, keine Situation auftauchen sollte, sagen Sie mir bitte Bescheid!
(Wenn das Signal gegeben wird, weiter bei **A**, wenn keine entsprechenden Situationen gefunden werden, weiter bei **B**)

A
Dann gehen Sie bitte jetzt in Ihrer Vorstellung in diese Situation hinein und erleben sie noch einmal mit all Ihren Sinnen:

Gehen Sie in diese Körperhaltung!
Stellen Sie fest, was Sie in diesem Moment sehen mit Ihren eigenen Augen!
Vergegenwärtigen Sie sich die Geräusche, Klänge, Worte und Töne, die Sie dort hören!
Gibt es vielleicht auch einen bestimmten Geruch oder Geschmack in dieser Situation?
Spüren Sie Ihre Gefühle in diesem Augenblick!

Vergegenwärtigen Sie sich noch einmal den entscheidenden Augenblick in dieser Situation. Suchen Sie sich den schönsten Moment heraus. The best part of the trip. Und wenn er nur kurz ist, machen Sie ihn einfach länger, dehnen ihn aus und genießen ihn in vollen Zügen. Es ist alles da, was Sie brauchen. Ja, das fühlt sich doch wirklich gut an!

Und jetzt lenken Sie dieses positive Lebensgefühl in die Schmerzen hinein. Genau! Wie eine angenehme Überraschung – Surprise! Mittenrein! Fühlen Sie, wie Ihnen das gut tut! Jede graue Zelle wird bunt!

Posthypnotische Suggestion:
Diese Kraftquellen aus der Vergangenheit sind in Ihrem Gedächtnis, auch in Ihrem Körpergedächtnis gespeichert. Sie können Sie mit all Ihren Sinnen abrufen, wann immer Sie wollen.

Rücknahme

B
Das ist völlig in Ordnung. Vielleicht möchten Sie sich stattdessen an eine Situation in Ihrem Leben erinnern, in der Sie etwas Tolles getan haben. Oder Sie haben dazu beigetragen, dass etwas Wichtiges zustande gekommen ist; etwas, das ohne Ihr Mitwirken nicht hätte verwirklicht werden können, etwas, das ohne Ihren Beitrag längst nicht so gut geklappt hätte. Erinnern Sie sich an eine Situation, die Sie mit Freude und Stolz erfüllt.

Vielleicht fallen Ihnen mehrere bedeutende Situationen dieser Art ein – ausgezeichnet!
Wählen Sie aus den Situationen, an die Sie sich jetzt erinnern und auf die diese Beschreibung passt, diejenige aus, die Ihnen am besten gefällt. Wenn Sie Ihre Wahl getroffen haben, geben Sie mir bitte ein Zeichen durch Anheben des rechten Zeigefingers. Wenn wieder keine Situation auftauchen sollte, sagen Sie mir bitte Bescheid!
(Wenn das Signal gegeben wird, zurück zu **A**.)
(Wenn keine entsprechenden Situationen gefunden werden:)
Offensichtlich ist heute nicht der richtige Zeitpunkt dafür, Ihr Licht unter dem Scheffel hervorzuholen. Das ist zu respektieren.

Posthypnotische Suggestion:
Sie kennen das Phänomen: man sucht einen Namen oder einen Begriff, und er fällt einem partout nicht ein, so sehr man sich auch bemüht. Und dann, wenn man längst nicht mehr daran denkt, ist er plötzlich da. Das Unterbewusste hat den Suchauftrag weitergeführt, ohne bewusstes Zutun.

Rücknahme

nach Mohl (1993) / Joy (1985), zit. aus Svoboda (1989)

66. Die Schmerzgegenwart zeichnen

Priming:
Der chronische Schmerz setzt sich aus drei Komponenten zusammen: aus der Erinnerung an vergangenen Schmerz, aus dem gegenwärtig erlebten Schmerz und der Erwartung zukünftiger Schmerzen. Der gegenwärtig erlebte Schmerzreiz macht damit nur ein Drittel des Schmerzes aus. Die beiden anderen Drittel, das erinnerte und das erwartete, sollte man so weit wie möglich reduzieren.

Tranceinduktion / Vertiefung

Interventionstext:
Erfinden Sie nun im Geiste eine Schultafel. Genau, eine große, grüne oder schwarze Tafel. Sie stehen davor und Ihre dominante Hand hält ein imaginäres Stück Kreide. Sie ziehen den typischen Geruch von Kreide und frisch geputzter, aber trockener Tafel in Ihre Nase und beginnen nun, mit der Kreide in Ihrer Hand die Umrisse Ihrer Schmerzstelle auf die Tafel zu zeichnen. Malen Sie nicht aus dem Gedächtnis, sondern aus der unmittelbaren Beobachtung Ihres Schmerzes. Tun Sie nichts anderes, als Ihren Schmerz so zu zeichnen, wie Sie ihn jetzt im Moment erleben. Denken Sie nicht daran, wie er aussieht, sondern beobachten Sie ihn und zeichnen Sie ihn jetzt auf. Erinnern Sie sich nicht an die Schmerzen, sondern beobachten Sie sie unbeteiligt und setzen die Beobachtung, das unmittelbare Erleben des Schmerzes in die Zeichnung auf der Tafel um. Eine korrekte Skizze. Ausgemalt oder schraffiert. Wenn etwas nicht passt oder sich verändert, nutzen Sie den feuchten Schwamm und wischen Sie die entsprechenden Teile des Schmerzes aus. Einfach wegwischen und schauen, was noch da ist. Spüren – zeichnen.
Wenn der eine Arm müde wird, nehmen Sie den anderen.
Fragen Sie sich auch nicht, wie sich der Schmerz in der Zukunft entwickeln wird, später, in einer Stunde, morgen oder in einem Jahr. Beobachten Sie Ihren jetzigen Schmerz möglichst nüchtern und unbeteiligt, und zeichnen Sie alle Einzelheiten des momentanen Schmerzerlebens auf die Tafel.

Posthypnotische Suggestion:
Immer wenn Sie Ihre Schmerzen in Zukunft bewusst wahrnehmen, reduzieren Sie sie um den Anteil der Schmerzerinnerung und um den Anteil der Schmerzvorhersage. Denn der gegenwärtige, wahrgenommene Schmerz ist weniger als die Summe seiner drei zeitlichen Teile.

Rücknahme

Keyes (1984), zit. nach Svoboda (1989)

67. Der hoffnungslose Fall

Priming:
Jedes Ende ist gleichzeitig ein neuer Anfang.

Tranceinduktion / Vertiefung

Interventionstext:
Zum Arzt kam ein Schuster, der unter starken Schmerzen litt und dem Tode nahe schien. Der Arzt gab sich Mühe, fand aber kein Rezept, das noch hätte helfen können. Ängstlich fragte der Patient: „Gibt es nichts mehr, was mich retten kann?" Der Arzt antwortete: „Ich kenne leider keine anderen Mittel." Darauf antwortete der Schuster: „Wenn nichts mehr hilft, dann habe ich zum Schluss noch einen Wunsch. Ich möchte einen Eintopf mit zwei Kilo dicken Bohnen und einem Liter Essig." Der Arzt hob resigniert die Schultern: „Ich halte nicht viel davon, aber wenn Sie meinen, können Sie es versuchen." Die Nacht über wartete der Arzt auf die Todesnachricht. Am nächsten Morgen aber war der Schuster zum Erstaunen des Arztes quicklebendig und gesund. So schrieb er in sein Tagebuch: Heute kam ein Schuster zu mir, für den es kein Mittel mehr gab. Aber irgendwie schien er unbewusst selbst zu wissen, was ihm gut tun würde und so haben zwei Kilo Bohnen und ein Liter Essig ihm geholfen.
Kurze Zeit darauf wurde der Arzt zu einem schwerkranken Schneider gerufen. Auch in diesem Fall war er am Ende seiner Kunst. Als ehrlicher Mann gestand er dem Schneider dies ein. Der bettelte: „Wissen Sie nicht doch noch eine andere Möglichkeit?" Der Arzt dachte nach und sagte: „Nein, aber vor nicht allzu langer Zeit kam ein Schuster zu mir, der unter ähnlichen Schmerzen litt wie Sie. Ihm halfen zwei Kilo Bohnen und ein Liter Essig." „Wenn nichts mehr hilft, werde ich das halt versuchen," antwortete der Schneider. Er aß die Bohnen mit Essig und war am nächsten Tag tot. Daraufhin schrieb der Arzt in sein Tagebuch: Gestern kam ein Schneider zu mir. Ihm war nicht zu helfen. Er aß zwei Kilo dicke Bohnen mit einem Liter Essig, und er starb. Was für die Schuster gut ist, ist nicht gut für die Schneider.
Dem nächsten, der zu mir kommt und dem ich keine Mittel mehr zu verschreiben weiß, werde ich sagen:

Posthypnotische Suggestion:
„Wenn Sie Schmerzen plagen und nichts mehr zu helfen scheint, hören Sie auf den Rat Ihrer inneren Stimme; denn Sie können Ihre Schmerzen auf Ihre eigene Art und Weise überwinden."

Rücknahme

nach PESESCHKIAN *(1979)*

68. Die Vier Elemente

Priming:
Sie kennen Phasen der Schmerzfreiheit. Selbst wenn der Schlaf die einzige Zeit der Schmerzfreiheit für Sie ist, so weiß Ihr Gehirn doch offensichtlich, was es tun oder lassen muss, um Ihnen diese schmerzfreien Phasen zu ermöglichen. Der Schlüssel zum Schloss der Schmerzfreiheit ist also vorhanden. Versuchen wir einen Zweitschlüssel zu fertigen. Dazu nutzen wir alle natürlichen Ressourcen, die wir haben – die vier Elemente.

Tranceinduktion / Vertiefung

Interventionstext:
Erde
Stellen Sie sich eine Öffnung am schmerzenden Bereich vor. Sie sollte eher wunderbar als merkwürdig sein und eher großartig als zu klein geraten. Sie ist auf jeden Fall groß genug, um gleich alles hindurchzulassen, alles raus zu lassen, was Sie schon lange einmal loswerden wollten. Und nun beginnen Sie, die Schmerzstelle durch die Öffnung zu entleeren. Lassen Sie alles Feste, Harte, Spitze, Dunkle oder Schwere durch die Öffnung aus der Schmerzstelle verschwinden. Nach und nach entschwindet alles nach außen. Ja und innen fühlt es sich irgendwie leichter und lichter, weiter und freier an. Sie haben Zeit genug, sich von all dem zu befreien.
Wasser
Der Bereich ist fast leergeräumt. Nur hier und da haften noch einige Dinge in den Ecken, die Sie stören. Stellen Sie sich vor, dass durch die Öffnung klares, reines Wasser hineinfließt, das Ihren Körper bereichert. Es füllt die ausgewählte Körperstelle immer mehr und mehr. Dabei kreist es dort innen in einer sehr angenehmen Art. Zugleich löst es die hartnäckigsten Verkrustungen ab und holt auch die schwersten Teile aus den letzten Winkeln heraus. Es füllt mehr und mehr den ganzen Bereich, bis es genug ist. Und wenn es soweit ist, dann lassen Sie es durch die Öffnung abfließen. Der Körperbereich ist entschlackt und vollkommen leer. Er fühlt sich noch leichter und lichter, weiter und freier an.
Luft
Jetzt weht durch die Öffnung eine leichte, sanfte Brise herein. Der Windhauch streicht durch den jetzt leeren und freien Körperbereich und berührt ihn überall ganz behutsam und liebevoll. Eine ganz sachte Berührung durch den Lufthauch im Inneren. Nach einer Weile verabschiedet sich der Wind, und es wird sonderbar still; ruhig und still, noch leichter und lichter, weiter und freier. Sie fühlen sich rundum zufrieden und wissen sich zuinnerst im Einklang mit dem Leben, der Natur und dem ganzen Universum. So muss sich vollendetes Glück anfühlen.
Feuer
Stellen Sie sich schließlich vor, wie ein Sonnenstrahl durch die Öffnung hereinfällt. Er leuchtet strahlend hell und durchflutet alles mit warmem Licht und wohliger Leuchtkraft. Sein Licht erfüllt den ganzen Körperbereich – oben wie unten, vorne wie hinten, rechts wie links. Von der Mitte aus strahlt das Licht in alle Richtungen, auch in die Tiefe. Die letzten Winkel werden in freundliches, stimmungsvolles Licht getaucht. Es ist der reinste Ausdruck der Kraft und der Freude und tut unendlich gut.

Lassen Sie nun die Öffnung leise verschwinden.

Posthypnotische Suggestion:
Das leichte, lichte, weite und freie Gefühl bleibt dort, auch wenn Sie gleich in die äußere Wirklichkeit zurückkehren.

Rücknahme

nach SVOBODA *(1994)*

69. Der Schmerzmagnet

Priming:
Viele beschreiben ihren Schmerz so, als ob Folterwerkzeuge zur Anwendung kämen, um die entsprechenden Schmerzempfindungen hervorzurufen. Das ist verständlich und schrecklich zugleich; denn Vorstellungen wirken sich auf das Schmerzerleben aus – da machen gruselige Vorstellungen keine Ausnahme. Andererseits bewirken Unterschiede in der Vorstellung auch Unterschiede im Erleben – auch im Schmerzerleben, und das sollten wir nutzen. Jedes größere, ungelöste Problem wirkt auf den Schmerz wie ein Magnet. Das ist wohl wahr. Aber wirken magnetische Heilkräfte nicht auch im Dienste der Gesundheit?

Tranceinduktion / Vertiefung

Interventionstext:
Machen Sie es sich richtig bequem. Es ist ein warmer Tag, die Sonne scheint, Sie sind ungestört und legen die beengende und viel zu warme Kleidung ab. Erst in der Badekleidung lässt sich die Wärme so richtig gut genießen. Sie dösen im Liegen. Ab und zu blicken Sie nach oben, sehen den blauen Himmel. Eine Wolke am Horizont erregt Ihre Aufmerksamkeit, denn Sie sieht wolkiger aus als die anderen Wolken, formvollendeter als jede Wolke, die Sie bislang zu Gesicht bekamen. Sie kommt langsam näher. Und noch etwas fällt Ihnen auf. Erst glauben Sie an eine Täuschung, doch jetzt ist es nicht mehr zu leugnen. Sie hören ein Sirren, das von der Wolke auszugehen scheint. Denn je näher die wunderschöne Wolke kommt, desto tiefer gehen Sie in eine Art Trance. Wie gebannt schauen Sie auf die sich nähernde Wolke, hören das feine Sirren, das von ihr ausgeht und sinken tiefer und tiefer in Trance. Diese Wolke mit ihrer hypnotisierenden Wirkung steht nun über Ihnen. Sie verändert sich allmählich. Aus der Wolke kommt etwas zum Vorschein. Es ist ein großer, wunderschöner Magnet. Es ist nicht zu fassen: Die Wolke gibt einen herrlichen Magneten frei, der sich etwas absenkt, bis er genau in der richtigen Höhe zum Stillstand kommt. Und jetzt spüren Sie es. Er zieht mit seiner starken magnetischen Kraft alle schmerzerzeugenden Fremdkörper aus Ihrem Leib. Die Fremdkörper können sich seiner Kraft nicht entziehen und trudeln einer nach dem anderen nach oben. Sie selbst liegen fest und sicher auf der Erde. Nur die Fremdkörper lösen sich aus Ihrem Körper. Die Erleichterung ist spürbar. Mit jedem Fremdkörper, der aus Ihrem Leib gezogen wird, können Sie ein

bisschen tiefer atmen, erleichtert und befreit aufatmen, seufzend vor Wohlbehagen. Schließlich ist alles draußen, was Ihnen Schmerzen bereitet hat. All die Folterwerkzeuge hängen am Magneten, der sich jetzt offensichtlich langsam in die Wolke zurückzieht. Und – erst glauben Sie, dass Sie träumen – nun regnet es auch noch aus der Wolke; aber es ist kein normaler Regen: eine Art bläuliches Gel regnet auf Ihren Körper herab. Das fühlt sich gut an, sehr gut. Und Sie wissen nicht genau, warum sich das gut anfühlt – ist es die entzündungshemmende Wirkung, die abschwellende Wirkung oder die blutungshemmende Wirkung? Und wie Sie noch darüber nachdenken und der heilenden Wirkung nachspüren, entfernt sich die Wolke langsam wieder. Es ertönt wieder dieses leise Sirren. Sie verfolgen die Wolke mit Ihren Augen und sehen noch, wie die Fremdkörper, einer nach dem anderen, aus der Wolke in einen See plumpsen. Sie meinen, das entfernte „Plopp" zu hören, mit dem die Fremdkörper in sicherer Entfernung auf der Wasseroberfläche aufschlagen und in der unergründlichen Tiefe des Sees verschwinden.

Posthypnotische Suggestion:
Und mit jedem „Plopp" verlängert sich die heilsame Wirkung. Mit jedem „Plopp" verlängert sich die heilsame Wirkung auf Ihren Körper.

Rücknahme

nach Kaiser Rekkas (2005)

70. Reparatur der Körpermaschine

Priming:
Wie schön wäre es, wenn der menschliche Körper so leicht zu reparieren wäre wie eine Maschine. Da können Teile, die nicht mehr ordentlich funktionieren, entnommen, repariert oder ausgetauscht werden. Beim Menschen, so werden Sie berechtigterweise einwenden, ist das doch auch möglich – man denke etwa an künstliche Gelenke oder Organtransplantationen. Und möglicherweise geht noch viel mehr, als wir uns heute träumen lassen.

Tranceinduktion / Vertiefung

Interventionstext:
Gehen Sie nun mit dem Sachverstand eines Mechanikers, eines Ingenieurs oder Handwerkers oder einfach eines Menschen mit gesundem Maschinenverstand an Ihren Schmerzbereich heran. Sehen Sie vor sich, was nicht richtig funktioniert, sodass Schmerzen entstehen. Stellen Sie eine Mängeldiagnose. Lassen Sie sich Zeit dafür, denn die richtige Diagnose ist die halbe Reparatur. Wie würden diese Teile miteinander arbeiten, sich bewegen, wenn alles reibungslos liefe? Wie sähe das aus? Wo klemmt es aber nun? Wie entsteht die Reibung oder der Abrieb? Welche Zahnräder greifen nicht richtig ineinander? Oder liegt es an der fehlenden Schmierung? Fehlt Öl? Manchmal hört man auch, was nicht in Ordnung ist. Welche Teile sind defekt? Nehmen Sie diesen Körpermaschinenbereich im Geiste auseinander und untersuchen Sie die Schwachstellen!

Aber fragen Sie sich auch: Welche Teile sind noch gut, stabil und funktionieren prächtig? Und welche Teile müssen Sie kleben, flicken, löten, schweißen oder sonst was, bevor Sie sie wieder einsetzen und ausprobieren. Muss etwas entlüftet oder gekühlt werden? Oder – umgekehrt – aufgewärmt oder aufgeheizt? Sind Verschraubungen zu locker oder zu fest? Fehlt die Stabilität? Welche Ersatzteile müssen eingebaut werden? Welche Ergänzungsteile sind sinnvoll? Reparieren Sie die Körpermaschine. Tun Sie alles, was notwendig ist, um ein Funktionieren sicherzustellen. Vielleicht sollte die reparierte Körpermaschine nicht mehr unter Volllast betrieben werden? Ältere Maschinen sind oft zuverlässig, wenn man sie richtig behandelt und keine unsinnigen und unzeitgemäßen Anforderungen an sie stellt. Ganz sicher braucht sie einen Probelauf.

Posthypnotische Suggestion:
Die Verringerung des Schmerzempfindens mag Ihnen als Rückmeldung dienen, dass Sie die Körpermaschine im grünen Bereich betreiben und dass die Reparaturmaßnahmen erfolgreich waren. Eine Verstärkung des Schmerzempfindens im Alltag kann Sie zur Überprüfung mahnen, dass und wie Sie die Körpermaschine überfordern. Schauen Sie im Falle einer Schmerzverstärkung innerlich ruhig einmal nach, ob Sie im reparierten Bereich wieder mental Hand anlegen sollten.

Rücknahme

nach Kossak (2004)

71. Schmerzableitungsrohre verlegen

Priming:
Im Körper ist alles im Fluss, alles in Bewegung, ständiger Veränderung unterworfen. Energien strömen, werden aufgenommen und abgegeben. Was aber passiert, wenn dieser Energiefluss ins Stocken gerät? Wenn der Weitertransport behindert oder der Abfluss blockiert wird? Sie wissen es: das Körpersystem hat ein Problem und bemüht sich, den Energiekreislauf wiederherzustellen. Schmerz ist auch eine Art blockierte Energie. Mit der folgenden Hypnosetechnik helfen wir Ihrem Körper, die angestauten schmerzhaften Energien zu lösen.

Tranceinduktion / Vertiefung

Interventionstext:
Wenden Sie Ihren Blick nun nach innen und suchen Sie die Stelle auf, an der die Schmerzen sitzen. Spüren Sie das Zentrum des Schmerzes auf. Begeben Sie sich mit Ihrer Wahrnehmung mitten hinein. Legen Sie dann aus dem Zentrum des Schmerzes eine Art Leitung, ein feines Röhrchen, durch das der Schmerz abfließen kann. Lassen Sie das weiche und flexible Röhrchen einen Weg durch Ihren Körper finden, bis es an einer Hand oder an einem Fuß oder vielleicht auch ganz woanders ans Tageslicht kommt. Vom Zentrum des Schmerzes ausgehend schlängelt es sich durch den Körper bis zum Austrittspunkt. Schauen Sie genau hin, um auch die Farbe dieses Röhrchens in Augenschein zu

nehmen! Achten Sie darauf, wie der Schmerz durch dieses Röhrchen fließt, immer weiter und weiter, bis er aus der Öffnung nach außen tritt und endlich abfließt. Geben Sie dem Schmerzzentrum folgenden Auftrag, den Sie in Gedanken aussprechen: „Abfließen!" Falls das Abfließen irgendwo ins Stocken gerät, können Sie das Röhrchen verlegen, den Durchmesser oder die Farbe des Röhrchens verändern oder etwas anderes damit anstellen, um das kontinuierliche Abfließen – das ist der Auftrag – sicherzustellen. Verwenden Sie soviel Kreativität wie möglich und mindestens so viele Ideen wie notwendig, damit das Abfließen zustande kommt. Genießen Sie das befreiende Gefühl, wenn Ihr Schmerzzentrum entlastet wird, wenn die Dinge in Bewegung kommen. Konzentrieren Sie sich darauf, dass der Durchfluss regelmäßig ist und der Schmerz durch das Abfließen nachlässt.
Ich möchte Sie einladen, noch ein zweites Röhrchen zu legen: Eine kleine Abzweigung aus der Luftröhre, die sich einen Weg zum Schmerzzentrum sucht. Es sollen ja blockierte Energien zum Strömen und Fließen gebracht werden. Welche Farbe hat dieses Röhrchen? Mit jedem Einatmen lassen Sie reinigenden Sauerstoff durch dieses Röhrchen zum Schmerz laufen. Suchen Sie auch hier nach kreativen Möglichkeiten, den Weg des Röhrchens, seine Farbe, den Durchmesser oder was auch immer so lange zu verändern, bis der Fluss gleichmäßig und ruhig ist. Halten Sie diesen Fluss für einige Minuten konstant, bis die Schmerzen deutlich nachgelassen haben. Einatmen: energiereicher Sauerstoff fließt mitten hinein ins Zentrum der sich schon deutlich in Auflösung befindlichen Schmerzen und von dort fließt der Schmerz durch das andere Röhrchen ab nach draußen – „Abfließen." Dieses Wort ist Auftrag und Ziel zugleich. Wenn Sie bei diesem automatischen Prozess noch ein Wörtchen mitreden wollen, sprechen Sie innerlich „Abfließen" wenn Sie ausatmen. Ein kontinuierliches Strömen und Kreisen. Einatmen, Sauerstoff fließt hin, Ausatmen, Abfließen, hinaus aus dem Körper, hinaus.

Posthypnotische Suggestion:
Und wenn Sie gleich wieder in die äußere Realität zurückgekommen sein werden, wird Ihr Unbewusstes dafür zuständig sein, dass dieses von Ihnen installierte Rohrsystem weiterwirkt. Falls die Intensität des Schmerzes wieder einmal zunehmen sollte, werden Sie sich daran erinnern, dass Sie Ihr Inneres abtasten können, um für einen regelmäßigen Fluss in den Röhrchen zu sorgen.

Rücknahme

nach Heinze & Vohmann-Heinze (1996)

72. Die Serotonindusche

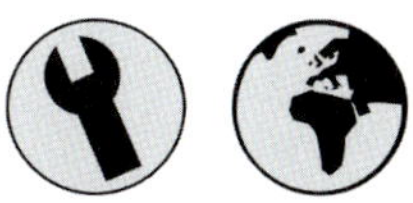

Priming:
Wenn unser körpereigenes „Schmerzhemmsystem" aktiviert wird, erfolgt u. a. eine Ausschüttung des Neurotransmitters Serotonin im Gehirn. Über serotonerge, postsynaptische Rezeptoren wird so eine Hemmung der einströmenden Schmerzsignale erreicht. Wenn das Serotoninangebot im Gehirn erhöht wird, geht das mit einer analgetischen Wirkungsverstärkung einher – die Schmerzen werden also noch besser gehemmt. Ich möchte Sie im Rahmen dieser Hypnose-Sitzung einladen,

eine Reise in Ihr Gehirn zu unternehmen, dorthin, wo das Serotonin ausgeschüttet wird, um Schmerzen zu lindern.

Tranceinduktion / Vertiefung

Interventionstext:
Und ich möchte Sie nun einladen, eine Reise in Ihren Kopf zu unternehmen, eine Reise in die Mitte Ihres Gehirns, dorthin, wo das Serotonin ausgeschüttet wird, das die Schmerzen hemmt. Und vielleicht dauert es ein wenig, bis Sie einen Weg dorthin finden, indem Sie in Ihrer Vorstellung Ihre Größe verringern oder den Kopf vergrößern, sodass Sie bequem hinein gelangen oder vielleicht tauchen noch ganz andere Wege auf, damit Sie zu Ihrem Gehirn gelangen können, mitten hinein in dieses wundersame Gebilde. Dort angekommen, finden Sie einen Raum, der entfernt an ein Badezimmer erinnert. Vielleicht ist es auch nur die Erinnerung an ein Badezimmer, das dort an diesem Platz abgespeichert ist oder eine Fantasie eines Traumbades. Wie dem auch sei, eine Dusche ist jedenfalls vorhanden: Es handelt sich um eine Serotonindusche. Und Sie bereiten sich darauf vor, eine Dusche zu nehmen. Sie stellen die Serotonin-Dusche vorsichtig an und schütten damit den Stoff aus, den Sie zur Schmerzlinderung benötigen und der Ihnen gut tun wird. Sie wählen eine angemessen warme Temperatur. Sie können spüren, wie die warmen Neurotransmitter-Kügelchen angenehm über Ihren Körper fließen und perlen. Und vielleicht fühlt es sich warm und angenehm an. Vielleicht duften sie. Und ich weiß nicht, welche Farbe Ihre Serotonin-Kügelchen haben. Vielleicht gibt es auch verschiedene Farben. Und vielleicht gibt es auch große und kleine Kügelchen bei Ihnen. Ein Teil davon zieht sanft ein in Ihre Haut und wird von dort tiefer in den Körper geleitet und schließlich in einem fließenden Kreislauf zum Gehirn gebracht. Und ich weiß nicht, ob Sie die entspannende und beruhigende Wirkung der Kügelchen gleich fühlen können oder ob die Wirkung erst nachher einsetzt. Die Kügelchen, die von Ihrem Körper abperlen und in den Abfluss gelangen, kommen natürlich auch Ihrem Gehirn zugute, denn Sie befinden sich ja darin. Aber warum sich mit solchen komplexen Betrachtungen aufhalten, wenn die warme Dusche einfach gut tut. Früher oder später können Sie nachfühlen wie die Kügelchen von Ihrem Gehirn aufgesogen werden, um die gelassene Entspannung des ganzen Körpers zu ermöglichen, um Ruhe zu haben vor körperlichen Missempfindungen – die Anspannung vollständig aus dem Körper spülen. Und je länger Sie die Serotonin-Dusche laufen lassen, desto besser können Sie die angenehme und entspannende Wirkung fühlen. Die Wärme, die sich im Körper ausbreitet, das angenehme Gefühl der Schwere, wenn die Kügelchen sich mehr und mehr im Gehirn und über den ganzen Körper ausbreiten, um ein gutes Körpergefühl hervorzurufen. Und Sie können den warmen Strahl der Kügelchen in Ihrem Gehirn und am ganzen Körper verfolgen, das angenehme Gefühl auf sich wirken lassen. Fühlen Sie diesem Zustand der Entspannung, Wärme und des Wohlbefindens noch eine Weile nach. Und wann immer es Ihnen beliebt, können Sie die Dusche beenden, sich abtrocknen, anziehen und die erfrischende Belebung einer wohlig-schläfrigen Entspannung nacherleben.

Posthypnotische Suggestion:
Und immer, wenn Sie diese Dusche brauchen, können Sie sie aufdrehen, am Morgen oder am Nachmittag oder wann auch immer, um sich entspannt zu fühlen. Und immer wenn Sie mehr Serotonin benötigen, können Sie einfach entspannen und die angenehme Wirkung der Kügelchen in Ihrem Körper wiederherstellen.

Rücknahme

nach SCHLARB *(2004)*

73. Visualisierung der körperlichen Heilkräfte

Priming:
Im Folgenden können Sie an der Mobilisierung Ihrer Heilkräfte mitwirken. Ich möchte Ihnen dabei helfen, den Glauben an Ihre Fähigkeit zu stärken, den Schmerz unter Kontrolle bringen zu können. Dadurch verringert sich auch die Angst, die häufig ein wesentlicher Bestandteil des Schmerzes ist.

Tranceinduktion / Vertiefung

Interventionstext:
Stellen Sie sich die Ursache der Schmerzen, unter denen Sie zurzeit leiden, bildlich vor – in einer Form, die nichts mit den wirklichen anatomischen Gegebenheiten zu tun haben muss, sondern so, wie Sie es sich in Ihrer Vorstellung und Fantasie ausmalen. Eine Ursache, die einen Schmerz, der sich so anfühlt wie Ihrer, hervorrufen bzw. erzeugen könnte. Lassen Sie eine bildhafte Vorstellung davon vor Ihrem inneren Auge entstehen.
Stellen Sie sich nun auch die Behandlung dieser Schmerzursache bildlich vor. Sehen Sie, wie die Behandlung die Wurzeln der Schmerzen beseitigt. Auch die Behandlung muss nichts mit den realen medizinischen Behandlungsmöglichkeiten zu tun haben. Lösen Sie sich davon, wenn Sie wollen. Sehen Sie, wie Ihre neue, innere Behandlung die Selbstheilungskräfte Ihres Körpers stärkt und wie ein Schlüssel ins Schloss der Schmerzursache passt, die Sie sich eben bildlich vorgestellt haben.
Stellen Sie sich den Schmerz-Abwehrmechanismus und die damit verbundenen natürlichen Vorgänge in Ihrem Körper bildlich vor – deren Beschaffenheit, Art, Farbe, Form und Bewegungsmuster. Schauen Sie genau hin, denn die Heilkräfte begeben sich auf eine Forschungsreise durch Ihren Körper, um die Störung ausfindig zu machen. Bemühen Sie sich, dieses Bild sehr deutlich vor sich zu sehen, während Sie Ihre Heilkräfte in den Teil des Körpers begleiten, in dem Sie die Schmerzen spüren. Sehen Sie, wie sie die Ursache Ihres Leidens und Ihrer Schmerzen beseitigen. Es ist erstaunlich, was da alles vor sich geht, unermüdlich und fleißig – immer das Ziel vor Augen, die Region sauber, gesund und schmerzfrei zurückzulassen. Spüren Sie, wie zur selben Zeit, in der Sie sich dieses Bild vorstellen, der Schmerz in dieser Körperregion nachlässt oder sogar ganz vergeht.
Stoßen die Heilkräfte, in welcher Form auch immer, zum Beispiel auf schmerzhaft verspanntes Muskel- oder Bindegewebe, dann stellen Sie sich bildhaft vor, wie es sich lockert. Fühlen Sie, wie sich die gesamte Körperregion entspannt. Stellen Sie sich beispielsweise vor, dass die Muskeln wie Gummibänder erschlaffen. Aber Sie haben sicherlich Ihre eigenen Vorstellungen des körpereigenen Selbstbehandlungsverlaufs, und das ist gut so. Und während dieser innere Behandlungsprozess schon ein gutes Stück vorangekommen ist und noch weiter voranschreitet, vertrauen Sie auf die eigenständige Fortsetzung der inneren Behandlung, die Sie angestoßen haben, auch ohne Ihr bewusstes Zutun.
Und so können Sie für einen Moment aus sich heraustreten. Sehen Sie sich dann selbst vor sich stehen – gesund, von Leiden und Schmerzen befreit und voller Tatendrang. Sehen Sie, was Sie momentan gerne tun möchten. Tun Sie es und fühlen Sie sich frei von Schmerzen. Verschmelzen Sie in Ihrer Vorstellung wieder mit Ihrem Körper und gehen Sie erfolgreich den Zielen Ihres Lebens entgegen.

Posthypnotische Suggestion:
Mit jeder Übung dieser Art verfeinert sich Ihre Vorstellung von Ihren ganz individuellen Heilungskräften und somit werden Sie deren positive Wirkung auch immer deutlicher erleben.

Rücknahme

nach Simonton, Simonton & Creighton (1982)

74. Suggestiv-Formeln gegen Schmerzen

Anmerkung:
Diese Technik ist vor allem für Patienten geeignet, die positive Erfahrungen mit dem Autogenen Training gemacht haben. Vorab ist einerseits zu klären, ob Wärme oder Kälte in Bezug auf die Schmerzen hilfreich ist und, andererseits, für welche Teile des Körpers Wärme oder Kühle angenehm ist.

Priming:
Sie haben mir berichtet, positive Erfahrungen mit dem Autogenen Training gemacht zu haben. Das ist gut so, denn somit besteht die Möglichkeit, in Schmerzsituationen mit den formelhaften Vorsatzbildungen des Autogenen Trainings zu arbeiten. Die folgenden Formeln haben nicht den Zweck, die Schmerzen „wegzureden", sondern sind eine Form innerer Selbstgespräche, die autosuggestiv das Schmerzerleben beeinflussen. Suggestive Formeln werden bereits seit Jahrzehnten bei Schmerzen eingesetzt.

Tranceinduktion / Vertiefung

Interventionstext:
Stirn ganz angenehm warm / kühl und schmerzfrei.
Wangen ganz angenehm warm / kühl und schmerzfrei.
Der Nacken bleibt angenehm warm / kühl, der Kopf ist schmerzfrei.
Schultern und Ellbogen bleiben ganz warm / angenehm kühl und schmerzfrei.
Die großen Gelenke sind warm / kühl und schmerzfrei.
Unterleib und Rücken bleiben ganz angenehm und schmerzfrei.
Schmerzen sind ganz gleichgültig.
Der Rücken ist warm / kühl und schmerzfrei.
Beschwerden sind ganz gleichgültig.

Posthypnotische Suggestion:
Mit jeder Wiederholung der Formeln wird ihre Wirkung immer deutlicher spürbar werden, so wie Sie es bereits mit den gelernten Formeln des Autogenen Trainings erlebt haben.

Rücknahme

Thomas (1983), zit. nach Rehfisch, Basler & Seemann (1989)

75. Der Wille des Windes versetzt Schmerzberge

Priming:
Wind kann sehr angenehm sein, mal wärmt er, mal erfrischt er. Im Wind wohnt viel Kraft. Er versetzt tonnenschwere Sandberge, die unverrückbar scheinen, und trägt sie viele hundert Kilometer weit durch die Luft. Vielleicht reagiert der schmerzende Sand im Getriebe Ihres Körpers eher auf ausdauernde, luftige Streicheleinheiten als auf bodenständige Härte.

Tranceinduktion / Vertiefung

Interventionstext:
Ihr Atem geht ruhig und gleichmäßig. Ruhig und gleichmäßig versorgt er den Körper mit Sauerstoff. Der Atem dringt bis in die entlegensten Winkel Ihres Körpers, wie ein wohltuender, warmer Wind, der Sie fürsorglich umhüllt. Ein warmer Wind, der jede einzelne Spannung in Ihrem Körper findet und sie einhüllt mit seinem warmen, weichen Mantel, bis die Spannung in ihm schmilzt, wie hartes Eis in der warmen Sonne zu weichem, warmem Wasser wird, sich auflöst und davon fließt.
Warmer Wind, der jeden Schmerz in Ihnen findet, ihn mit sich nimmt, sogar kühl werden kann er, wenn es nötig ist, der warme Wind, der die Dinge richtet auf seine Weise, so wie er in der Wüste einen Sandberg mit großer Geschwindigkeit oder langsam und stetig mitnehmen und umverteilen kann in den Weiten der Wüste, bis der ganze, große Sandberg nicht mehr zu finden ist, dort, wo er einmal war. Eben stand er noch im Weg, schien wirklich unüberwindbar und unverrückbar und plötzlich gibt es ihn nicht mehr.
Sogar auf unseren Autos sehen wir manchmal rote Reste der Sandberge aus der weit entfernten Wüste. Der Wind hat sie entlang der unsichtbaren Straßen am Himmel bis zu uns getragen. Der Regen hat sie dort, hoch über uns, aus den Wolken gelöst, in sich aufgenommen und, der natürlichen Schwerkraft folgend, von oben kommend, tiefer und tiefer fallend, auf die Erde gespült. Und ganz gleich, wie weit der Weg sein wird – das Wasser bringt die Sandkörner irgendwann zurück, zu ihrem Ursprung, über irgendein Rinnsal in irgendeinen Fluss. Der bringt sie in das Meer, geduldig, über lange Zeit und das Meer spült sie irgendwann wieder an die Strände, wo der Wind sie trocknen, wieder aufnehmen und davontragen wird. Das dauert natürlich seine Zeit. Aber auf der Uhr der Erdgeschichte sind das nur Sekunden. Und in der Vorstellung – wer kann schon wirklich sagen, sie sei keine Realität - können Sie all jene Schmerzen und Spannungen an ihn abgeben, die Sie nicht brauchen. Mit dem Ausatmen loslassen und abgeben, denn Ihr Atem ist der kleine Bruder des Windes. Und das muss nicht alles auf einmal sein, weil der warme, freiheitsliebende Wind immer wieder vorbeikommt auf seinen unendlichen Reisen, die Haut streichelt und wärmt. Er ist so alt wie die Zeit selbst und hat schon unvorstellbar vieles mitgenommen und mitgebracht. Er bringt Ihnen Wärme und Wohlgefühl in den ganzen Körper. Er umhüllt und umströmt Spannungen und Schmerzen so lange, bis sie sich auflösen oder abtropfen wie warmes Wachs und er kann Ihre Fantasie mitnehmen und ihr Dinge zeigen, Farben und Formen, die ihr vorher unbekannt und vielleicht sogar unvorstellbar waren. Und so sollen Sie genießen: im Loslassen genießen, einfach nur daliegen, in diesem Moment, angenehm schwer oder leicht und wohlig warm, während der luftige Weltenbummler Sie wärmt und befreit.

Posthypnotische Suggestion:
Immer wenn Sie draußen den Wind spüren oder seine Wirkung sehen, werden Sie sich daran erinnern, dass er auch in Ihrem Inneren seine positive Wirkung entfalten kann.

Rücknahme

nach WILK *(2005)*

76. Aus dem Schatten heraustreten

Priming:
Der gewohnte Umgang mit Schmerzen ist der Versuch, sie aus unserem Bewusstsein zu verdrängen. Meist nur mit kurzzeitigem oder gar keinem Erfolg. Interessanterweise wird der Schmerz oft schnell und deutlich verändert, wenn wir uns ihm zuwenden, ihn beachten und bewusst wahrnehmen. Indem das Bewusstsein sich ihm zuwendet, kann er entschwinden, wie bei der optischen Täuschung, die Sie hier sehen (siehe Abb. 2 auf der nächsten Seite): Wenn Sie Ihren Blick über das Bild wandern lassen, werden sich an den weißen Stellen dunkle Punkte bilden. Versuchen Sie diese aber zu fixieren, werden Sie verschwinden.

Tranceinduktion / Vertiefung

Interventionstext:
Schauen Sie die Stelle in sich an, die schmerzt, auch wenn es nur mit Abneigung geschieht. Vielleicht treten Sie innerlich ein Stück zurück dazu. Wie würde es sich anfühlen, wenn diese Stelle sich einfach auflösen würde, jetzt oder irgendwann, wie eine Halluzination, eine Fata Morgana in der hellen Weite einer warmen Wüste. Vielleicht wird die Stelle vorher noch einmal etwas größer, damit aber auch schwächer in ihrer Intensität, um sich dann einfach aufzulösen, wie ein Tropfen Tinte, der in einen klaren See fällt, noch einige Zeit seine intensive Farbe behält, aber immer mehr aufgelöst wird, unabänderlich, verdünnt, bis er nicht mehr existiert. Und so werden Sie es jetzt geschehen lassen, irgendwie und wenn dies auch nur in Ihrer Vorstellung geschieht.
Und sicher haben Sie schon erlebt, wie eine große Wolke, massig und schwer, durch die ruhige und beständige Einwirkung der Sonnenstrahlen sich zunächst an den Rändern verändert, feiner, dünner und durchsichtiger wird. Mit der Zeit – und die braucht es schon – vielleicht nachdem man eine Weile die Augen geschlossen und geträumt hat und erst dann wieder hinaufschaut in den Himmel, sieht man, dass sich die Wolke verändert hat. Sie ist an den Rändern noch mehr zerfasert und in feine Schleier zerfranst, hat seine ursprüngliche Form verändert und ein klein wenig auch den Ort, durch den leichten Höhenwind. An bestimmten Stellen können Sie durchblicken, sehen was sich dahinter verbirgt. Das Blau des Himmels oder eine andere, vielleicht dunklere Wolke.
Und ein Schmerz kann auch sein wie ein starrer, kalter Flecken Eis, der im Schatten liegt, den die Sonne schon lange nicht mehr erreicht hat. Und durch eine bewusste oder unbewusste innere Bewegung rückt der Fleck aus dem Schatten, in die warmen Strahlen der Sonne, die ihn erwärmt mit

ihrem hellen Licht, die ihn in Wasser verwandelt, ihn verwässert, in einem ersten Schritt. Doch die sanfte Beharrlichkeit der wärmenden Strahlen wirkt weiter auf ihn ein, sodass er allmählich verschwindet, sich auflöst und das, was er kühl bedeckt hat, beweglich wird durch die geduldige Wärme der hellen Sonne. Er verschwindet einfach spurlos, als wäre er nie da gewesen. Durch eine kleine Drehung aus dem dunklen Schatten in die helle Wärme. Und immer ist es wichtig, sich die Zeit zu lassen, die diesen Prozessen natürlicherweise innewohnt. Unter anderen Umständen kann es natürlich wohltuend sein, aus dem Licht herauszutreten, in den kühlenden, lindernden Schatten und die Wahl zwischen den zwei Möglichkeiten zu haben.

Posthypnotische Suggestion:
Immer wenn die Ablenkung nicht mehr funktioniert, haben Sie die Möglichkeit, sich dem Schmerz beharrlich zuzuwenden, um genau zu sehen, wie er sich unter Ihren Blicken und vor Ihren Augen verändern oder verstecken wird.

Rücknahme

nach Wilk (2005)

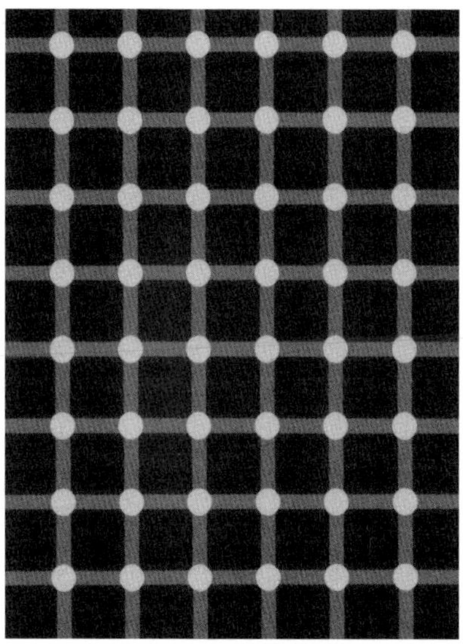

Abb. 2: Optische Täuschung

77. Die biologische Reise

Priming:
Hypnose bewirkt, wie neueste wissenschaftliche Untersuchungen zeigen, eine erhöhte Durchblutung im Frontallappen des Gehirns – die betreffende Region befindet sich vorne links. Diese Erhö-

hung der Durchblutung steht für eine Aktivierung schmerzhemmender Prozesse. Von dieser Region des Gehirns verlaufen nämlich absteigende Nervenbahnen zum Rückenmark. Jedes Schmerzsignal muss so genannte „Tore" im Rückenmark durchlaufen, bevor es ans Gehirn weitergeleitet wird. Erst wenn das Schmerzsignal im Gehirn angekommen ist, nehmen wir den Schmerz bewusst wahr. Diese Tore im Rückenmark sind also das Nadelöhr. Werden die eingehenden Schmerzsignale dort blockiert, indem die Tore im Rückenmark einen entsprechenden Befehl der Gehirnzentrale bekommen „Schließt euch!", kommt natürlich weniger Schmerz – im besten Fall kein Schmerz – mehr hindurch. Hypnose hilft also den natürlichen Steuerungsmechanismus der Tore im Rückenmark in Gang zu setzten, der quasi vor dem nahenden Schmerz die Zugbrücken hochzieht, um die Körperburg zu schützen.

Tranceinduktion / Vertiefung

Interventionstext:
Irgendwann, und wir wissen nicht wann, ließ die Natur den Schmerz entstehen. Wenn ein Reiz die Schmerzrezeptoren aktiviert, indem Natrium- und Kaliumionen durch die Zellwände gleiten, angetrieben durch Ionenpumpen, dann ist das Natur. Wenn die Nervenbahnen in der Peripherie Ihres Körpers die Informationen auf elektrochemischem Wege zum Rückenmark weiterleiten, dann ist das Natur, die da wirkt. Wenn Ihr Schmerz im Rückenmark Reflexe auslöst, z. B. eine Anspannung der Muskulatur, wenn die Weiterleitung nach oben erfolgt über aufsteigende Bahnen und wenn über absteigende Bahnen vom Gehirn zum Rückenmark Tore geschlossen werden, dann ist es Natur, die das bewirkt. Wenn im Hirnstamm Einfluss auf den Kreislauf und die Atmung genommen wird, im Hypothalamus Hormone – auch Endorphin, das die Schmerzen lindert – freigesetzt werden, dann ist das Natur. Wenn im Thalamus endlich die Empfindung beginnt, im limbischen System Zorn, Trauer oder die Freude an der Veränderung entstehen oder das „Ja" einer guten Entscheidung und endlich in der Großhirnrinde Ihre Vernunft hinzutritt, dann ist das wieder Natur. Natur ließ Ihnen die Fasern wachsen, die schnell leiten und einen hellen, stechenden Schmerz verursachen, dessen Ort leicht feststellbar ist. Und sie fügte Fasern hinzu, die langsam leiten und einen dumpfen, bohrenden Schmerz hervorrufen und dessen Ort unklar bleibt.
Schmerz und Qual: Natur, alles Natur. Man könnte meinen, die Natur beherrsche nur die Kunst des Quälens perfekt. Ja, wäre nicht jedes Zeichen, das Ihr Gehirn Ihnen gibt, der Ausdruck eines Bedürfnisses, wäre Ihr Gehirn nicht fähig, auf altes Wissen der Gesundung zurückzugreifen und zugleich neue Wirklichkeiten zu erschaffen, wäre nicht die Kraft Ihres Gehirns in der Lage zu entscheiden, was Sie fühlen sollen und wäre nicht überdies Ihr Gehirn fähig, zwischen Schmerzen und Leiden zu trennen.
Gäbe es nicht den Moment des Triumphs, den die Gebärende erlebt. Der Moment, in dem der Schmerz schlagartig weicht und das Kind zu schreien beginnt. Gäbe es nicht die Fähigkeit Ihres Körpers, wenn ich „kalt" sage, sich an etwas Kaltes zu erinnern, oder wenn ich „warm" sage, an etwas Warmes. Gäbe es nicht die innere Uhr, die Ihnen zeigt, wann was zu tun ist, um sich wohler und freier zu fühlen. Gäbe es nicht Leidende, deren Leiden sich nach Jahren und Jahren der Qual umformte zu neuen und guten Gefühlen.
Schmerz ist eine Energie, und Energie kann nicht verschwinden. Sie kann nur verwandelt werden in etwas Neues. Energie, um etwas Neues zu beginnen oder etwas Altes zu beenden.
Warum nicht dem Schmerz die Aufgabe geben, er solle die Faser wechseln? Und warum nicht die Möglichkeiten der Natur voll ausschöpfen?
Alles kann helfen.

Jedes Wesen auf seine eigene Weise, mit seiner eigenen Zeit, seinen eigenen Abläufen, die seiner Art entsprechen. Und neben der allmählichen Verwandlung mit der eine Kaulquappe zum Frosch wird, gibt es eine Verwandlung, bei der etwas erst ganz verschwinden muss, wie die Raupe, die sich im Kokon zersetzt, ehe ein Schmetterling aus ihr wird.
Und dahinter stehen ganz unterschiedliche Ziele, denn die Kaulquappe will nur vom Wasser ans Land, die Raupe aber vom Land in die Luft.

Posthypnotische Suggestion:
Bewusst oder unbewusst oder bewusst und unbewusst beginnen Sie in diesem Moment oder später, Ihren eigenen Weg zur natürlichen Linderung der Schmerzen zu finden.

Rücknahme

nach Milzner (1999b)

78. Schmerzsensualisierung

Priming:
Ich möchte Ihnen eine Imaginationsübung vorschlagen, bei der es um ein Experimentieren mit Körperberührungen geht, ein Ausprobieren von bekannten und vertrauten, aber auch von neuen Berührungen. Die meisten Menschen mögen Umarmungen, Streicheleinheiten oder Massagen, Hauptsache, die betreffende Person ist vertrauenswürdig. Und so, wie andere einen körperlich und seelisch berühren können, so kann man sich auch selbst berühren. Das Gute dabei ist, dass Sie während dessen überhaupt nichts leisten und erreichen müssen. Sie dürfen einfach spüren und merken, was sich wie gut anfühlt.

Tranceinduktion / Vertiefung

Interventionstext:
Schenken Sie nun Ihre Aufmerksamkeit einer Körperstelle, an der Sie angenehme Empfindungen haben, wenn Sie dort berührt werden. Als Kind hatten Sie es möglicherweise gerne, wenn Sie in der Ellenbogenkehle gestreichelt worden sind. Heute ist es vielleicht der Rücken, oder der Bauch oder Ihre Schultern. Es ist ein Teil Ihres Körpers, an dem Sie gern gestreichelt werden. Sich streicheln lassen – ein wohliges Gefühl!
Und neben Ihnen ist eine Person, die Sie sehr schätzen, der Sie vertrauen. Ihr Partner oder ein Masseur oder wer auch immer. Spüren Sie nun, wie die vertraute Person neben Ihnen auf diese Stelle des Körpers sieht, die in Ihnen angenehme Körpergefühle weckt. Der Blick der vertrauten Person ist mild und freundlich, wie der eines Helfers. Erlauben Sie ihr in Ihrer Vorstellung, diese Stelle zu streicheln, damit es Ihnen gut geht – so lange und ausführlich wie Sie wollen! Und lassen Sie ihn wissen, wenn sich diese Stelle warm anfühlt oder andere angenehme Empfindungen bei Ihnen weckt.
Und nun können Sie selbst in der echten Vorstellung diese Stelle Ihres Körpers mit Ihrer Hand bedecken und sie streicheln. Kreisrunde Bewegungen – das ist es, was Ihnen gut tut. Ganz sacht, ganz

empfindsam, wohltuend! Nehmen Sie sich so viel Zeit wie Sie wollen und genießen Sie dieses Gefühl der Entspannung, der Ausgeglichenheit, des Wohlbehagens – kosten Sie das so richtig aus. Und spüren Sie, wie gut das tut – dieses Streicheln, dieses Berühren, dieses Kraulen, mal schwächer, mal stärker, mal nur auf die Stelle bezogen, an der Sie es am meisten mögen, mal andere, weniger empfindliche Stellen einbeziehend.
Warum sollten diese Berührungen nicht auch Ihre Schmerzstelle betreffen? Dort wo der Schmerz sich bemerkbar macht. Sie können aber auch Ihre vertraute Person bitten, diese Stelle zu berühren und ganz sanft zu streicheln. Ganz sanft zu streicheln, und Sie spüren nur und müssen sonst gar nichts tun. Es ist wie ein Ausprobieren, wie ein Experimentieren. Vielleicht werden Sie von dem Wohlgefühl abgelenkt, wenn die Hand Ihre schmerzenden Stellen berührt. Lassen Sie auch das zu! Dann können Sie die Hand Ihrer vertrauten Person, Ihres Helfers, nehmen und sie zu jenen Körperstellen führen, wo Empfindungen von Ruhe und Entspannung sich wieder einstellen können, wo Wärme, Lockerheit und Frische zu spüren sind. Geben Sie Ihrem Helfer ein deutliches Signal, damit er weiß, wie ruhig und entspannt Sie jetzt sind.
Und dann geht die Hand Ihres Helfers wieder zu der schmerzenden Stelle. Ganz sanft und einfühlsam. Denn gerade diese Stellen haben es vielleicht besonders nötig, nach all dem was war und hinter Ihnen liegt. Und dann wieder zu der Stelle, die andere angenehme Empfindungen bei Ihnen auslöst – und wieder zur schmerzenden Stelle. Hin und her. Es ist so, als ob die guten Gefühle aus Ihrem Körper hin zur schmerzenden Stelle transportiert werden würden. Und bei jeder Wiederholung fühlt sich die schmerzende Stelle ein wenig anders an. Signalisieren Sie Ihrem Helfer, wie gut es Ihnen geht, damit er es merken kann. Ich lasse Ihnen nun ein wenig Zeit, damit Sie dieses Abflachen der unangenehmen Empfindungen des Schmerzes verfolgen können. Das kann ganz allmählich, oder aber auch sehr schnell gehen. Es braucht seine Zeit. Aber was ist der Unterschied zwischen sieben Minuten und siebzig Minuten? Das ist jetzt nicht wichtig. Denn einmal vergeht die Zeit wie im Fluge und ein andermal zieht sie sich unendlich – alles schon erlebt. Die Veränderungen der Empfindungen an dieser Stelle – ist es nicht das, worauf es ankommt? Selbst die kleinen Veränderungen registrieren, die sich da abspielen, das ist es, was erleichtert, was gut tut und was hilft. Das, was Sie da an den Stellen wahrnehmen, ist wie das Lösen einer Fessel – Freiheit und Leichtigkeit, Leichtigkeit und Freiheit.
Warum sollten Sie auf die Hand Ihres Helfers angewiesen sein? Wenn Sie mögen, können Sie in Ihrer Vorstellung Ihre eigene Hand nehmen, sie zu den schmerzenden Stellen führen und wahrnehmen, wie der Schmerz vergeht, wenn ihr Streicheln kreisrund ist. Vorhin habe ich davon gesprochen, dass es ein Ausprobieren sein soll. Probieren geht über Studieren! Sie können in Ihrer Vorstellung mit Ihrer Hand die angenehmen Empfindungen aus anderen Körperstellen dahin transportieren, wo der Schmerz ist. Und dann sanft einmassieren, mit kreisenden Bewegungen. Und Sie werden jetzt oder später merken, wie der Schmerz milder wird und allmählich vergeht – jetzt oder später!
Und Sie können auch weiter experimentieren, indem Sie die schmerzenden Stellen anders berühren als mit kreisenden Bewegungen – mal mit stärkerem Druck, mal mit geringerem Druck, um festzustellen wie sich der Schmerz ändert. Die Sache sozusagen in die Hand nehmen, das ist es, was Sie weiter bringt, was Ihnen hilft und was Ihnen ein Gefühl von Erleichterung durch Selbstkontrolle vermittelt.
Ich werde jetzt ein wenig schweigen, damit Sie sich noch tiefer hingeben können in die Gefühle des Streichelns und Gestreicheltwerdens. Ihr Wunsch, den Schmerz aus diesem Körperbereich zu streichen, mag intensiver werden, so intensiv, wie Sie es heute für möglich halten. Was Sie jetzt wohl empfinden mögen?

Posthypnotische Suggestion:
Warum nicht all diese Eindrücke mitnehmen – diejenigen, welche Sie klar in Worte fassen können und auch die unbewusst vergessenen. Aus dem Gedächtnis werden diese Eindrücke wieder erweckt und wach werden, wann immer Sie sie wirklich brauchen. Und jedes Mal, wenn Sie sich zuhause, oder wo auch immer, zurückziehen, es sich bequem machen und sich dieses Experimentieren mit dem Streicheln und Gestreicheltwerden vergegenwärtigen, werden sich diese guten Gefühle und Wahrnehmungen einstellen und alle körperlichen Prozesse, die währenddessen ablaufen.

Rücknahme

nach Scholz (2006)

Migräneprophylaxe

79. Erkennen des Prodroms

Anmerkung:
Wenn der Patient die ersten Anzeichen eines nahenden Migräneanfalls bereits kennt, kann gleich zu Technik Nummer 80 übergegangen werden.

Priming:
Wenn Sie die ersten Anzeichen eines drohenden Migräneanfalls wahrnehmen, haben Sie ein kleines Zeitfenster zur Verfügung, um die drohende Attacke aufzuhalten. Im besten Fall gelingt es, die Attacke gar nicht erst entstehen zu lassen, und zwar, indem Sie mithilfe einer tiefen Selbsthypnose „darunter durchtauchen". Zunächst will ich Ihnen jedoch helfen, die ersten Anzeichen eines drohenden Migräneanfalls wahrzunehmen.

Tranceinduktion / Vertiefung

Interventionstext:
Ich möchte Sie nun bitten, sich alle Zeit der Welt zu nehmen und sich einmal Ihren letzten Migräneanfall vorzustellen, und zwar auf eine ganz besondere Art und Weise: Sie können dabei neben sich stehen und sich beobachten, sich sehen, sich hören. Wenn Sie nur ganz an den Anfang Ihres letzten Migräneanfalls gelangen, um verfolgen zu können, wie er sich entwickelt hat – jetzt in dieser tiefen, erholsamen Entspannung – wenn Sie ganz zum Anfang gehen, wo der Anfall gerade beginnt sich zu entwickeln, dann können Sie sich den Anfängen erwehren, dem Migräneanfall sozusagen den Boden entziehen. Dann könnte der Anfall entweder nicht so schlimm werden oder er könnte vielleicht ganz ausbleiben. Das macht Hoffnung!
Ich möchte Sie einladen, diesen Anfall mit mir als einen Film anzusehen von seinem Beginn bis zu dem Zeitpunkt, an dem die Schmerzen anfangen. Und wir können uns den Film jetzt rückwärts ansehen, können ihn anhalten, beliebig vor- und zurückspielen. Und wir können ihn ganz von Anfang

an sehen … hören, was da passierte, zusehen, wie Sie sich bewegten – einfach alles noch einmal nachstellen. Spulen Sie den Film einfach zurück zum Anfang. Vielleicht ein paar Stunden vor dem Anfall, vielleicht auch zwei Tage davor. Und stellen Sie fest, wo Sie sich wieder finden, vielleicht als Sie so richtig Heißhunger hatten; Sie sehen sich essen mit einer nahezu alles verschlingenden Gier. Oder Sie sehen sich in höchster Reizbarkeit, eigentlich ohne richtigen Grund und Sie hören sich schimpfen oder schreien. Möglich ist auch, dass Sie sich unruhig und rastlos auf und ab gehen sehen oder sich in redseliger Stimmung erleben. Sie können mir zeigen, wenn eine dieser Szenen in Ihrer Vorstellung auftaucht, als Zeichen der so genannten Prodromalphase mit Vorläufer-Symptomen vor Ihrem Migräneanfall, in dem Sie Ihren rechten Zeigefinger leicht anheben, wenn keine passende Vorstellung auftaucht, heben Sie bitte den linken Zeigefinger.
Oder Sie können in Ihrer Vorstellung wahrnehmen, wie Ihnen augenscheinlich die Zunge schwer wird und Sie die Worte nicht so aus Ihrem Munde hören, wie Sie das eigentlich gewohnt sind. Es kann aber auch sein, dass Sie eine gewisse Depressivität oder Erschöpfung bei sich erkennen, Konzentrationsschwierigkeiten vielleicht. Es braucht seine Zeit, bis die richtige Vorstellung auftaucht. Zeigen Sie mir das mit Ihrem rechten Zeigefinger an. Wenn keine der Vorstellungen zu den Erinnerungen an Ihre Prodromalphase mit den Vorboten-Symptomen passt, heben Sie bitte den linken Zeigefinger an. Vielleicht hören Sie sich auch über Appetitlosigkeit, Schwellungen, starken Harndrang oder Verdauungsstörungen klagen, Stunden bis Tage vor Ausbruch der Migräneschmerzen. Zeigen Sie mir wieder mit Ihrem rechten Zeigefinger an, wenn das Bild klar genug ist oder wenn Sie das in Ihrer Erinnerung hören können und mit dem linken, wenn nicht.
Und vielleicht beginnt es auch erst damit, Minuten vor dem Beginn der Schmerzen, dass Sie erkennen, wie die Augenprobleme losgehen, das Flimmern, Lichtblitze, die Verengung des Gesichtsfeldes, vielleicht auch mit einen leuchtenden Punkt vor den Augen. Oder Sie sehen sich um Worte ringen, an Empfindungsstörungen, Halluzinationen oder Lähmungen leidend? Oder ziehen Sie aus dem Warenkorb der vielfältigen Möglichkeiten ganz andere körperliche oder psychische Vorboten der Migräneschmerzen?

Ich weiß nicht, wie Sie sich in Ihrer Vorstellung sehen, am Ende des inneren Films, kurz bevor die Schmerzen losgehen. Sie müssen vielleicht noch ein wenig verweilen, Geduld haben, zurückspulen oder auf Zeitlupeneinstellung gehen, Einzelbilder anschauen, wo Sie entscheidende Stellen in der Entwicklung Ihres Migräneanfalls festmachen können, die Tonspur wieder und wieder abhören. Alles braucht eben seine Zeit. Wenn sich stimmige Symptome in Ihrer Vorstellung bemerkbar machen, dann zeigen Sie es mir mit Ihrem rechten Zeigefinger, und – Sie wissen schon – wenn nicht, mit dem linken. Ich werde jetzt noch eine Weile schweigen – sagen wir eine oder zwei Minuten. Es gehört zur Erfahrung vieler Menschen, dass solche Vorstellungen allmählich kommen.

Posthypnotische Suggestion:
(Wenn Symptome bewusst geworden sind:) Jetzt, wo Sie den Anfang kennen, werden Sie ihn bewusster bemerken und gegensteuern können. Das ist dann der Anfang vom Ende.

(Wenn keinerlei Symptome bewusst geworden sind:) Im Nachgespräch oder spätestens vor dem nächsten Migräneanfall werden auch Sie die Vorbotensymptome bemerken, deren Wahrnehmung eine Voraussetzung für die Abdämpfung oder Vermeidung der Schmerzen durch Hypnose darstellt.

Rücknahme

nach Scholz (2006)

80. Unter der Migräneattacke durchtauchen

Anmerkung:
Wenn der Patient die ersten Anzeichen eines nahenden Migräneanfalls noch nicht kennt, sollte zunächst mit der Technik 79 begonnen werden.

Priming:
Wenn Sie die ersten Anzeichen eines drohenden Migräneanfalls wahrnehmen, haben Sie ein kleines Zeitfenster zur Verfügung, um die drohende Attacke aufzuhalten. Im besten Fall gelingt es, die Attacke gar nicht erst entstehen zu lassen, und zwar, indem Sie mithilfe einer tiefen Selbsthypnose „darunter durchtauchen". Wenn die ersten Zeichen des Prodromalzustandes auftauchen, müssen Sie allerdings alles stehen und liegen lassen, sich zurückziehen und sich in Selbsthypnose versenken. Dies ist eine absolute Notwendigkeit, sonst funktioniert das Verfahren nicht. Wenn die Schmerzen bereits eingesetzt haben, helfen nur noch Tabletten.

Tranceinduktion / Vertiefung

Interventionstext:
Begeben Sie sich nun an den Rand eines Sees. Im klaren Wasser spiegelt sich der wolkenlose blaue Himmel. Die Sonne brennt erbarmungslos auf Kopf und Schultern. Selbst die Haare auf dem Kopf haben sich unter der Sonneneinstrahlung so aufgeheizt, dass sie sich eher heiß als warm anfühlen, wenn Sie darüber streichen. Es weht kaum ein Lüftchen. Das Blut pocht in den Schläfen. Da hilft nur noch der Sprung ins kühle Nass. Sie strecken beide Arme nach vorn, gehen leicht in die Knie, holen tief Luft und mit einer federleichten Streckung der Beine katapultieren Sie sich kopfüber ins Wasser. Sofort spüren Sie den erfrischenden Widerstand, mit der das Wasser auf das Eintauchen des erhitzten Körpers reagiert. An der Stirn und den Schläfen wird die Kühle des Eintauchens als erstes und am deutlichsten spürbar. Das kühle Wasser strömt vorbei an Armen, Kopf und Körper. Hunderte kleiner Luftbläschen sorgen für ein prickelndes Gefühl der Abkühlung – das tut gut. Die vorgestreckten Arme schimmern bleich vor den kurz nach dem Sprung geöffneten Augen. Sie haben das Gefühl, Sie könnten unendlich lange tauchen, immer weiter, immer weiter. Von oben schickt die Sonne einzelne Strahlen in die Tiefe, doch hier unten sind Sie frei. Mit kräftigen Stößen der Beine und mit geschmeidigen Zügen der Arme kommen Sie mühelos vorwärts. Der Vorrat an Atemluft scheint unendlich zu sein – herrlich. Sie fühlen sich wie ein Fisch im Wasser. Sie bewegen sich in einem Element, das Ihnen seit Urzeiten vertraut zu sein scheint. Der See hat unterschiedliche Wasserschichten. Manche sind kälter als andere. Genau jetzt tauchen Sie, mit dem Kopf voran, in eine kältere Schicht hinein. Ein leichtes, wohliges Frösteln macht sich auf der Haut bemerkbar. Nun haben Sie Lust, für einen Moment an die Wasseroberfläche zu schwimmen, um einige tiefe Atemzüge zu nehmen. Das andere Ufer – Ihr Ziel – ist nicht mehr weit weg. Und so tauchen Sie wieder ein und das Prickeln auf der Haut macht sich wieder bemerkbar. So erfrischend, so schön kühl. Und so wie Sie eben aufgetaucht sind, verspüren Sie jetzt die Lust, etwas tiefer hinab zu tauchen. Sie spüren, wie der Wasserdruck etwas zunimmt und seinen in dieser Tiefe noch wohldosierten Druck auf Ohren und Schläfen ausübt. Die Blutgefäße verengen sich etwas,

das Herz klopft etwas schneller. Sie behalten jederzeit, trotz der Schönheit der Unterwasserwelt, einen kühlen Kopf.
Und irgendwie ist es wie im Traum. Obwohl Sie jederzeit auftauchen dürfen, haben Sie den Eindruck, als hätten Sie Kiemen, mit denen Sie so lange im feuchten Element verweilen können, wie Sie wollen. Und wie Sie wollen! Und so wie man im Traum den Eindruck hat, dass eine kurze Zeitspanne der Erdenwelt, im Traum eine halbe Ewigkeit dauert – genau so kommt Ihnen dieser Tauchgang vor. Sie tauchen einfach weiter, so lange es Ihnen gefällt. Hier unten spielt Zeit keine Rolle. Sie dürfen sich auch treiben oder hinab sinken lassen, ganz tief hinabsinken lassen. Ruhe umgibt Sie dort unten. Und Sie dürfen sich auf einer Wasserschicht oder auf dem Grund ausruhen, ganz ruhig liegen und die Ahnung des Schmerzes zieht leise und ganz weit oben vorbei.
Wenn es an der Zeit ist, aufzutauchen, da die Luft rein ist, bewegen Sie sich aufs Ufer zu. Und als Sie jetzt am Ufer ankommen und aus dem Wasser steigen, blicken Sie sich um und finden ein wunderschönes Plätzchen, um sich auszuruhen. Den Kopf im Schatten, den Körper zum Aufwärmen in der Sonne – so ruhen Sie sich aus. Und das tut einfach gut.

Posthypnotische Suggestion:
Und jedes Mal, wenn Sie die ersten Anzeichen einer Migräne wahrnehmen, werden Sie sich an die Möglichkeit erinnern, in diese Trance ein- und unter der Migräne hindurchzutauchen.

Rücknahme

nach Peter (2004)

81. Die Schmerzobjektivierung

Priming:
Das Schmerzsignal wird vom Entstehungsort über Nervenbahnen an das Gehirn geschickt und dort auf unterschiedlichen Ebenen verarbeitet. Zwei dieser Ebenen wollen wir uns nun genauer anschauen, nämlich die so genannte „affektive" und die „sensorische Schmerzempfindungsebene". Typische Worte, mit denen wir die affektive Schmerzempfindung beschreiben, sind „scheußlich", „furchtbar" oder „unerträglich". Hier wird das subjektive seelische Leiden deutlich, das der Schmerz verursacht. Wenn der Schmerz vorwiegend auf dieser Ebene verarbeitet wird, leiden wir sehr.
Die sensorische Schmerzempfindung hingegen drückt sich aus in Bezeichnungen wie „pochender", „schneidender" oder „brennender" Schmerz.
Hier geht es um die sachliche physikalische Beschreibung der Schmerzempfindung. Wenn der Schmerz vorwiegend auf dieser Ebene verarbeitet wird, leiden wir weniger.

Tranceinduktion / Vertiefung

Interventionstext:
Gehen Sie mit Ihrer Aufmerksamkeit zu einer Stelle im Körper, die Ihnen momentan Schmerzen be-

reitet. Konzentrieren Sie sich auf die ausgewählte Schmerzstelle, und nehmen Sie den Schmerz so gut Sie können wahr. Welche affektiven Begriffe fallen Ihnen ein, um den Schmerz zu beschreiben? Mit welchen Worten wird deutlich, welches Leid der Schmerz verursacht? Lassen Sie sich überraschen, welche Adjektive auftauchen, um den emotionalen – den gefühlsmäßigen – Aspekt Ihrer subjektiven Schmerzempfindung auszudrücken.
Vielleicht sind Sie es schon Leid, darüber nachzusinnen.

Lokalisieren Sie deshalb Ihre Schmerzstelle einmal möglichst exakt: Von wo bis wo breitet sich die Schmerzstelle genau aus? Wo sitzt der Schmerz und wo nicht mehr? Ist der Schmerz, während Sie ihn beobachten, immer genau gleich stark oder schwankt er in seiner Stärke etwas? Versuchen Sie ihm eine Zahl von 0 bis 100 zuzuordnen (0 = kein Schmerz, 100 = stärkster vorstellbarer Schmerz). Spüren Sie eine Weile nur die Schmerzstärke und ordnen Sie ihr fortlaufend eine entsprechende Zahl zu, auch wenn sich nur kleine Schwankungen ergeben.
Betrachten Sie den Schmerz jetzt wie ein Wissenschaftler sein Untersuchungsobjekt. Beschreiben Sie Ihren Schmerz in Gedanken wie einen Gegenstand, wie wenn Sie einen Bericht darüber schreiben und dabei nüchtern, sachlich und möglichst objektiv bleiben wollen.
Beschreiben Sie, wie sich Ihr Schmerz anfühlt. Achten Sie bei Ihren beschreibenden Gedanken darauf, sachlich-distanziert zu bleiben, wie wenn es gar nicht um Ihren persönlichen Schmerz ginge. Verwenden Sie sensorische Bezeichnungen – die sachliche physikalische Beschreibung der Schmerzempfindung.

Wechseln Sie nun wieder zu den affektiv-bewertenden Begriffen. Verlagern Sie Ihre Aufmerksamkeit auf die leidige affektive Schmerzempfindung. Wie wirkt sich der Schmerz auf Ihr psychisches Befinden aus? Wie geht es Ihnen, wenn Sie darüber nachdenken?

Schwenken Sie nun wieder um auf die sensorisch-beschreibende Ebene. Beschreiben Sie Ihre Schmerzen mit emotionslosen Begriffen und Zahlen. Versuchen Sie auch Veränderungen der Schmerzempfindung in objektivierende, rationale Worte zu fassen. Versuchen Sie, durch die Art der sensorischen Beschreibung, einen gewissen inneren Abstand zur Schmerzempfindung einzunehmen.
Spüren und bemerken Sie einen Unterschied, wenn Sie sich einmal auf die affektive und dann auf die sensorische Schmerzempfindung konzentrieren?

Bitte wechseln Sie noch einmal die Art der Beschreibung und belegen Sie Ihre Schmerzen mit affektiven Begriffen.
(Nach 1 – 2 Minuten:)
Und jetzt wechseln Sie noch ein letztes Mal mit der Aufmerksamkeit hin zur sensorischen Schmerzempfindung. Lokalisieren Sie Ihre Schmerzstelle einmal mehr möglichst exakt: Von wo bis wo breitet sich die Schmerzstelle genau aus? Wo sitzt der Schmerz und wo nicht mehr? Ist der Schmerz, während Sie ihn beobachten, immer genau gleich stark oder schwankt er in seiner Stärke etwas? Versuchen Sie ihm eine Zahl von 0 bis 100 zuzuordnen. Spüren Sie eine Weile nur die Schmerzstärke und ordnen Sie ihr fortlaufend eine entsprechende Zahl zu, auch wenn sich nur kleine Schwankungen ergeben.
Beschreiben Sie Ihren Schmerz in Gedanken wie einen Gegenstand, wie wenn Sie einen Bericht darüber schreiben und dabei nüchtern, sachlich und möglichst objektiv bleiben wollen. Achten Sie bei Ihren beschreibenden Gedanken darauf, sachlich-distanziert zu bleiben, wie wenn es nicht um

Ihren persönlichen Schmerz ginge. Verwenden Sie sensorische Bezeichnungen – sachliche, physikalische Beschreibungen Ihrer Schmerzempfindung und bleiben Sie dabei.

Posthypnotische Suggestion:
Wenn Sie sich in Zukunft bei affektiv gefärbten, schmerzbezogenen Gedanken ertappen, dann können Sie stattdessen eine sensorische Beschreibung der Schmerzempfindung vornehmen.

Rücknahme

nach Jungnitsch (2003)

Symptomorientierte Techniken – Ablenkung vom Schmerz

82. Angemessenes Schmerzverhalten

Priming:
Unter Schmerzverhalten versteht man alle schmerzbezogenen Verhaltensweisen, die man bei einem Menschen beobachten kann, der unter Schmerzen leidet. Davon gibt es so viele, dass ich nur ein paar Beispiele aufzählen will: Jammern, Klagen, Stöhnen, Gesicht verziehen, häufiges Liegen, Schmerzmitteleinnahme, sich von anderen zurückziehen usw. Wahrscheinlich werden Sie die eine oder andere Verhaltensweise bei sich wieder erkennen oder an andere erinnert. Die Menschen Ihrer Umgebung können Ihren Schmerz nicht registrieren. Sie reagieren nur auf Ihr Schmerzverhalten. Und davon wissen Sie, ein Liedchen zu singen.

Tranceinduktion / Vertiefung

Interventionstext:
Es war einmal eine Psychologin, die Schmerztherapeutin werden wollte und zu diesem Zwecke eine entsprechende Zusatzausbildung machte, in deren Rahmen sie auch die spezielle Gesprächsführung mit Schmerzpatienten und Schmerzpatientinnen lernen musste. Die Gespräche mit einer Schmerzpatientin wurden, mit deren Einverständnis, zu Ausbildungs- und Supervisionszwecken aufgezeichnet. Als der Supervisor die Aufnahme des Erstgespräches hörte, war er am Anfang ziemlich irritiert, denn die Psychologin stellte kaum Fragen, sondern ließ die Patientin reden und reden. Es schien überhaupt nichts zu passieren. Je mehr Zeit aber ins Land ging, umso faszinierter war er von der Art, wie die Psychologin aufmerksam zuhörte. Und dann kam die eine, ziemlich entscheidende

Frage. „Erzählen Sie mir doch einmal", so begann die Psychologin, „wie Sie leben, Frau Bauer." Die Patientin ging darauf ein, anfangs etwas zögerlich, dann aber zunehmend aufgeschlossen. „Ich lebe schon lange in unserer Straße", so begann die Patientin. „Mich kennen hier viele. Aber glauben Sie, da kommt eine Menschenseele mal vorbei, wenn ich mich aus dem Fenster lehne, um ein bisschen Ablenkung zu haben. Sie winken zwar herauf, aber niemand bleibt länger stehen, alle haben sie was zu tun. Und auch meine Kinder – die haben ja so viel Arbeit und mit sich selbst genug zu tun. Natürlich kommen sie immer mal wieder vorbei. Aber wissen Sie, manchmal denke ich, sie kommen eher aus Pflichtgefühl, denn aus Verbundenheit mit ihrer Mutter. Wenn mich mal jemand sehen würde, wie ich mich durch den Tag quäle. Ich sitze in meinem Sessel, reibe meine schmerzende(n) Stelle(n) und grüble. Dann hinke ich in die Küche und koche mir etwas. Manchmal stelle ich das Radio an, aber nur wenn schöne Musik von früher zu hören ist. Nach dem Mittag lege ich mich ein bisschen aufs Ohr. Dann kommt schon bald der Abend. Den Fernseher stelle ich meistens nicht an, denn was die so bringen, das ist nichts für mich. Alles in allem: Wenn nicht mal das Telefon klingelt, habe ich den ganzen Tag über keinen, mit dem ich ein paar Worte wechseln kann. Und wenn mal jemand vorbei schaut oder anruft, fällt mir auch nicht viel mehr ein, als von den Schmerzen zu reden. Denn die Schmerzen sind ja ununterbrochen da."

„Ach ja!", seufzte Frau Bauer. „Die Schmerzen sind die Last meiner alten Tage. Wissen Sie, ich ärgere mich einerseits, dass man nichts dagegen tut. Deswegen bin ich ja auch oft so richtig traurig und niedergeschlagen. Wie viele Tränen ich deswegen schon vergossen habe! Nicht nur weil die Schmerzen so schlimm sind, nein. Ich steigere mich in meine Trübseligkeit so richtig hinein. Na ja, und die Angst, dass es immer schlimmer wird mit den Schmerzen, mit der Unbeweglichkeit, mit den langen Nächten, mit der Einsamkeit. Ich denke, Sie wissen, was ich meine.

Mir ist eben nicht zu helfen! Die Schmerzen kann mir niemand mehr nehmen. Das hat auch mein Arzt gesagt. Und der muss es ja wissen. Also versuche ich, meine Schmerzen zu ertragen. Irgendwann bin ich davon mal erlöst. Wie heißt es doch so schön? Wer hier viel Leid trägt, wird dort in Freuden leben."

„Sind Sie eigentlich gläubig?", fragte Frau Bauer unsere Psychologin. Und ohne ihre Antwort abzuwarten, fuhr sie fort. „Es klingt vielleicht verwunderlich, aber manchmal überkommt mich ein wenig Stolz, wie tapfer ich bin, wie ich das Alleinsein und die Schmerzen aushalte."

„Ja, Frau Bauer", klang die Stimme unserer Psychologin vom Tonträger. „Angenommen, die Schmerzen wären nicht mehr da. Wie sähe es dann in Ihnen aus? Ob Sie sich das wohl vorstellen können? Reden wir mal darüber!"

Jetzt war für eine Weile nichts mehr zu hören. Dann erklang ein Seufzer. „Das wäre zu schön, um wahr zu sein! Also ohne Schmerzen?", fragte die Patientin langsam, fast misstrauisch. „Da wäre ich das genaue Gegenteil von dem, wie ich jetzt bin. Ich wäre dem Leben und anderen zugewandt. Ich wäre wieder ich. – Ach, wissen Sie was? Das wäre ja viel zu schön, um wahr zu sein.

Dann würde eine große Last von mir fallen. Ich würde wieder im Hier und Jetzt leben und das Beste daraus machen. Ich wäre nicht mehr so auf andere angewiesen. Ich würde mich rundum selbst versorgen können.

Nachts im Bett würde ich nicht mehr so viel grübeln, mich bedauern. Ich würde nicht mehr von einem beschwerlichen Tag auf alle anderen schließen, sozusagen die Flöhe husten hören. Und vor allen Dingen: Ich würde nicht immerfort an meine Schmerzen denken und auch wieder die Kontakte zu meinen Verwandten und Freundinnen intensivieren. Mit ihnen sind Kurzweil und Unternehmungsgeist garantiert.

Ich könnte ja wieder besser laufen, könnte mir meine Post alleine aus dem Kasten holen, würde anrufen und mich zu Verabredungen treffen. Nicht die Kinder würden ausschließlich zu mir kommen,

sondern ich würde zu ihnen gehen können, abends auch mal die Enkel hüten, damit die jungen Leute ausgehen können. Ja, und warum sollte ich eigentlich nicht wieder an der Gymnastikgruppe teilnehmen. Anschließend waren wir immer noch auf einen Kaffee weg. Und eigentlich wollte ich immer mal an einem Computerkurs teilnehmen. Das wäre dann doch auch möglich.
Oh doch! So sieht mein Leben ganz anders aus! Ich höre richtig, wie die Nachbarn sagen: Frau Bauer, Sie sind ja wieder richtig jung geworden. Haben Sie keine Schmerzen mehr? – Jung bin ich nicht geworden. Und auch die Schmerzen sind noch manchmal da. Aber ich lasse mich davon nicht mehr in die Zange nehmen. Nicht die Schmerzen beherrschen mich, sondern ich beherrsche die Schmerzen. Da höre ich richtig meine Nachbarin, wie sie sagt, dass sie mal wieder zum Kaffee zu mir kommen will. – Ja warum sollten wir uns eigentlich nicht öfter zusammensetzen, Rommee spielen, einkaufen gehen – und was weiß ich alles."

Hier brach die Aufnahme ab. Die Psychologin hat möglicherweise zu früh auf den Stopp-Knopf gedrückt. Vielleicht war sie zu sehr beeindruckt von Frau Bauer.

Posthypnotische Suggestion:
Wenn Ihnen unbewusst klar geworden ist, dass das eine oder andere auch für Sie in Frage kommt, dann werden Sie damit beginnen können.

Rücknahme

nach Scholz (2006)

Sich vom Schmerz distanzieren

83. Bildschirmtechnik

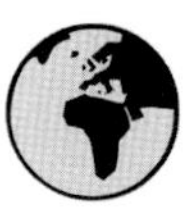

Priming:
Eine distanzierte Haltung kann man einnehmen, wenn man die Dinge von außen betrachtet. Von außen wirkt alles Schlimme nur halb so schlimm. Wenn es gelingt, sich selbst im Schmerz von außen zu betrachten, geht damit auch eine Schmerzlinderung einher – das Schlimme ist nur noch halb so schlimm.
Umgekehrt kann man sich in positive Zustände hineinversetzen, wenn Sie etwa daran denken, wie schön es an diesem einen Ort im Urlaub war oder sich vergegenwärtigen, wie es Ihnen durch und durch gegangen ist, als dieser bezaubernde Mensch Sie angelächelt hat. Distanzierung vom Schmerz und Eintauchen ins angenehme Erleben – das ist der Inhalt der heutigen Hypnose-Sitzung.

Tranceinduktion / Vertiefung

Interventionstext:
Beschreiben Sie sich selbst innerlich den Schmerz, den Sie gerade spüren. Wo sitzt er, wie fühlt er sich momentan an, und so weiter. Nehmen Sie dann innerlich zu Ihrem eigenen Körper einen Abstand ein. Schlüpfen Sie in die Rolle eines außen stehenden Betrachters, der vielleicht fünf Meter entfernt in einem Stuhl oder Sessel sitzt oder irgendwo bequem steht. Sehen Sie sich selbst aus dieser Perspektive und sagen Sie sich: „Der Mensch dort hinten hat Schmerzen."
Begeben Sie sich jetzt in die Rolle eines Fernsehzuschauers. Sie sehen sich selbst im Fernseher. Sagen Sie sich, während Sie das Bild von sich auf dem Bildschirm sehen: „Der Mensch dort im Fernsehen hat Schmerzen." Am Verhalten können Sie deutlich sehen, woran er leidet. Ich weiß nicht, ob Sie auch hören können, ob und wie der Mensch auf dem Bildschirm über seine Schmerzen klagt oder stöhnt.
Wie dem auch sei, Sie sitzen vor dem Fernseher und halten eine Fernbedienung in der Hand. Blenden Sie jetzt einmal den Ton aus. Immer leiser und leiser – und schließlich sehen Sie einen Stummfilm. Der Film dort vorne stoppt jetzt plötzlich zu einem Standbild; offensichtlich sind Sie mit einem Finger auf die Pause-Taste gekommen. Das ist perfekt, denn das wollte ich sowieso vorschlagen. Nehmen Sie jetzt bitte mithilfe der Fernbedienung langsam die Farbe aus dem Standbild heraus, bis Sie ein Schwarz-Weiß-Bild von sich sehen. Schön langsam, aber sicher. Gut. Und jetzt schalten Sie den Fernseher einfach mit der roten Taste auf der Fernbedienung aus.
Da es da vorne nun nichts mehr zu sehen gibt, nehmen Sie bitte die in der Nähe liegende Programmzeitschrift zur Hand, schlagen sie auf, blättern zum aktuellen Datum und sehen sich ein kleines Schwarz-Weiß-Szenenfoto des abgeschalteten Films von sich an.
Nach eingehender Betrachtung wird Ihnen das zu langweilig und Sie klappen das Heft zu. Da Sie sich zu träge fühlen, um aufzustehen, schalten Sie den Fernseher doch wieder an, wählen aber mit der Fernbedienung ein anderes Programm. Zufällig zappen Sie in einen faszinierenden Film mit rauschenden Farben, der Sie in seinen Bann zieht. Aus dem Bildhintergrund taucht nach einer Weile eine Person auf, die Sie zunächst nicht erkennen können. Die Person nähert sich, wird größer, und plötzlich wird Ihnen klar, wer die Person ist, denn die Person auf dem Bildschirm ist so alt wie Sie, von gleichem Geschlecht und gleicher Statur. Auch ihre Stimme kommt Ihnen bekannt vor. Sie können deutlich sehen, dass sie sich in einem den Umständen entsprechenden Zustand des Wohlempfindens befindet. Am Gesichtsausdruck, an der Stimme und an den körperlichen Bewegungen nehmen Sie den positiven Gefühlszustand deutlich wahr. Sie fühlt sich wohl, hat eine Ausstrahlung, die vermittelt: „Jetzt erst recht", oder „Wenn nicht jetzt, wann dann", oder so ähnlich. Wie das eben so ist mit der Ausstrahlung; jeder interpretiert etwas anderes hinein – über die Grundstimmung herrscht jedoch meist Einigkeit bei den Betrachtern.
Irgendwie gehen Sie voll mit bei dem Film, erleben ihn hautnah, können bald nicht mehr zwischen Film und Wirklichkeit unterscheiden – wie das eben so ist bei guten Filmen. Während Ihnen so richtig gefällt, was Sie da sehen, scheint der Bildschirm auf einmal immer größer zu werden, die Szene immer lebendiger, bis die Person, die Sie ja selbst darstellt, Lebensgröße erreicht hat. Die ganze Szene wird dreidimensional, wie in Wirklichkeit. Sie verspüren den Impuls aufzustehen, nähern sich dieser Person, die auch auf Sie weiter zukommt – so lange, bis Sie vollständig ineinander aufgehen, also zu ein und demselben Menschen verschmolzen sind. Nehmen Sie wahr, wie sich das körperlich anfühlt, wie Sie die Welt aus diesen Augen sehen, wie das in Ihren Ohren klingt. Vielleicht bemerken Sie sogar einen bestimmten Geruch oder einen Geschmack, der zu diesem Erlebnis gehört. Ein himmlischer Genuss, ein toller Spaß.

Posthypnotische Suggestion:
Und jedes Mal, wenn der Schmerz Ihnen zu nahe auf den Leib rückt, nehmen Sie eine innere Distanz zu ihm ein und schalten um auf ein Wohlfühl-Programm.

Rücknahme

nach Besser-Siegmund (1989)

84. Kinotechnik

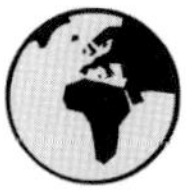 

Priming: wie bei 83.

Tranceinduktion / Vertiefung

Interventionstext:
Gehen Sie nun mit Ihrer Vorstellung aus sich heraus. Verlassen Sie Ihren Körper und versuchen Sie sich von außen zu sehen, durch die Augen eines Beobachters. Sehen Sie dort Ihren Körper in allen Einzelheiten: die Kleidung, die Körperhaltung, die Mimik des Gesichts, die Gestik der Hände. Woran kann man von außen erkennen, dass dieser Körper Schmerzen hat? Prägen Sie sich dieses Bild ein. Und nun stellen Sie sich vor, Sie würden ganz bequem in einem Kinosessel sitzen – Privatvorführung. Und Sie sehen dort vorne auf der Leinwand, wie ein Betrachter, der Ihnen ähnlich sieht, diese Person, die Sie sich gerade eben intensiv angeschaut und eingeprägt haben, anschaut.
Jetzt nimmt der Filmvorführer aus dem relativ unbewegten Bild die Farbe heraus, so dass jetzt ein Schwarz-Weiß-Bild auf der Leinwand zu sehen ist.
Nun verkleinert sich das Bild dort vorne, Sie sehen zu, wie es zusammenschrumpft, immer kleiner und kleiner, bis es etwa so groß ist, wie ein Fernsehbildschirm. Nun gut, warum aber ins Kino gehen, wenn die Leinwand nicht größer ist als der Fernseher daheim. Sie stehen von Ihrem Kinositz auf, da Sie auf der Leinwand sowieso kaum noch Einzelheiten dieses verkleinerten Schwarz-Weiß-Bildes erkennen können und machen sich auf den Weg zur Kabine des Filmvorführers. Auf dem Weg nehmen Sie noch einmal das Programmheft des Kinos zur Hand. Sie schlagen es auf und stoßen auf das Bild, das eben gezeigt wurde: im Fotoformat sehen Sie noch einmal das Schwarz-Weiß-Bild, auf dem der Betrachter die Person mit den Schmerzen ansieht. Es berührt Sie merkwürdig. Sie schütteln nachdenklich den Kopf, klappen das Programmheft zu, stecken es ein oder machen damit, was immer Sie mit so einem Heft machen würden, vielleicht zerknüllen oder in Stücke reißen und wegwerfen. Nachdem Sie ein paar freundliche, aber bestimmte Worte mit dem Filmvorführer gewechselt haben, gehen Sie noch einmal in das Kino hinein und nehmen zuversichtlich Platz. Auf der Leinwand erscheint jetzt in Großaufnahme und Farbe ein Bild vor Ihnen, wie Sie mit der Situation, Schmerzen zu haben, gut umgehen können – ein dafür ganz typisches und klares Bild. Sorgen Sie für eine gute Bildqualität, indem Sie dem Filmvorführer kurze Anweisungen geben – schließlich ist es Ihre Privatvorstellung! Die Szene muss gut ausgeleuchtet sein, die Kontraste müssen stimmen, die Farbe, der Ton usw. Sorgen Sie dafür, dass Sie mit dem Bild zufrieden sind.

Wenn Sie soweit sind, stehen Sie vom Kinositz auf und gehen nach vorne auf das Bild zu. Gehen Sie in das Bild hinein – wie dies in Filmen von Trickaufnahmen gezeigt wird. Jetzt vereinigen Sie sich mit sich selbst, gehen Sie in den Körper hinein. Sehen, hören, fühlen, riechen und schmecken Sie, wie Sie auf eine neue Art und Weise mit der Schmerzsituation umgehen.

Posthypnotische Suggestion:
Und jedes Mal, wenn der Schmerz Ihnen zu nahe auf den Leib rückt, nehmen Sie eine innere Distanz zu ihm ein und gehen innerlich ins Kino.

Rücknahme

nach Besser-Siegmund (1989)

85. Zeitreise in die Vergangenheit

Priming:
Sie haben nicht immer Schmerzen gehabt. Ich möchte Sie deshalb zu einer Zeitreise in Ihre Vergangenheit einladen – in die Zeit vor Beginn der chronischen Schmerzen.
Ihr „Körpergedächtnis" wird uns dabei behilflich sein, denn der Zustand der Schmerzlosigkeit ist in ihm abgespeichert. Der Zugang zu diesen Erinnerungen wird aber oft erschwert oder gar verschüttet durch die aktuellen Schmerzen. In Trance können Sie einen Geheimgang in die Vergangenheit graben und Kraft schöpfen aus dem Wiedererleben der Schmerzlosigkeit und all der Aktivitäten, die Ihnen Freude machten.

Tranceinduktion / Vertiefung

Interventionstext:
Sie stehen in einem Gebäude, das Ihnen bekannt vorkommt. So bekannt, dass es schon wieder merkwürdig fremd anmutet. Sie stehen in einem Treppenhaus und sehen vor sich eine nach unten führende Treppe. Weiter unten befinden sich verschiedene Etagen mit verschlossenen Türen. Sie gehen auf die Treppe zu und beschließen, nach unten zu gehen. Die Stufen der Treppe führen hinunter, Stufe um Stufe. Und mit jedem Schritt wird Ihnen klarer, warum Ihnen das Gebäude bekannt vorkommt: es ist Ihr Lebenshaus. Mit jeder Stufe, die Sie nach unten gehen, werden Sie ein bisschen jünger. Ihr Lebensrad dreht sich rückwärts. Angesichts dieser Erkenntnis können Sie schneller gehen, zwei Stufen auf einmal nehmen oder eher langsam und bedächtig Stufe für Stufe tiefer gehen und die Schritte auf der Treppe bewusst spüren und hören. Indem Sie tiefer und tiefer gehen, werden Sie erstaunlicherweise immer jünger. Sie erinnern sich plötzlich an die Umstände der Entstehung Ihrer Schmerzen – an Bilder und Worte, die im Moment auftauchen, ohne wirklich da zu sein. Es muss mit einer der Türen zusammenhängen, die nur angelehnt war. Sie beschließen, einfach weiter nach unten zu gehen, Schritt für Schritt, Stufe um Stufe, diese Türe und mit ihr diese Erfahrungen hinter sich zu lassen. Sie können, wenn Sie wollen, so manches Stockwerk hinter sich las-

sen, wenn Sie ahnen oder wissen, was sich hinter den Türen der Stockwerke verbirgt, so dass Sie die Türen lieber geschlossen halten oder weitergehen. Wenn Sie merken, dass Sie lieber wieder etwas höher gehen wollen: tun Sie das! Gehen Sie so weit, bis Sie sich in einem Stockwerk befinden, das einer Altersstufe entspricht, die deutlich vor dem Beginn Ihrer Schmerzen liegt.
(Nach etwa zwei Minuten weiter im Text:)
Sie stehen auf dem Treppenabsatz dieses Stockwerks und gehen auf eine Türe zu. Schauen Sie sich diese Türe, ihre Größe, Farbe und den Türöffner genau an, während Sie langsam auf sie zugehen. Lassen Sie sich überraschen, was Ihr verjüngtes „Ich" sehen wird, wenn es gleich durch diese Türe geht. Ich weiß nicht, welche angenehme Überraschung Sie erwarten wird, wenn Sie gleich durch diese Türe gehen. Aber ich weiß, dass Sie sie mit allen Sinnen wahrnehmen und genießen können. Sie werden sehend, hörend, spürend, riechend und schmeckend die Vergangenheit Gegenwart werden lassen. Sie werden intensiv erleben, wie es ist, sich befreit vom Schmerz zu bewegen und zu fühlen. So – genug der Vorfreude, öffnen Sie die Türe, treten Sie hindurch und es geht los! Ich lasse Sie jetzt erst einmal in Ruhe genießen und melde mich dann wieder.
(Nach etwa drei Minuten weiter im Text:)
Von der Energie, Kraft und guten Laune, die Sie dort aufgetankt haben, nehmen Sie so viel wie möglich in den Alltag mit.
(Nach etwa einer Minute weiter im Text:)

Posthypnotische Suggestion:
Jedes Mal, wenn Sie sich kraft- und freudlos fühlen, können Sie wieder eine Zeitreise in die Vergangenheit unternehmen und im gleichen Stockwerk durch die Türe treten, von der Sie schon wissen, was Sie dahinter Schönes erwartet oder Sie können in einem anderen Stockwerk eine neue Türe öffnen, um sich von Neuem überraschen zu lassen.

Rücknahme

nach Alman & Lambrou (1995) / Stenzel (2004)

86. Ganzkörperdissoziation

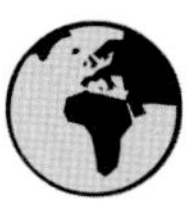

Priming:
Nachts im Schlaf verlassen wir unseren Körper und oft auch unsere gewohnte Identität im traumhaften Erleben. Wir werden jemand anderes und erfahren Außergewöhnliches. Wer hat noch nicht davon geträumt, den Schmerz vom nicht schmerzenden Rest des Körpers zu isolieren oder – anders herum – den unter Schmerz leidenden Körper zu verlassen, um sich – zumindest für eine gewisse Zeit – erholsame Schmerzpausen zu verschaffen. Und wenn man zurückkommt, hat der Körper sich erholt, der Schmerz hat nachgelassen. Ich möchte Ihnen helfen, genau das zu erreichen.

Tranceinduktion / Vertiefung

Interventionstext:

Und bevor wir noch tiefer oder weitergehen, möchte ich Ihnen von einem Freund erzählen, der eine lange Kanufahrt hinter sich hatte, eine wirklich lange Kanufahrt. Nach Monaten betrat er zum ersten Mal wieder ein Haus mit einem Bett. Er war müde, legte sich in das Bett und versuchte zu schlafen. Es gelang ihm nicht. Es war schrecklich unbequem in diesem weichen Bett. Er war es gewohnt, auf der nackten Erde zu schlafen oder im Boot, mit seinen Rippen auf den Rippen des Kanus. Und so verließ er das Bett und legte sich draußen auf die harte Erde, um zu schlafen. Er wollte nichts weiter als Behaglichkeit, nur Behaglichkeit.

Lassen Sie nun Ihren Körper vom Hals abwärts einschlafen. Der Kopf bleibt klar und auf diese besondere Weise wach, während Ihr Körper allmählich einschlafen kann. Mit der Einschlafdauer ist es so eine Sache: Manch einer legt sich hin und schläft sofort ein, andere wiederum lassen sich mehr Zeit. Mit Sicherheit schläft jeder Körper früher oder später. Und genauso sicher können Sie sich darauf verlassen, dass Ihr Körper auch im Schlaf all seine lebenswichtigen Funktionen weiter erfüllt, auch ohne dass Sie sich dessen bewusst sind, es bewusst spüren. Der Körper schläft vom Hals abwärts ein, wobei es natürlich auch Bereiche im Körper gibt, die weit unterhalb des Halses liegen und eher einschlafen als andere. Die Füße sind vielleicht noch wach, während die Schultern bereits schläfrig sind und die Hände schon tief schlafen. Oder der Bauch ist nur müde, aber die Beine schon im Tiefschlaf. Wie ein Puzzle, das sich Teil für Teil zu einem Ganzen zusammenfügt, schläft Körperteil für Körperteil ein, schließen sich die Schlaflücken im Schlafbild. Je mehr Teile sich schon eingefügt haben in den Schlaf, desto leichter wird es, auch die anderen Teile, die noch übrig sind, dorthin zu bewegen. Und ich weiß nicht, wie Schlaf sich bei Ihnen anfühlt: ob sich Ihr Körper in der Leichtschlafphase oder der Tiefschlafphase befindet, ob er schwer und warm oder erholsam und kühl ist, während der Kopf wach ist und meine Worte hört. Viele sagen: „Der Geist sitzt im Kopf." Aber unabhängig davon, wie Sie das sehen, darf Ihr Geist den schlafenden Körper verlassen. Aufsteigen, ganz leise, um den Körper weiter ruhen zu lassen. Vielleicht sehen Sie ihn unter sich im Bett liegen. Immer weiter entfernt. Kleiner und kleiner. Ihr Geist darf sich fortträumen, denn natürlich gehören zum Schlaf auch Träume. Und wenn man es sich aussuchen darf, und das dürfen Sie natürlich, dann sind es gute Träume. Vielleicht suchen Sie im Traum bzw. im Geiste einen anderen Raum auf, um dort etwas Angenehmes zu machen. Oder Sie suchen kosmische Räume auf, um dort metaphysische Erfahrungen zu machen. Oder Sie beobachten einfach andere Menschen oder Tiere, suchen entfernte Gegenden auf – vielleicht etwas, was Sie sich nie haben träumen lassen. Sie haben Zeit. Ich bleibe hier und passe auf Ihren Körper auf, während Ihr Geist auf Reisen geht. Meine Stimme wird sich in ein paar Minuten wieder melden, als Signal der Wiedervereinigung von Körper und Geist.

Posthypnotische Suggestion:

Sie wissen jetzt: wenn es passt, können Sie sich über den Körperschmerz erheben, heraustreten, um beim Zurückkommen gestärkt und erfrischt eine andere Realität zu leben.

Rücknahme

nach Peter (1986) / Hoppe (1986)

Veränderung des Zeitgefühls

87. Ausdehnung schmerzfreier Phasen

Priming:
Das Zeitempfinden ist subjektiv. Man kann völlig das Zeitgefühl verlieren, wenn man mit einer interessanten Tätigkeit beschäftigt ist. Sie haben mir berichtet, dass Ihre Schmerzen momentan leichter (verschwunden) sind. Die Veränderung des Zeitgefühls kann für Sie zu einer wertvollen Hypnose-Technik werden, um die Zeit, in der Sie sich wohler fühlen, auszudehnen.

Tranceinduktion / Vertiefung

Interventionstext:
Ist Ihnen schon einmal aufgefallen, dass Sie die Zeit ausdehnen können? Unzählige Male haben Sie von dieser Fähigkeit Gebrauch gemacht und die Zeit subjektiv verlängert, ohne zu wissen, dass Sie es tun. Im Traum können wenige Sekunden zu Jahren ausgedehnt werden und wenn man auf etwas wartet, verstreicht die Zeit oft unendlich langsam.
Vielleicht sind Sie in Trance und bemerken, dass Sie durch Ablenkung oder Vorstellungskraft ein gewisses Maß an Wohlbehagen erreicht haben. Konzentrieren Sie sich einen Moment lang auf dieses Wohlgefühl, wo immer es sich in Ihrem Körper oder Ihrem Geist am deutlichsten bemerkbar macht.
Stellen Sie sich vor, dieses Wohlgefühl ist Teil eines langen Films, der Sie völlig gefangen nimmt. Lassen Sie Ihren Lieblingsfilm noch einmal vor Ihrem inneren Auge ablaufen. Ihr Lieblingsfilm, der Ihnen tiefe Seufzer des Wohlgefühls entlockt.
Stellen Sie sich Momente und Situationen vor, welche Ihnen die Idee ausgedehnter Zeit vermitteln. Dieses Wohlgefühl, dieses angenehme Gefühl in Körper und Geist ist so, als sähen Sie Ihren Lieblingsfilm.
Es ist faszinierend zu sehen, wie lange einzelne Szenen dauern. Und es ist überaus angenehm zu sehen, wie sich jede Szene entfaltet und sich die Geschichte entwickelt.
Und egal ob Ihr Film in der Außenwelt bereits Überlänge hat oder nicht: Sie können ihn in Ihrer Innenwelt noch länger dauern lassen. Lassen Sie sich ruhig Zeit dabei.

Manche Szenen werden bereits in Zeitlupe dargestellt, wieder andere können von Ihnen verlangsamt werden, denn der Film, der sich in Ihrem Inneren langsam abspult, gehorcht Ihren Regieanweisungen. Helligkeit, Kontrast, Schnitte, Farbigkeit, Größe, Geschwindigkeit, Rückblenden und Wiederholungen, Zeitlupensequenzen und Geräusche, Stimmen und Filmmusik, Dreidimensionalität oder Dolby-Surround, all das braucht Zeit, um zu wirken und den Genuss zu vertiefen, so dass man manche Filme wieder und wieder anschauen mag, weil sie zeitlos sind, so wie ein Wohlgefühl in Körper und Geist wieder und wieder kommen, sich wiederholen und anhalten kann. Und doch fällt einem bei jedem Anschauen noch etwas Neues auf, weil das Gleiche bei der Wiederholung nie gleich ist und auch das Vergessen eine Rolle spielt.
Vielleicht weiß Ihr Bewusstsein nicht mehr genau, wie viele Minuten vergangen sind. Vielleicht vergehen bei diesem Grad der Erleichterung sogar Stunden.

Posthypnotische Suggestionen
In Zukunft können Sie immer wenn Sie Phasen der Schmerzerleichterung oder der Schmerzfreiheit haben, diese wohltuende Zeitspanne auf diese oder eine ähnliche Art und Weise verlängern und so die Schmerzintervalle verkürzen. Wie wenn die Schmerzen in einem sicheren und stabilen Tresor abgelegt würden, der mit einem Zeitschloss ausgestattet ist. Und die Zeit, in der die Schmerzen weggesperrt sind, damit Sie in Ruhe Ihren wohltuenden Film in voller Länge genießen können, wird langsam länger und länger.

Rücknahme

nach Alman & Lambrou (1995)

88. Schmerzanfälle werden kürzer

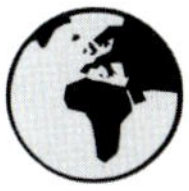

Priming:
„Die Zeit rast", „die Zeit will einfach nicht vergehen", „die Zeit vergeht wie im Fluge", „das dauert so lange, ich halte es bald nicht mehr aus", „schon wieder ist ein Jahr um", „oh Gott, ist das noch lang hin bis zu meinem nächsten Urlaub", „es kommt mir vor, als wäre es gestern gewesen", „wir kennen uns erst drei Tage und ich habe das Gefühl, als würden wir uns schon ewig kennen," – wie schnell die Zeit vergeht, scheint eine recht subjektive Angelegenheit zu sein. Wenn das Zeitempfinden aber subjektiv ist, könnte man dann nicht lernen, unangenehme Situationen kürzer und angenehme Situationen länger zu empfinden? Man kann. Und Frau auch. Sie können Zeit verkürzen. Unzählige Male haben Sie von dieser Fähigkeit Gebrauch gemacht und Zeit verkürzt, ohne zu wissen, dass Sie es tun. Sie können ein ganzes Leben in wenigen Augenblicken durchleben. Ein paar Stunden können verkürzt werden zu einem Moment, und wir tun dies manchmal nachts im Traum. Und was eine Stunde dauert, muss nicht eine Stunde lang gefühlt werden. Und Sie können alles Unangenehme, allen Schmerz, im Nu durchleben.

Tranceinduktion / Vertiefung

Interventionstext:
Ich möchte Ihnen von einem Mann erzählen, der am Nasenbein operiert worden ist. Er bekam eine örtliche Betäubung, und auf diese Weise konnte er alles verfolgen, was um ihn herum vorging. Er konnte hören, was gesprochen wurde und die Geräusche, die die Operationsinstrumente machten. Nach ein paar Minuten, so schien es ihm, wurde er wieder aus dem Operationssaal gebracht. Er fragte sich: Wozu diese Unterbrechung? Und er konnte es nicht glauben, als die Schwester ihm sagte, dass die Operation beendet sei. Bis er auf die Uhr schaute und feststellte, dass er anderthalb Stunden im OP gewesen war. Das war die Erfahrung dieses Mannes.
Sie wiederum haben die Erfahrung gemacht, dass Schmerzanfälle vorübergehen. Jedes Mal bei Schmerzbeginn können Sie bereits an das Ende der Schmerzen denken, denn das kommt so sicher, wie das Amen in der Kirche – Erfahrungswissen eben. Dadurch verkürzen sich die Schmerzphasen – subjektiv, weil die Zeit relativ ist, und objektiv auch: denn das Gehirn wird im Moment der

Schmerzentstehung schon auf das Schmerzende hingewiesen. Es findet eine Bahnung statt: Je lebendiger Sie Ihr Gehirn mit Informationen darüber füttern, wie anders die Welt aussieht, wenn die Schmerzen weg sind, wie alles anders klingt ohne Schmerz, wie sich Schmerzfreiheit nach einer Phase des Schmerzes anfühlt, desto leichter fällt es ihm, diesen Zustand so schnell wie möglich wieder herzustellen. Wenn also der Schmerz losgeht, versenken Sie sich in einen kurzen Trancezustand. Dann denken Sie: „Das geht vorbei!", und lassen eine innere Multimediashow der Schmerzfreiheit ablaufen. Wenn der Schmerz also losgeht, versinken Sie in eine gut und ruhig beatmete Kurztrance von 10 – 20 Sekunden, in der Sie den gesamten Schmerz ausleben, während Sie sich sagen: „Das geht vorbei!" Damit bahnen Sie innerlich dem Zustand des Wohlbefindens nach der Schmerzattacke den Weg, indem Sie sich diese Situation mit all Ihren Sinnen, so gut es geht, vorstellen. Kurz: Sie bringen es hinter sich. Auch die 10 – 20 Sekunden sind natürlich nur eine subjektive Größe, die nichts mit der erlebten Wirklichkeit zu tun haben, außer dass Sie wissen werden, wann Ihre 10 – 20 Sekunden vorüber sind.

Posthypnotische Suggestion:
Und wenn Sie aus der Trance zurückkommen, werden Sie wieder ganz wach sein, im normalen Wachzustand. Sie werden sich aber so entspannt haben, dass Sie es schwierig finden werden, sich an all die Dinge zu erinnern, die ich Ihnen beschrieben habe und die Sie erlebt haben. In der Tat werden Sie es so mühsam finden, sich an all die Dinge zu erinnern, dass Sie keine große Lust verspüren werden, es überhaupt zu tun. Es wird viel einfacher sein, einfach alles zu vergessen, was sich in dieser Trance abgespielt hat.

Rücknahme

nach Milzner (1999a) / Svoboda (1989) / Hoppe (1986)

89. Reise an einen schönen Ort

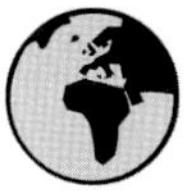

Priming:
Die folgende Übung dient zum einen dazu, Entspannung und Wohlbefinden zu fördern bzw. zu vertiefen, und zum anderen, den Schmerz für eine Weile in den Hintergrund treten zu lassen, eine innere Distanz zum Schmerz aufzubauen.

Tranceinduktion / Vertiefung

Interventionstext:
Während Sie es sich hier bequem gemacht haben, merken Sie vielleicht, dass sich Ihr Geist ganz entfernt an einer anderen Stelle befinden kann, weit weg. Und so können Sie sich auch mit Ihren inneren Sinnen auf eine Reise begeben, während Ihr Körper hier tief entspannt weiter ausruht.
Begeben Sie sich innerlich an einen Ort, an dem Sie sich wohl fühlen, an dem Sie sich entspannen können. Das kann ein schöner Ort aus der Erinnerung sein aber auch ein Fantasieort. Ein Raum in

einem Gebäude oder ein Platz in der Natur, wo Sie sich sicher und geborgen, wohl und entspannt fühlen. Wenn mehrere Orte der Ruhe und Entspannung auftauchen, genießen Sie die Auswahl und entscheiden sich dann für einen dieser Orte. Sie sind mit Ihrem Geist an diesem Ort, während Sie Ihren Körper mal spüren, mal nicht spüren. Ganz gleichgültig – achten Sie nur auf die Besonderheiten Ihres Lieblingsortes. Was sehen Sie? Welche Farben, welche Formen? Welche Stimmen, Klänge oder Geräusche gehören zu diesem speziellen Platz dazu? Nehmen Sie Ihr Körpergefühl in dieser Situation wahr, bewegt oder unbewegt. Fühlt sich ein bestimmter Körperbereich dort besonders wohl? Gibt es einen Duft oder Gerüche, die Sie umgeben? Gehört ein Geschmack zu diesem Ort? Welches Sinneserlebnis verbinden Sie am intensivsten mit diesem Entspannungserlebnis? Ist es der Geschmack, der Geruch, eine bestimmte Körperhaltung oder -bewegung? Eine Berührung auf der Haut? Vielleicht ein bestimmter Ton oder eine bestimmte Farbe? Nehmen Sie die Bilder, die Sinnenfreuden, die in Ihnen aufsteigen, einfach auf. Nehmen Sie von Ihrem Ort der Ruhe und Entspannung – von seiner Ruhe, von seiner Kraft, von seiner Energie – so viel wie möglich auf. Dies ist Ihr Ort der Ruhe und Entspannung, an dem Ängste und Sorgen und unangenehme körperliche Symptome zurücktreten, kleiner werden können, vielleicht sich auch auflösen können. Die Teile Ihres Körpers, die Ihnen Beschwerden bereiten, fühlen sich ganz weit weg an. Ihr Unbewusstes kann diese Erfahrung von Ruhe und Losgelöstheit mit in den Alltag nehmen und nutzen. Vielleicht ist da schon eine Idee, was sich ändern wird, wenn Ihr Unbewusstes diese Erfahrung in den Alltag mitnimmt. Einfach unbewusst in den Alltag mitnehmen.
Und so können Sie neue Kraft, Ruhe, Lebensenergie und Zuversicht aufnehmen. Genießen Sie diesen Ort der Ruhe und Entspannung noch für ein paar Minuten.
(Nach 2 – 3 Minuten:)

Posthypnotische Suggestion
Während Sie sich langsam darauf einstellen, wieder in diesen Raum zurückzukehren, kann Ihr Unbewusstes überprüfen, wo es ihm möglich ist, diese Erfahrungen in den Alltag einzubauen, sodass, wie nach einem Miniurlaub, etwas von der Erholung und Frische weiter anhält. Und jedes Mal, wenn Sie sich im Alltag auf diese angenehme Weise erlauben, sich zurückzuziehen, können Sie erholt, erfrischt oder auf diese besondere Weise nachdenklich zurückkehren.

Rücknahme

nach Besser-Siegmund (1989) / Jacobs (2002) / Zeyer (2001)

Schmerzamnesie

90. Den Schmerz wegsperren

Priming:
Das so genannte „Schmerzgedächtnis" ist in aller Munde. Wenn lange genug Schmerzsignale aus dem Körper an das Gehirn weitergeleitet wurden, lernt es den Schmerz und speichert ihn quasi als Gedächtnisinhalt ab. Wenn nun der körperliche Schaden, der ursprünglich den Schmerz erzeugt hat, ausgeheilt ist, wird der Schmerz aufgrund des Schmerzgedächtnisses dennoch anhalten: an der gleichen Stelle, auf die gleiche Art. Gelernt ist gelernt. Doch kann man Gelerntes nicht auch vergessen? Da weiß man etwas – eigentlich – und es fällt einem doch nicht ein. Oder man hat früher einmal etwas gelernt und doch wieder vollkommen vergessen. Wenn also das Gedächtnis „Schmerz" gelernt hat, kann es ihn auch wieder vergessen?

Und ich erzähle Ihnen jetzt die Geschichte eines orientalischen Wanderpredigers. Dieser wollte seine erwachsene Tochter, die zu einer wahren Blume der Schönheit herangereift war, vor den Gefahren und den Hinterhältigkeiten der Welt warnen und nahm sie zur Seite: „Liebe Tochter, denke an das, was ich dir sage. Die Männer wollen alle nur das eine. Sie sind raffiniert und stellen Fallen, wo sie nur können. Erst mag er von deinen Vorzügen schwärmen und dich bewundern. Dann lädt er dich ein, mit ihm auszugehen. Dann kommt ihr wie zufällig an seinem Haus vorbei, und er sagt dir, dass er nur seinen Mantel holen wolle und bittet dich, mit hinein zu kommen. Oben bittet er dich, Platz zu nehmen und bietet dir Tee an. Ihr hört gemeinsam Musik und wenn die Stunde gekommen ist, wirft er sich plötzlich auf dich. Damit bist du geschändet, wir sind geschändet, deine Mutter und ich. Unsere Familie ist geschändet und unser Ansehen ist hin." Die Tochter nahm sich die Worte des Vaters zu Herzen.

Was Sie bislang wahrscheinlich nicht vergessen haben, sind die verschiedenen Stationen – entschuldigen Sie den Ausdruck, ein besserer fällt mir gerade nicht ein – Ihrer Schmerzkarriere. Wenn Sie den Film Ihres Lebens von heute an rückwärts laufen lassen, bis zu dem Zeitpunkt, an dem die Schmerzen losgingen, werden die verschiedenen Phasen und Abschnitte des Lebens mit den Schmerzen sichtbar. Sie können den Film anhalten, beschleunigen, verlangsamen, je nach Bedarf und sich all die diagnostischen und therapeutischen Bemühungen vorstellen, (max. eine Minute Pause), die Einschränkungen durch den Schmerz in den verschiedenen Lebensbereichen: Familie (max. eine Minute Pause), Beruf und Haushalt (max. eine Minute Pause), Freizeitaktivitäten (max. eine Minute Pause), die Schwankungen Ihrer psychischen Befindlichkeit (max. eine Minute Pause).

Tranceinduktion / Vertiefung

Interventionstext:
Und natürlich bleibt es letztlich dem Unbewussten überlassen, allem einen guten Platz zu geben. Und so ist auch das Angebot, sich einen Schrank mit Türen und Schubladen vorzustellen, in dem all die Erinnerungen, die mit dem Schmerz verknüpft sind, gelagert und abgelegt werden können, wie

gesagt nur ein Angebot. Nicht mehr und nicht weniger. Verschiedene Schubladen und Türen. Suchen Sie sich einen Ort aus, an dem Sie Ihre unerwünschten, mit dem Schmerz verbundenen Erinnerungen lassen können. Diese Erlebnisse hier hinein, die anderen dort.
Vielleicht sollten Sie eine Aufschrift auf der jeweiligen Türe oder Schublade anbringen, so dass Sie etwas, das Sie hier ablegen, wieder finden können, wenn Sie es möchten oder brauchen. So ist es gut und alles hat letztlich seinen Platz. Sie können sich erlauben, Dinge zu vergessen, an die Sie sich nicht mehr zu erinnern brauchen. Eine extra Stelle im Schrank oder der Kommode für die Schmerzempfindung an sich? Ihr Unbewusstes findet eine Form für den Schmerz, der sich einschließen lässt – Kompakt-Klasse. Fest zumachen. Ein Schloss? Mehrere Schlösser? Hauptsache: zuverlässig verriegeln! Den oder die Schlüssel verwahren Sie so, dass Sie wissen – wenn Sie diese Tür oder Schublade abgeschlossen haben – hier ist er gut aufgehoben und verwahrt bis zum nächsten Mal, wann immer das auch sein wird, später, in einer Stunde, einer Woche, einem Monat, früher oder später, man weiß es nicht. Sie können lernen sich zu erinnern und können lernen zu vergessen und können vergessen zu lernen und es Ihrem Unbewussten überlassen, diese Arbeit zu übernehmen.

Posthypnotische Suggestion:
Wenn Sie gleich wieder in Ihrem normalen Wachzustand sind, werden Sie es womöglich schwierig finden, sich an all die Dinge zu erinnern, die ich Ihnen beschrieben habe und die Sie erlebt haben. Wahrscheinlich werden Sie es so mühsam finden, sich an all die Dinge zu erinnern, dass Sie keine große Lust haben, und später vergessen, es überhaupt zu tun. Es wird viel einfacher sein, all das zu vergessen, was Ihnen im Hier und Jetzt Schwierigkeiten macht und sich an all das zu erinnern, was Sie an Erfahrungen brauchen können, denn schmerzhafte Erfahrungen sind manchmal die wertvollsten für das weitere Leben.

Rücknahme

Epilog:
Ach übrigens: Einige Zeit später kam die Tochter stolz und lächelnd auf ihren Vater zu: „Vater, bist du ein Prophet? Woher hast du nur gewusst, wie sich alles abspielt? Es war genauso, wie du es beschrieben hast. Zuerst hat er meine Schönheit bewundert. Dann hat er mich eingeladen, spazieren zu gehen. Wie durch Zufall kamen wir an seinem Haus vorbei. Da merkte der Ärmste, dass er seinen Mantel vergessen hatte. Im Haus bot er mir, wie es der Anstand befiehlt, Tee an und verschönte mir die Zeit mit herrlicher Musik. Nun dachte ich an deine Worte und ich wusste genau, was auf mich zukommt, aber du wirst sehen, ich bin es würdig deine Tochter zu sein. Als ich den Augenblick nahen fühlte, warf ich mich auf ihn und schändete ihn, seine Eltern, seine Familie, sein Ansehen und seinen guten Ruf!"

Ja, jetzt lachen Sie! O. K., machen wir den nächsten Termin aus.
(Alternativ:)
Kannten Sie die Geschichte schon? Vergessen Sie's. Machen wir den nächsten Termin aus.

nach Revenstorf (unveröffentlichtes Ausbildungsmanual) / Peseschkian (1979)

91. Löschen der Erinnerung an schmerzhafte Phasen

Priming:
Der chronische Schmerz setzt sich aus drei Komponenten zusammen: der Erinnerung an erlebten Schmerz, der Gegenwart erlebten Schmerzes und der Erwartung zukünftiger Schmerzen. Der gegenwärtig erlebte Schmerzreiz macht damit nur ein Drittel des Schmerzes aus. Die beiden anderen Drittel, das erinnerte und das erwartete, sollte man so weit wie möglich reduzieren, damit auch der gegenwärtig erlebte Schmerz in den Hintergrund treten kann.

Tranceinduktion/Vertiefung

Interventionstext:
Sie sind wahrscheinlich immer wieder einmal gefragt worden, wie lange Sie den Schmerz schon haben. Als Antwort haben Sie ein Datum, ein Jahr oder einen Zeitraum genannt oder Sie waren unschlüssig, was Sie sagen sollten, weil es schon so lange her ist und Sie in der Zwischenzeit so viel anderes erlebt haben, als dass Sie sich genau erinnern könnten, wann es angefangen hat. Es gibt Dinge – dazu gehören auch vergangene Schmerzen und die Erinnerung daran – an die will man sich auch gar nicht erinnern, die vergisst man schon einmal. Mit dem Gedächtnis der Menschen ist das sowieso so eine Sache: Manchmal wissen SIE grob, was war, doch an Einzelheiten können SIE sich nicht mehr erinnern. Ein andermal liegt es IHNEN auf der Zunge, doch SIE können sich nicht an den Namen oder Begriff erinnern. Sehen Sie, so ähnlich verhält es sich auch mit den Schmerzen. Sie können sich erlauben, die Dinge zu vergessen, an die Sie sich nicht mehr zu erinnern brauchen, weil Sie sie wirklich vergessen können. Die Zeit ist ja etwas sehr subjektives: ob etwas lange angedauert hat oder nur kurz, die Erinnerung ist davon völlig losgelöst. Sie haben es schon erlebt: Jahre können in der Erinnerung wie im Fluge vergehen und vor Ihrem inneren Auge vorbeiziehen – in Sekundenschnelle. Genauso können Sie lernen, Schmerzen zu vergessen und gleichzeitig nicht wissen wie, da Sie es Ihrem Unbewussten überlassen können, diese Arbeit zu tun. Es kann sich z. B. einen Ort aussuchen, an dem es die Erinnerung an vergangene Schmerzen lassen kann. Fest verschlossen in einem Schließfach oder einem Tresor mit einer langen und komplizierten Zahlenkombination, die man leicht vergessen kann oder einen anderen sicheren Platz. Ich kann nicht wissen, welchen sicheren Ort Ihr Unbewusstes aussucht, um die Schmerzerinnerung dort abzulegen. Versuchen Sie alles dort zu lassen, was Sie hier lassen wollen, sodass Sie anschließend wissen, wenn Sie nach draußen gehen und die Tür hinter sich schließen, Sie haben alles hier zurückgelassen und sind gänzlich frei davon.

Posthypnotische Suggestion:
Und immer wenn Sie zeitlich zurückblicken und der Impuls besteht, eine Erinnerung an die Schmerzen hervorzukramen, die Ihnen nicht behagt, wird Ihr Unbewusstes blitzschnell das Bild des sicheren, verschlossenen Ortes erscheinen lassen, um den Geist frei zu machen für schöne Erinnerungen, hoffnungsvolle Zukunftserwartungen oder aktuelle Erfahrungen im Hier und Jetzt.

Rücknahme

nach R*EVENSTORF (unveröffentlichtes Ausbildungsmanual)*

92. Zukünftige Schmerzanfälle nicht mehr vorwegnehmen

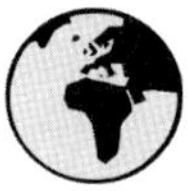

Priming: wie bei 91.

Tranceinduktion/Vertiefung

Interventionstext:
Ereignisse, die in der Zukunft liegen, können uns beschäftigen oder auch nicht.
An angenehme zukünftige Ereignisse denken die Menschen mit Vorfreude. SIE sollten das oft tun und die Freude darauf genießen. Aber oft vergessen die Menschen auch darüber nachzudenken, was die Zukunft bringen wird und das ist einerseits auch gut so. Denn SIE können nicht hellsehen und wissen nicht wirklich, was zukünftig sein wird. Leider erhöht das Denken an negative Ereignisse in der Zukunft die Wahrscheinlichkeit, dass diese auch eintreten. Dieser Effekt ist unter dem Begriff der „sich selbst erfüllenden Prophezeiung" bekannt. Also sollten die Menschen nicht über Dinge nachdenken, die in der Zukunft liegen und auf die SIE keinen Einfluss haben. Sonst ebnen SIE diesen negativen Ereignissen den Weg und öffnen ihnen die Tür – die Eintrittswahrscheinlichkeit steigt. Besser ist es, solche Ereignisse zu vergessen und sich überraschen zu lassen, ob sie eintreten oder nicht. Warum sollte man sich im Voraus quälen und ängstigen. Sie brauchen den negativen Ereignissen nicht auch noch die Türe zu öffnen, um es ihnen zu erleichtern einzutreten, indem SIE daran denken. Nein: Sich vollkommen überraschen lassen, wenn es sich um Ereignisse handelt, auf die SIE sowieso keinen Einfluss haben. Außer, wie SIE wissen, durch das Daran-Denken, dass SIE vergessen können. Wie bei der Geschichte mit dem Glatteis, in der ein älterer Mann mit seinem Krückstock, den er wegen einer Behinderung brauchte, im Winter seines Weges ging. Er traf auf seinem Weg auf einen ebenfalls Gehbehinderten, allerdings hatte dieser ein Holzbein und stand hilflos vor einer Glatteisfläche auf dem Bürgersteig. Der Einbeinige bat den älteren Mann um Hilfe. Der Alte willigte ein und fragte höflich an, ob er ihm dabei die Augen verbinden dürfe. Der Einbeinige dachte: „Der geht selber am Stock und wird wohl schon wissen, wovon er redet." Also ließ er sich die Augen mit einem Schal verbinden und wurde ein paar Mal im Kreis gedreht und dann ein paar Meter in diese und jene Richtung geführt. Als ihm schließlich der Schal wieder abgenommen wurde, stellte der Einbeinige erstaunt fest, dass er übers Glatteis gegangen war – ohne auch nur daran zu denken. Auf die Frage nach einer Erklärung antwortete der ältere Mann: „Ihr Körper hat vergessen, ans Hinfallen zu denken."

Posthypnotische Suggestion:
Wenn in Zukunft also ein negatives Ereignis in Gestalt eines Schmerzanfalls auf Sie zukommt, werden Sie vollkommen überrascht sein, denn damit haben Sie nicht gerechnet – und das ist gut so.

Rücknahme

nach Revenstorf (unveröffentlichtes Ausbildungsmanual) /
Erickson (zit. aus Revenstorf & Zeyer, 2001)

93. Die Löwengeschichte (Schmerz-Version)

Priming:
In ganz bestimmten alten Geschichten und Überlieferungen sind wissenswerte Erfahrungen enthalten, um Menschen mit chronischen Schmerzen zu helfen.

Tranceinduktion / Vertiefung

Interventionstext:
Zwei Löwen wohnen in einem Wald. Die Bäume des Waldes sind so allgegenwärtig, dass der Spruch wohl zutreffen dürfte: „Du siehst vor lauter Bäumen den Wald nicht mehr." In diesem Wald ist es immer windig, da er auf einer Anhöhe gelegen ist. Und das Geräusch, das der Wind verursacht, ist ihnen so vertraut, dass sie es hören und doch nicht hören. Man weiß nicht mehr, weshalb die Löwen in diesem Wald wohnen und man weiß nicht einmal mehr, ob die Löwen selbst noch wissen, weshalb sie sich in diesen Wald zurückgezogen haben. Auf den ersten Blick sehen sich die beiden Löwen sehr ähnlich. Aber wie es oft so ist, schaut man genauer hin, betrachtet man es von allen Seiten, sieht es dann doch ganz anders aus und es gibt doch den einen oder anderen Unterschied. Bei den Löwen ist das nicht anders. Der eine trägt einen goldenen Ring in der Nase, der andere nicht. Der Nasenring stammt von dem grausamen Herrscher, der den Löwen immer an der empfindlichen Nase geführt hat. Doch eines Tages hatte das Leiden ein Ende, denn der Löwe sagte sich, nachdem der Herrscher einmal vergessen hatte, ihn anzuketten: „Nutze Deine Chance, wer weiß, wann Du wieder eine bekommst!", und rannte kraftvoll besseren Zeiten entgegen. Das ist lange her. Und wenn der eine Löwe den anderen auf seinen Nasenring anspricht, ob dieser ihm denn keine Beschwerden bereite, schüttelt jener nur unwillig den Kopf und knurrt: „Die meiste Zeit nicht. Wenn Du mich aber daran erinnerst, dann schon."
Im Wald gibt es immer frisches Wasser, weil sich dort ein Wasserloch befindet, an dem sie sich bedienen können, so oft sie wollen. Aber wie es oft so geht: Hat man etwas im Überfluss, vergisst man es zu schätzen. Und so trinken sie das Wasser, schmecken es aber nicht. Und weil es in dem Wald immer schattig ist und sich das Wasser wegen des Windes immer ein wenig kräuselt, spiegelt sich nichts darin. Eines Tages ist das Wasser im Wasserloch versiegt, niemand weiß warum. Und so gehen die Löwen auf die Reise. Sie wandern durch den Wald, gehen tiefer in ihn hinein, weiter und weiter. Sie riechen den Wald und riechen ihn nicht. Traumhaft sicher gehen Sie zwischen den Bäumen hindurch. Sie sehen die Bäume und sehen sie nicht. Automatisch finden sie ihren Weg, mehr und mehr in ihrem Rhythmus. Der Körper bewegt sich wie von alleine und, wie gesagt, traumhaft sicher. Die Sonne scheint warm und sie spüren die Sonne zuweilen und dann auch wieder nicht; sie sehen die Tiere um sie herum und sehen sie nicht, sie sehen die Kakteen und sehen sie nicht, wenn sie auf etwas anderes achten. Sie fühlen sich sicher und überlegen, groß und stark. Sie sind so sicher, dass ihre Sicherheit nicht einmal mehr eine Rolle spielt. In ihrem Rhythmus gehen sie ihren Weg, ohne Bedürfnisse. Und so gehen sie Schritt für Schritt, weiter und weiter. Sie schlendern regelrecht – es ist eine besondere Art des Schlenderns, ein kraftvolles Schlendern nämlich. Voller Konzentration und voller Lockerheit. Entspannt und geschmeidig. Wer kann sie daran hindern, sich an jeder kleinsten Muskelfaser zu erfreuen, die so vortrefflich ihren bescheidenen aber wichtigen Dienst tut?

Die Löwen haben den Wald verlassen und gehen durch die Wüste, die sich außerhalb des Waldes ausdehnt. Schritt für Schritt, in ihrem Rhythmus, ohne Bedürfnisse. Aber mit der Zeit kommen die Bedürfnisse allmählich zurück. Sie bekommen Durst.
Da Löwen Wasser riechen können, gehen sie dem Geruch nach, der einen See ganz in der Nähe ankündigt. Sie kommen zu dem See, der ruhig daliegt, tiefblau, und sie gehen zum Ufer und trinken. Und als der erste Durst gestillt ist und sie in den sich beruhigenden Wasserspiegel schauen, erkennen sie sich selbst. Die Wasseroberfläche des heimischen Waldsees war durch den Wind immer gekräuselt und so sehen sie sich hier zum ersten Mal selbst. Und das ist wichtig, denn es wird ihnen einiges klar.

Man sagt: Mir gehen die Augen auf!
Und wenn Sie jetzt gleich hierher zurückkommen, auf diese sonderbar nachdenkliche Weise – lassen Sie sich überraschen, welche neuen und interessanten Erfahrungen Sie im Laufe des Tages oder in der nächsten Zeit machen werden.

Rücknahme

nach Trenkle (1994), zit. aus Revenstorf (unveröffentlichtes Ausbildungsmanual)

94. Die Schmerzskala runterzählen

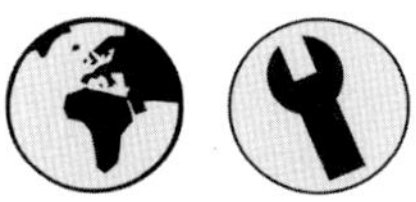

Anmerkung:
Bitte die Zahlen in Großbuchstaben sprachlich markieren.

Priming:
Erzählen, auszählen, anzählen, vorzählen, verzählen, auf jemanden zählen – das Zählen und Zahlen sind offenkundig wichtig und am richtigen Ort zur richtigen Zeit können sie helfen, z. B. eine Schmerzstärke einzustufen, auf der Ihnen bekannten Skala von 10 (entspricht stärkstem vorstellbaren Schmerz) bis 0 (entspricht Schmerzfreiheit) oder Zahlen können helfen, sich in Trance zu zählen und mit jeder Zahl kann die Entspannung tiefer und der Schmerz kleiner werden.

Tranceinduktion / Vertiefung

Interventionstext:
Ich möchte Ihnen zunächst die Geschichte eines Jungen erzählen, dessen überängstliche und überfürsorgliche Mutter ihm verboten hatte, mit den Nachbarskindern zu spielen. Diese Nachbarskinder waren, zugegebenermaßen, etwas wild. Davon zeugten einige Blessuren und Schrammen, die sie deswegen davontrugen. Doch ihre Spiele im Freien auf der Baumwiese oder im Baggerloch waren so lustig und spannend, und es tat so unendlich gut, einfach mit dazuzugehören, dass so mancher Schmerz und so manche Träne schnell vergessen war. Doch dazu musste der Junge erst einmal dort hinkommen und vorher noch an der wachsamen Mutter vorbei. Als der Junge nun wieder einmal

die Nachbarskinder draußen lärmen und vor Vergnügen quietschen hörte, stand sein Entschluss fest: Ich muss raus; koste es, was es wolle. Die Hausaufgaben waren gemacht, das Wetter war genial, draußen lockte das Abenteuer.
Auf ZEHNspitzen schlich er durch das Haus. Ganz leise und vorsichtig den Gang entlang. Schritt für Schritt, eine Stufe nach der anderen, ganz langsam die Treppe hinunter. Tiefer und tiefer. Immer auf der Hut vor seiner NEUNmalklugen Mutter. Er war alt genug, um zu wissen, was gut für ihn war. Immer tiefer und tiefer, Treppenstufe um Treppenstufe ACHTete er darauf, dass sein Atem ruhig und gleichmäßig war, damit er ihn nicht verriet. Seine Mutter war damit beschäftigt, Erdbeermarmelade einzukochen, wie er durch die offene Küchentür erkennen konnte. Das konnte länger dauern und außerdem war sie dadurch auch von allem anderen abgelenkt, wie ein SIEBENschläfer in seiner Baumhöhle, der auch nur aufwacht, wenn er massiv gestört wird – und dass wusste der Junge zu verhindern. Leise reingeschlüpft in seine SECHSy Gummistiefel – so nennt sie zumindest sein Freund Jonas immer, wenn er mit diesem praktischen Schuhwerk ankommt – und leise durch den Hinterausgang ins Freie geschlüpft. Die Türe fiel leise ins Schloss. Seine Mutter hatte nichts gemerkt. Er spürte, wie die Anspannung nachließ. Er atmete befreit auf, so wie der werdende Vater, dem der Arzt vor dem Kreißsaal zunächst zu FÜNFlingen gratulierte, um dann, mit einem verschmitzten Lachen im Gesicht, dem verdutzten Vater zu sagen: „Ganz ruhig, Sie haben eine gesunde Tochter, die restlichen sind ihnen für später reserVIERt." Aber Schluss mit diesen Gedanken. Wichtig war, er hatte es geschafft und war frei. Auf dem Weg zu den Nachbarskindern freute er sich sehr über seine DREIste Tat. Der Bewegungsdrang und die Vorfreude darauf, mit den anderen auf die Äste und ZWEIge der Bäume zu klettern und sich zu fühlen wie EINSt die Piraten auf hoher See, die im Ausguck ihrer Segelschiffe der Zukunft mutig entgegensahen, fühlten sich einfach nur gut an.

Rücknahme:
Und nachdem der Junge sich so richtig ausgetobt und erholt hatte, war es an der Zeit zurückzukehren. Ich weiß weder, ob er nach seiner Rückkehr Erdbeermarmelade probieren durfte, noch wie viel Zeit Sie sich nehmen, um allmählich, in Ihrem Tempo und auf Ihre gewohnte Art und Weise wieder ins Hier und Jetzt zurückkehren.

nach Barber (1996)

95. Was ist mir wichtiger als mein Schmerz?

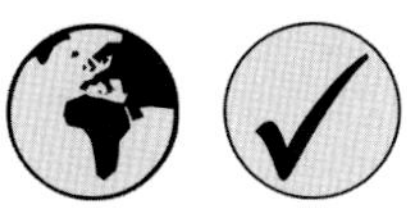

Priming:
Immer wenn sich Ihr Schmerz mal wieder in den Mittelpunkt drängt, sich vordrängelt in der Schlange des Lebens, wenn er das Bewusstsein füllt bis zum Rand mit seinem bitteren Trank – dann ist die Zeit gekommen für eine kleine Meditation über die Frage: „Was ist mir wichtiger als mein Schmerz?"

Tranceinduktion / Vertiefung

Interventionstext:
Lassen Sie nun die wiederkehrende Frage „Was ist mir wichtiger als mein Schmerz?" und die Antwortangebote von A bis Z auf sich wirken. Nehmen Sie wahr, welche Erinnerungen, Bilder, Töne oder Gefühle in Ihnen dazu auftauchen. Sie brauchen nicht laut zu antworten, nur innerlich.

Was ist mir wichtiger als mein Schmerz?
Ausgeglichenheit?
Bildung?
Charisma?
Was ist mir wichtiger als mein Schmerz?
Disziplin?
Ehrlichkeit?
Familie?
Was ist mir wichtiger als mein Schmerz?
Glaube?
Heiterkeit?
Individualität?
Was ist mir wichtiger als mein Schmerz?
Ja-Sagen?
Kompetenz?
Liebe?
Was ist mir wichtiger als mein Schmerz?
Mut?
Natur?
Offenheit?
Was ist mir wichtiger als mein Schmerz?
Persönlichkeit?
Qualifikation?
Ruhe?
Was ist mir wichtiger als mein Schmerz?
Sicherheit?
Toleranz?
Umweltschutz?
Vertrauen?
Was ist mir wichtiger als mein Schmerz?
Wahrheit?
X Möglichkeiten zu helfen?
Yoga?
Zärtlichkeit?

Was sind die drei wichtigsten Werte in meinem Leben, die ich mir nicht nehmen lasse – nicht einmal von meinem Schmerz?

Posthypnotische Suggestion:
Immer wenn sich Ihr Schmerz mal wieder in den Mittelpunkt drängt, sich vordrängelt in der Schlange des Lebens, wenn er das Bewusstsein füllt bis zum Rand mit seinem bitteren Trank – dann ist

vielleicht wieder die Zeit gekommen für eine kleine Meditation über die Frage: „Was ist mir wichtiger als mein Schmerz?"

Rücknahme

nach Mohl (1993)

Der Schmerz ist nur ein Teil von mir

96. Meine gesunden Körperteile

Priming:
Menschen mit chronischen Schmerzen vergessen oft ihre gesunden körperlichen Anteile. Das ist ungünstig, denn dann entsteht der falsche Eindruck, alles sei krank und schmerzhaft im Körper und außerdem kommt das einer Missachtung und mangelnden Würdigung der unzähligen Körperteile gleich, die einwandfrei funktionieren und – oft unter widrigen Bedingungen – verlässlich ihre Aufgabe erfüllen. Es ist gut zu wissen, dass es gesunde Teile im Körper gibt, auf die Sie sich verlassen können. Zuweilen verdienen sie Ihre ungeteilte Aufmerksamkeit.

Tranceinduktion / Vertiefung

Interventionstext:
Wandern Sie mit Ihrer Aufmerksamkeit gemächlich durch Ihren Körper. Schlendern Sie an den bunten Schaufenstern der inneren Empfindungen entlang. Schauen Sie hinein und spüren Sie, wo, in welchem Bereich Ihres Körpers, Sie sich wohl fühlen und wo sich die Schmerzzone mit ihrem unangenehmen Empfinden befindet. Wo fühlt es sich gut an und wo nicht? Die Schmerzzone ist wahrscheinlich schnell gefunden. Sie spüren, wo es weh tut, manchmal natürlich auch nicht. Nun aber zu der Stelle im Körper, die sich momentan gut anfühlt. Leuchten Sie mit Ihrem Wahrnehmungsscheinwerfer auch in die entlegensten Winkel Ihres Körpers, denn manchmal ist es überraschend, an welchen Orten Sie sich wohl fühlen und Wohlgefühl finden können; Körperregionen, an die Sie vorher vielleicht gar nicht gedacht haben. Gut und schlecht, Wohlbefinden und Schmerz – beides existiert nebeneinander. In Ihnen und in allem, was existiert – letztlich eine Bewertungssache. Finden Sie jetzt für sich heraus, welcher Körperbereich sich momentan so richtig wohl und gesund anfühlt: die Hände oder eine davon oder ein einzelner Finger, die Arme, einer davon, ein bestimmter Bereich des Arms oder der Kopf, das Gesicht oder Teile des Gesichts wie Nase oder Ohr, der Rumpf, Teile des Rumpfs, wie Schulterregion oder Bauch? Es bleiben noch das Gesäß, die Beine, die Waden, Knie oder Füße, auch einzelne Zehen können sich wohl und gesund anfühlen. Vielleicht ist es ein größerer Bereich, der sich gesund anfühlt, vielleicht aber auch nur ein Punkt, der sich relativ wohl fühlt. Falls Sie mehrere Orte gefunden haben, die sich gesund anfühlen: erstmal „Herzlichen Glückwunsch!" Wählen Sie dann bitte den Ort aus, der sich am allergesündesten und allerwohlsten anfühlt! Gut.

Beginnen Sie, in diesen ausgewählten gesunden Körperteil oder in diesen, sich wohlfühlenden Punkt hineinzufühlen. Wie fühlen sich die gesunden Empfindungen genau an? Woran erkennen Sie das Wohlempfinden? Ist es dort angenehm kühl, angenehm warm oder wohltuend neutral? Fühlt es sich dort eher leicht oder eher schwer an? Gibt es eigentümliche Empfindungen, wie z. B. ein leichtes Kribbeln oder Strömen oder ganz etwas anderes, gar nicht leicht zu beschreibendes? Erleben Sie das Gesundheitsgefühl eher oberflächlich, auf der Haut womöglich, oder vielmehr in der Tiefe, im Inneren des Körperteils? Nehmen Sie sich Zeit, um Ihre Gesundheitsempfindung so richtig intensiv kennenzulernen. Schlüpfen Sie mit Ihrer Aufmerksamkeit ganz in diesen sicheren und gesunden Ort in Ihrem Körper.

Mit jedem Einatmen kann dieses Wohlempfinden größer werden – ausgehend von diesem, sich wohl und gesund fühlenden Punkt oder Bereich. Mit jedem Einatmen dehnt sich dieses angenehme Empfinden aus. Und mit jedem Ausatmen fließt alle unnötige Anspannung, alles, was sich nicht gut anfühlt, aus Ihrem rechten Arm ab. Einatmen: wie eine Saugpumpe unterstützt der Atem die Ausbreitung des Gesundheitsgefühls im Körper. Das Ausatmen bläst all die unangenehmen Empfindungen im Körper durch den rechten Arm nach draußen. Atmen Sie sich in einen Wohlfühlzustand. Sie haben Zeit.

Posthypnotische Suggestion
Wenn Sie dem Schmerz einmal wieder Ihre ungeteilte Aufmerksamkeit zuteilwerden lassen, verabschieden Sie sich mit Ihrer Aufmerksamkeit von ihm, um Ihr zu diesem Zeitpunkt gesündestes Körperteil aufzusuchen, sich hineinzuversenken und es zu erleben mit all Ihren Sinnen. Der natürliche Atemvorgang unterstützt Sie bei der Ausbreitung des Gesundheitsgefühls.

Rücknahme

nach Besser-Siegmund (1989)

97. Improvisation über kinästhetische Submodalitäten

Priming: wie bei 96.

Tranceinduktion / Vertiefung

Interventionstext:
Wenn ich Ihnen im folgenden Fragen zu körperlichen Empfindungen stellen werde, brauchen Sie diese nur für sich, im Stillen zu beantworten. Sie sollten zur Beantwortung dieser Fragen auch keine Bewegungen durchführen, sondern ruhig auf Ihr Vorstellungsvermögen und Ihre Körperempfindungen vertrauen.
Lenken Sie zu Beginn Ihre Aufmerksamkeit auf Ihre Beine, um zu überprüfen, ob Ihr rechtes oder Ihr linkes Bein leichter ist, ob sich also Ihr linkes oder Ihr rechtes Bein leichter anfühlt.

Und wenn sich ein Bein leichter anfühlt, so ist das andere logischerweise schwerer. Wo macht sich nun die Schwere dieses Beines besonders bemerkbar, im Fuß, im Unterschenkel oder im Oberschenkel? Und fühlt sich die Schwere, die Sie dort empfinden gleich an, wie die Schwere in der linken Hand? Und wenn Sie mit Ihrer Aufmerksamkeit schon in der linken Hand sind, spüren Sie einmal nach, ob die linke Hand kühler ist als die rechte Hand.
Und wenn eine der Hände kühler ist als die andere, ist die auf der Gegenseite natürlich wärmer. Wo fühlen Sie die Wärme in dieser Hand deutlicher, im Handteller oder den Fingern?
Und unabhängig davon, ob die Finger wärmer sind oder der Handteller wärmer ist, welchen Finger spüren Sie am wenigsten?
Welchen Finger spüren Sie hingegen am deutlichsten?
Ziehen Sie von diesem Finger, den Sie am deutlichsten spüren, eine gedachte Linie zu Ihrem großen Zeh auf der gleichen Körperseite. Machen Sie das in Ihrer Vorstellung bitte einmal, genau so, gut, und jetzt bitte noch eine gedachte Linie von diesem Finger ausgehend zu Ihrer Nasenspitze ziehen – prima. Vergleichen Sie jetzt bitte diese beiden Linien und schauen einmal innerlich nach, welcher Abstand größer und welcher kleiner ist.
Und nun konzentrieren Sie sich nur noch auf die Nase und versuchen einmal zu spüren, ob mehr Atemluft durch das linke oder das rechte Nasenloch strömt.
Wie fühlt sich eigentlich der Hohlraum Ihrer Mundhöhle an? Und wie verändern sich Temperatur oder auch andere Empfindungen dort durch das Ein- und Ausatmen?
Bewegt sich beim Atmen mehr Ihre Brust oder Ihr Bauch?
Ich habe vorher schon den großen Zeh angesprochen. Ist der Fuß mit diesem Zeh weiter vom Körper entfernt als der andere? Welcher Fuß steht also weiter vorne? Nur spüren und vorstellen, die Augen bleiben dabei geschlossen.
Und wenn wir schon bei den Augen sind: hinter welchem Auge sehen Sie mehr Restlicht von außen? Hinter welchem Auge ist es also heller, rechts oder links? Und welches Auge ist fester geschlossen, das linke oder das rechte?
Ruht Ihr Kopf momentan gerade auf Ihrem Hals oder ist er eher nach vorne oder nach hinten gebeugt?
Spüren Sie den Druck der Rückenlehne / Unterlage stärker in der linken oder der rechten Schulter? Spüren Sie den Druck der Sitzfläche / Unterlage mehr in der rechten oder in der linken Gesäßhälfte? Ist der Abstand zwischen Ihren Knien kleiner gleich oder größer als der Abstand zwischen Ihren Ellenbogen?
Richten Sie nun Ihre Aufmerksamkeit auf den Übergang zwischen dem Bereich des rechten Armes, der mit Kleidung bedeckt ist und dem Bereich der unbedeckt, also an der Luft ist. Woran spüren Sie den Unterschied? Spüren Sie die Empfindung, die der Kleidungsstoff auf der Haut hinterlässt oder ist es eher ein Temperaturunterschied oder ganz etwas anderes?
Welchen Körperteil spüren Sie momentan am allerwenigsten? Spüren Sie Orte dieses Nicht-Empfindens, das sich ja auch irgendwie anfühlt, im Körper auf. Fangen Sie oben beim Scheitelpunkt des Kopfes an und wandern bei der Suche nach der momentanen Empfindungslosigkeit durch alle Körperteile, von oben nach unten. Immer tiefer und tiefer. Immer weiter und immer tiefer. Empfindungslosigkeit fühlt sich oft leicht an. Vielleicht auch bei Ihnen. Deshalb lassen Sie sich überraschen, welche Teile des Körpers bereits beginnen, sich so leicht anzufühlen, dass Sie schweben, auf Wolke 1, 2, 3 immer leichter, 4, 5, ganz leicht und frei, 6, 7 oder so schwer, dass Sie in einer wohligen Empfindungslosigkeit versinken, wie in einem weichen behaglichen Bett mit frisch duftenden, dicken Decken und Kissen.

Posthypnotische Suggestion
Wenn Sie dem Schmerz einmal wieder Ihre ungeteilte Aufmerksamkeit zuteilwerden lassen, verabschieden Sie sich mit Ihrer Aufmerksamkeit von ihm, um den vielfältigen Empfindungen und Nicht-Empfindungen in Ihrem Körper nachzuspüren, sich in sie hineinzuversenken und über sie hinauszuwachsen.

Rücknahme

nach Revenstorf & Freund (2001)

98. Pendeln zwischen schmerzhaft und gesund

Priming: wie bei 96.

Tranceinduktion / Vertiefung

Interventionstext:
Finden Sie jetzt für sich heraus, welcher Körperbereich sich momentan so richtig wohl und gesund anfühlt. Beginnen Sie nun, mit Ihrer Aufmerksamkeit zwischen dem ausgewählten gesunden Körperteil einerseits und dem schmerzenden Bereich andererseits hin und her zu pendeln.
Wenden Sie sich zunächst dem schmerzenden Bereich zu. Spüren Sie dort eine sich ausdehnende oder eine sich zusammenziehende Empfindung?
Wechseln Sie über zum gesunden Bereich. Spüren Sie dort eher eine sich ausdehnende oder eine sich zusammenziehende Empfindung?
Vergleichen Sie die Druckverhältnisse, wenn Sie sich zuerst dem schmerzenden Bereich zuwenden und schließlich dem gesunden Bereich.
Wo prickelt es mehr: im schmerzenden oder im gesunden Bereich?
Machen Sie sich bewusst, dass in dem Maße, wie sich ein Teil schmerzhaft anfühlt, ein anderer Körperteil genau die gegenteiligen Empfindungen haben kann.
Wie fühlt sich die Spannung im schmerzenden Teil an? Wie im gesunden?
Wie ist das Gewichtsempfinden im schmerzenden Teil, leicht oder schwer? Und wie im gesunden?
Spüren Sie den Schmerz eher oberflächlich oder eher in der Tiefe? Wo hingegen spüren Sie das Gesundheitsempfinden im gesunden Teil: oberflächlich oder in der Tiefe?
Wenn eine Temperatur spürbar ist, ist es im schmerzenden Bereich eher kalt, kühl, warm oder heiß? Und wie ist die Temperatur im gesunden Bereich?
Nachdem Sie nun den Empfindungsunterschieden auf die Spur gekommen sind, pendeln Sie nun mit Ihrer Aufmerksamkeit zwischen dem schmerzenden und gesunden Bereich hin und her. Zunächst die Empfindung im schmerzenden Bereich wahrnehmen. Sobald Sie sie spüren, wechseln Sie bitte sofort in den gesunden Bereich hinüber. Hinspüren, gesunde Empfindungen wahrnehmen und dann gleich wieder hinüber in den anderen Bereich. Registrieren und wechseln, registrieren und wechseln, immer hin und her.

Beenden Sie nun das schnelle Pendeln der Aufmerksamkeit. Was spüren Sie jetzt? Haben sich die Empfindungen vielleicht mit der Zeit vermischt?
Wie dem auch sei – in dem Maße, wie sich die Schmerzen auf ein zufriedenstellendes Maß abgemildert haben, hebt sich nun der Zeigefinger Ihrer rechten Hand. Je milder der Schmerz, desto mehr wird sich der rechte Zeigefinger heben.
(Wenn sich der rechte Zeigefinger deutlich hebt, weiter bei „Posthypnotischer Suggestion", wenn nicht, weiter beim nächsten Abschnitt.)

Wenden Sie sich nun wieder dem Erleben des schmerzenden Bereiches zu. Welches Gefühl kommt auf, wenn Sie in diesen Bereich hineinspüren? Nachdenklichkeit, Gelassenheit, Sorge, Bitterkeit oder ein ganz anderes? Und wenn Sie ein Gefühl erspürt haben, wo genau im Körper spüren Sie dieses Gefühl am deutlichsten? In der Brust, im Bauch, in den Schultern, im Kopf oder woanders?
Wenden Sie sich nun dem Erleben des gesunden Bereiches zu. Welches Gefühl kommt auf, wenn Sie in diesen Bereich hineinspüren? Nachdenklichkeit, Gelassenheit, Freude, Heiterkeit oder ein ganz anderes? Und wenn Sie ein Gefühl dafür haben, wo genau im Körper spüren Sie dieses Gefühl am deutlichsten? In der Brust, im Bauch, in den Schultern, im Kopf oder woanders?
Nachdem Sie nun den Gefühlsunterschieden auf die Spur gekommen sind, pendeln Sie nun mit Ihrer Aufmerksamkeit zwischen den beiden Gefühlsbereichen im Körper hin und her. Sobald Sie das eine Gefühl im Körper spüren, wechseln Sie bitte sofort in den anderen Bereich hinüber. Hinspüren, Gefühl wahrnehmen und dann gleich wieder hinüber in den anderen Bereich. Registrieren und wechseln, registrieren und wechseln, immer hin und her.
Beenden Sie nun das schnelle Pendeln der Aufmerksamkeit. Was spüren Sie jetzt? Haben sich die Gefühle vielleicht mit der Zeit vermischt?
Wie dem auch sei – in dem Maße, wie sich die Schmerzen auf ein zufriedenstellendes Maß abgemildert haben, hebt sich nun der Zeigefinger Ihrer rechten Hand. Je milder der Schmerz, desto mehr wird sich der rechte Zeigefinger heben.
(Wenn sich der rechte Zeigefinger deutlich hebt, weiter bei „Posthypnotischer Suggestion", wenn nicht, weiter beim nächsten Abschnitt.)

Nehmen Sie jetzt wahr, welches Bild vor Ihrem inneren Auge auftaucht, wenn Sie Ihre Aufmerksamkeit dem schmerzenden Bereich zuwenden? Steht dieses Bild in Ihrer Vorstellung direkt vor Ihnen oder mehr rechts oder links im Raum? Ist es ein stillstehendes Foto oder ein Film mit Bewegungen? Ist das, was Sie sehen eher farbig oder schwarz-weiß? Ist es gut konturiert oder unscharf? Schauen Sie mehr in den Vordergrund des Bildes oder Films oder eher in den Hintergrund? Ist es dort eher hell oder dunkel? Woher kommt das Licht und wie beleuchtet es die Szene? In welcher Entfernung zu Ihnen ist das Bild oder der Film? Oder befinden Sie sich mitten drin?

Welches Bild taucht vor Ihrem inneren Auge auf, wenn Sie Ihre Aufmerksamkeit dem gesunden Bereich zuwenden?
Steht dieses Bild in Ihrer Vorstellung direkt vor Ihnen oder mehr rechts oder links im Raum? Ist es ein stillstehendes Foto oder ein Film mit Bewegungen? Ist das, was Sie sehen eher farbig oder schwarz-weiß? Ist es gut konturiert oder unscharf? Schauen Sie mehr in den Vordergrund des Bildes oder Films oder eher in den Hintergrund? Ist es dort eher hell oder dunkel? Woher kommt das Licht und wie beleuchtet es die Szene? In welcher Entfernung zu Ihnen ist das Bild oder der Film? Oder befinden Sie sich mitten drin?

Nachdem Sie nun die unterschiedlichen bildhaften Eindrücke erlebt haben, pendeln Sie nun mit Ihrer Aufmerksamkeit zwischen den beiden Bildern oder Filmen hin und her. Sobald Sie das eine Bild sehen, wechseln Sie bitte sofort zum anderen Bild hinüber. Hinspüren, Bild wahrnehmen und dann gleich wieder zum anderen Bild. Registrieren und wechseln, registrieren und wechseln, immer hin und her.
Beenden Sie nun das schnelle Pendeln der Aufmerksamkeit. Was taucht jetzt auf, wenn Sie sich in stiller Betrachtung innerlich zurücklehnen?

Posthypnotische Suggestion:
Das Ganze ist mehr als die Summe seiner Teile. Und es fühlt sich auch anders an. Wenn der Schmerz Sie nervt, können Sie mit Ihrer Aufmerksamkeit zwischen dem schmerzenden und einem gesunden Bereich des Körpers hin und herpendeln, um sich überraschen zu lassen, wie sich das Gesamtempfinden und -befinden positiv verändert.

Rücknahme

nach ALMAN & LAMBROU (1995)

Von allem etwas ...

99. Den Schmerz in den Urlaub schicken

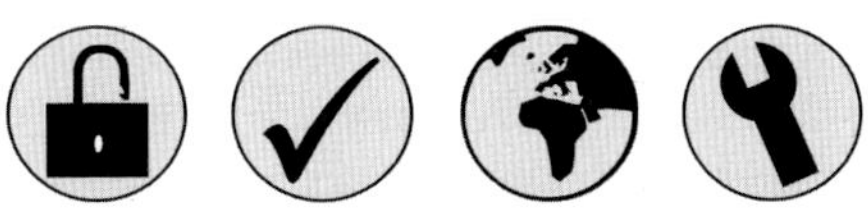

Priming:
Wir sind es gewohnt, uns vom Schmerz abzuwenden, sogar gegen ihn zu kämpfen. Weil es aber Aufgabe des Schmerzes ist, uns auf ein ernsteres Problem hinzuweisen, als der Schmerz selbst es ist, wird er weiterhin bemüht sein, unsere Aufmerksamkeit zu erlangen. Wenn Sie nun Ihr gewohntes Verhalten ändern und Ihre Aufmerksamkeit auf den Schmerz richten, werden Sie vermutlich den Schmerz erst einmal stärker wahrnehmen. Er wird aber bald wieder schwächer werden, denn er hat erreicht, was er wollte: Ihre ungeteilte Aufmerksamkeit. Sie sollen erfahren, warum er seine Signale schickt. Und während sich Ihr Unbewusstes darum kümmert, die Ursache für seine Meldungen herauszufinden, um Sie später dem Bewusstsein zugänglich zu machen, und die notwendigen und möglichen Veränderungen vorbereitet, können wir ihm eigentlich einen Urlaub anbieten, denn er hat seinen Teil des körperbezogenen Gesundheitsvertrages erfüllt.

Tranceinduktion / Vertiefung

Interventionstext:
Ihr Körper kann sich hier in Ruhe erholen, auf eine Weise, die dem Verstand oft fremd ist, weshalb es gut ist, wenn sich der Verstand davon ein Stück weit entfernt, damit der Körper sich wirklich in Ruhe um sich kümmern kann. Und so möchte ich Sie einladen und ermuntern, etwas vielleicht Ungewohntes zu tun, indem Sie sich Ihrem Schmerz zuwenden. Dieses Mal zwingt Sie nicht der Schmerz zur Hinwendung – Sie tun es aus eigenem Antrieb, und das ist ein Unterschied. Der Schmerz ist ein bedeutender Verbündeter. Er ist fast immer ungeliebt und tut dennoch seine Arbeit, die dem Erhalt der Gesundheit dient. Wenn er eine unmittelbare Bedrohung des Körpers anzeigt, muss er so lange erhalten bleiben, vielleicht sogar verstärkt werden, bis Maßnahmen ergriffen werden, um die Gesundheit zu erhalten. Und es gibt immer auch Wege, dies zu tun, auch wenn sie zunächst im Verborgenen liegen. Gleichzeitig kann Ihr bewusster Verstand dem Unbewussten den Auftrag geben, so lange mit dem Schmerz in Verbindung zu bleiben, sich mit ihm an einen inneren Verhandlungstisch zu setzen und die Dinge neu zu betrachten, bis es ihn verstanden hat, bis es auf der richtigen Ebene erfasst hat, was er Ihnen sagen möchte, zu welchem Zweck er eigentlich bei Ihnen ist. Später wird Ihnen bewusst werden, was das Unbewusste herausgefunden hat und welche Veränderungsmaßnahmen es vorschlägt. Und ich weiß nicht, wie lange dieses leise Zwiegespräch dauern wird, denn Zeit ist relativ, und manchmal erschließt sich eine Bedeutung im Bruchteil eines Augenblicks, während andere Einsichten ihre Zeit brauchen und nicht beschleunigt werden können und wollen. Es ist gut zu wissen, dass im Verborgenen gute Arbeit geleistet wird, während Sie in der Zwischenzeit einfach durchatmen und sich erholen dürfen. (2 – 3 Minuten Pause)
Und jetzt lade ich Sie ein, etwas Überraschendes zu tun: Sie bedanken sich beim Verhandlungspartner Schmerz und geben ihm für die nächsten Minuten Urlaub. Er wird womöglich erstaunt reagieren und vielleicht sogar protestieren, der Schmerz, denn er weiß, wie wichtig er ist – aber er wird sich auch freuen, denn selten schaut ihn jemand bewusst an und kaum jemand würdigt seine Arbeit. Außerdem kann er sich wirklich nicht erinnern, wann ihm jemand zuletzt Urlaub angeboten hat. Er braucht deshalb ein ganzes Weilchen, um sich an den Gedanken zu gewöhnen.

Schließlich ist die Verlockung aber zu groß: Er packt seine Reisetasche mit all seinen schmerzerzeugenden Utensilien, verstaut sie sicher, packt sie weg und verlässt für ein Weilchen seinen Wirkungskreis, vielleicht das erste Mal seit langem. Und es tut ihm sehr gut, gehen zu können, auch er muss sich mal erholen. Und so können Sie es sich in der Zwischenzeit irgendwie auch gut gehen lassen, noch besser als vorher, indem Sie vielleicht ein paar schöne Bilder kommen lassen, möglicherweise aus der Vergangenheit oder aus der Fantasie. Auch Gefühle können dann auftauchen, Gefühle, die Ihnen wirklich gut tun.

Und ich weiß nicht, wann der Schmerz zurückkehrt. Zuerst wird er sehr leise kommen, denn eigentlich ist er sehr rücksichtsvoll, und wenn er feststellt, dass Sie ihn gerade nicht brauchen, wird er wieder gehen. Durch seinen Urlaub ist er ausgeruht und kann Ihrem Unbewussten weitere Ratschläge geben, wie Ihnen zu helfen ist, damit er häufiger mal gehen kann und schließlich vielleicht sogar weitgehend unnötig wird. Vielleicht wird er in Zukunft noch weitere freundliche und beratende Gespräche mit Ihrem Unbewussten führen, denn wie Sie aus eigener Erfahrung wissen, laufen die Dinge nach einer ausreichenden Auszeit besser, ruhiger, auf neuen Wegen oft, die vorher nicht einmal zu ahnen waren.
Und wenn der Schmerz erholt ist, hat auch er sich verändert. Denn nichts, was einmal geht, wird genau so zurückkommen, wie es gegangen ist. Er wird Ihnen wichtige Tipps geben und Sie mögen erstaunt sein, wie viel er weiß über Ihren Körper und Ihre Gesundheit. Deshalb ist es gut, wenn Sie ihm aufmerksam zuhören und das, was er Ihnen sagt, befolgen. Während Sie jetzt mit dem Ausat-

men noch ein Stück tiefer sinken können, in den nächsten ein bis zwei Minuten noch einmal tiefer, so tief, dass Sie die positiven Veränderungen in Ruhe geschehen lassen können, während Sie einfach nur hier sind, angenehm schwer oder leicht und wohlig warm.

Posthypnotische Suggestion:
Immer dann, wenn es Ihnen schmerzmäßig zu viel und die Last zu groß wird, wenden Sie das Neue an: Verstand und Schmerz an den Verhandlungstisch, danach in den inneren Urlaub – getreu dem Motto: „Erst die Arbeit und dann das Vergnügen".

Rücknahme

nach Wilk (2005)

Literatur:

- Achterberg, J. (1996). Rituale der Heilung. Die Kraft von Phantasiebildern im Gesundheitsprozeß. München: Goldmann.
- Alman, B.M. & Lambrou, P.T. (1995). Selbsthypnose. Ein Handbuch zur Selbsttherapie. Heidelberg: Carl Auer.
- Bangert, C. (2004). Heilen und Schmerz. Köln: Nyingma Zentrum Deutschland e.V.
- Barber, J. (1996). Hypnosis and suggestion in the treatment of pain. New York: W.W. Norton & Company.
- Besser-Siegmund, C. (1989). Sanfte Schmerztherapie mit mentalen Methoden. Düsseldorf: ECON.
- Dahl, J.C., Wilson, K.G., Luciano, C. & Hayes, S.C. (2005). Acceptance and Commitment Therapy for Chronic Pain. Reno: Context Press.
- Grinder, J. & Bandler, R. (1982). Die Struktur der Magie II. Paderborn: Junfermann.
- Gustafsson, L. (1978). Der Tod eines Bienenzüchters. München: Carl Hanser Verlag.
- Heinze, R. & Vohmann-Heinze, S. (1996). NLP – mehr Wohlbefinden und Gesundheit. München: Gräfe und Unzer.
- Hoppe, F. (1986). Direkte und indirekte Suggestionen in der hypnotischen Beeinflussung chronischer Schmerzen. Frankfurt am Main: Peter Lang.
- Hoppe, F. (2001). Chronischer Schmerz. In D. Revenstorf & B. Peter (Hrsg.), Hypnose in Psychotherapie, Psychosomatik und Medizin. Heidelberg: Springer.
- Jacobs, S. (2002). Therapiemanual Verhaltenstherapeutische Hypnose bei chronischem Schmerz. Göttingen: Universität Göttingen, Georg-Elias-Müller-Institut für Psychologie.
- Jungnitsch, G. (2003). Rheumatische Erkrankungen. Göttingen: Hogrefe.
- Kabat-Zinn, J. (2006). Gesund durch Meditation. Frankfurt am Main: Fischer.
- Kaiser Rekkas, A. (2005). Im Atelier der Hypnose. Heidelberg: Carl Auer.
- Kossak, H.C. (2004). Hypnose. Weinheim: Beltz Psychologie Verlags Union.
- Meiss, O. (2001). Hypnotherapie bei psychosomatischen Störungen. In D. Revenstorf & B. Peter (Hrsg.), Hypnose in Psychotherapie, Psychosomatik und Medizin. Heidelberg: Springer.
- Milzner, G. (1999a). Schmerz und Trance. Die Hypnotherapie von Schmerzsyndromen. Band 1: Theorie und Transfer. Heidelberg: Carl Auer.
- Milzner, G. (1999b). Schmerz und Trance. Die Hypnotherapie von Schmerzsyndromen. Band 2: Fallgeschichten und Interventionen. Heidelberg: Carl Auer.
- Mohl, A. (1993). Der Zauberlehrling. Das NLP Lern- und Übungsbuch. Paderborn: Junfermann.
- Mohl, A. (1996). Der Meisterschüler. Der Zauberlehrling II. Paderborn: Junfermann.
- Perren-Klingler, G. (2005, März). Nur wer den Schmerz im Körper kennt, kann mit ihm umgehen. Workshop im Rahmen der Jahrestagung „Schmerz und Hypnose" von M.E.G. und DGPSF in Bad Orb.
- Peseschkian, N. (1979). Der Kaufmann und der Papagei. Frankfurt am Main: Fischer.
- Peter, B. (1986). Hypnotherapeutische Schmerzkontrolle. Hypnose und Kognition Band 3, Heft 1, 27-41.
- Peter, B. (2004). Hypnose. In H.D. Basler, C. Franz, B. Kröner-Herwig, H.P. Rehfisch (Hrsg.), Psychologische Schmerztherapie. Heidelberg: Springer.
- Peters, G. (1990). Imaginative Schmerztherapie. Frankfurt am Main: Peter Lang.
- Rehfisch, H.P., Basler, H.D. & Seemann, H. (1989). Psychologische Schmerzbehandlung bei Rheuma. Heidelberg: Springer.
- Revenstorf, D. Klinische Hypnose nach Milton Erickson. Ausbildungsmanual zu den Kursen B1 bis B8. Tübingen: Milton Erickson Gesellschaft für klinische Hypnose. Zur Veröffentlichung eingereicht.
- Revenstorf, D. & Freund, U. (2001). Indirekte Induktion und Kommunikation. In D. Revenstorf & B. Peter (Hrsg.), Hypnose in Psychotherapie, Psychosomatik und Medizin. Heidelberg: Springer.

- Revenstorf, D. & Peter, B. (Hrsg.). Hypnose in Psychotherapie, Psychosomatik und Medizin. Heidelberg: Springer.
- Revenstorf, D. & Zeyer, R. (2001). Hypnose lernen. Heidelberg: Carl Auer.
- Schlarb, A. (2004, Oktober). Ein hypnotherapeutisches und verhaltenstherapeutisches Behandlungskonzept bei Insomnie. Workshop zu Schlafstörungen in Tübingen.
- Schmidt, G. (2005, März) Schmerz im System. Workshop im Rahmen der Jahrestagung „Schmerz und Hypnose" von M.E.G. und DGPSF in Bad Orb.
- Scholz, O.B. (2006). Hypnotherapie bei chronischen Schmerzerkrankungen. Bern: Huber.
- Simonton, O.C., Simonton S.M. & Creighton, J. (1982). Wieder gesund werden. Reinbek bei Hamburg: Rowohlt.
- Stenzel, A. (2004). Schmerzen überwinden. 30 psychologische Techniken zur Schmerzkontrolle. München: CIP-Medien.
- Svoboda, T. (1989). Schmerzen psychologisch überwinden: ein Selbsthilfebuch. Zürich: Oesch.
- Svoboda, T. (1994). Wege aus dem Kopfschmerz. Mannheim: PAL.
- Vopel, K.W. (1994). Sich gesund erhalten. Salzhausen: Iskopress.
- Weber, R. (2001). Hypnotherapie in der Psychosomatik – ein therapeutisches Modell. In D. Revenstorf & B. Peter (Hrsg.), Hypnose in Psychotherapie, Psychosomatik und Medizin. Heidelberg: Springer.
- Wilk, D. (2005). Auf den Schultern des Windes schaukeln. Heidelberg: Carl-Auer.
- Winderl, E. (1986). Die Hypnotische Therapie chronischer Schmerzen. Frankfurt am Main: Peter Lang.
- Zeyer, R. (2001). Stress. In D. Revenstorf & B. Peter (Hrsg.), Hypnose in Psychotherapie, Psychosomatik und Medizin. Heidelberg: Springer.

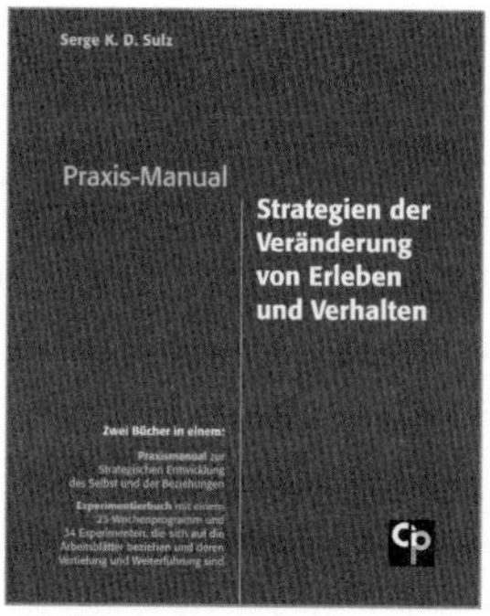

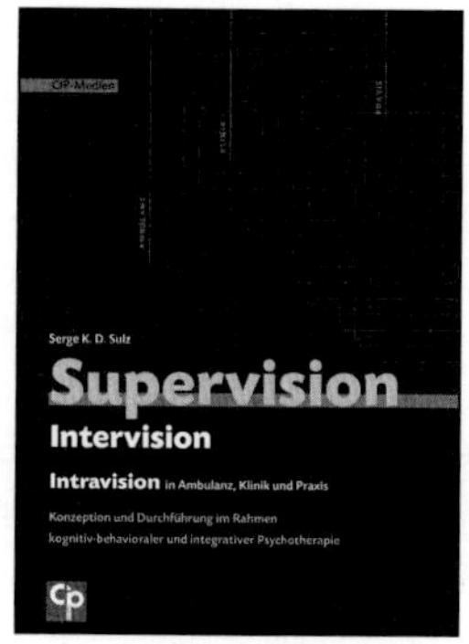

Serge K. D. Sulz

Praxismanual: Strategien der Veränderung von Erleben und Verhalten

Ein sicherer Weg zu den Ursachen psychischer Fehlentwicklung. Eine zuverlässige Hilfe aus dem Dickicht fehlgeleiteter Gefühle zur Entwicklung einer gesunden Persönlichkeit. Ein Therapiemanual mit einer Fülle von therapeutischen Interventionen. Für Einzeltherapie und Selbsterfahrung.
Neu als Hardcoverbuch | Bibl. Nr. 19785
377 Seiten | € 37,50

E-Learning-CD dazu:

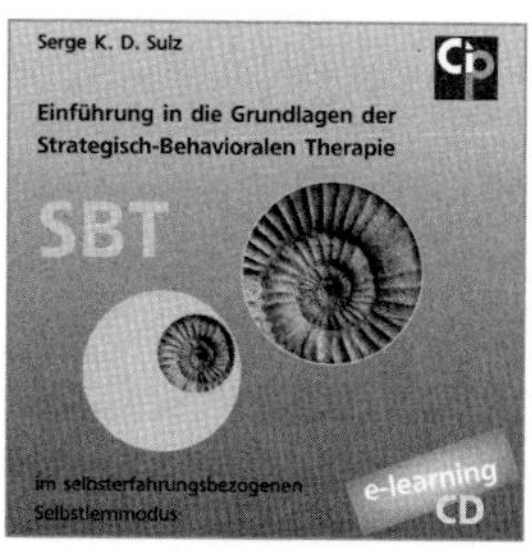

Serge K. D. Sulz

Supervision, Intervision und Intravision in Ambulanz, Klinik und Praxis

Konzeption und Durchführung im Rahmen kognitiv-behavioraler und integrativer Psychotherapie.
Ein unentbehrlicher Leitfaden für Supervision, Intervision, Qualitätszirkel und therapeutisches Qualitätsmanagement in der Klinik, im Institut und in der Praxis. Wir bauen die Konzeption von Supervision auf vier grundlegenden wissenschaftlichen Fundamenten auf: Selbstregulation, Selbstorganisation, Selbstentwicklung, Neurobiologische Gedächtnis- und Emotionsforschung.
Unter Berücksichtigung von prozessualen Beziehungs- und Interaktionsaspekten wird in diesem Buch auf Supervision eingegangen. Sowohl die besondere Aufgabe des Supervisors als Mentor in der Ausbildung als auch die supervisorische Perspektiveneinnahme in der Intervision sind Thema der Betrachtungen. Dabei wird das Arbeiten mit Beziehungen und Emotionen ebenso untersucht wie die ganzheitliche Entwicklung und der Aufbau professioneller Fähigkeiten. Ein Praxisbuch für Supervisoren und Therapeuten – auch im Sinne von Qualitätsmanagement zur Optimierung der Prozess- und Ergebnisqualität.
Bibl. Nr. 16460 | 399 Seiten | 64,– €

Serge K. D. Sulz

E-Learning-CD – Einführung in die Grundlagen der Strategisch Behavioralen Therapie SBT im selbsterfahrungsbezogenen Selbstlernmodus

Neben einer Einführung in die psychologischen Grundlagen des Verständnisses der menschlichen Psyche lernen Sie sich besser kennen, die Entstehung Ihrer eigenen Persönlichkeit und weshalb Ihre Beziehungen so sind wie sie sind. Sie lernen den psychologischen Ansatz, indem sie am Monitor lesen, Fragen beantworten, Themen bearbeiten und mal selbsterfahrend, mal psychoedukativ von diesem neuen Erkenntnisgewinn doppelt profitieren. Ein effektiver Lernprozess! Der Lernstoff besteht aus dem Themenkern des Praxismanuals zur Strategischen Veränderung des Erlebens und Verhaltens.
Sprachen: Deutsch, Englisch, Spanisch | Nur für Windows | Bibl. Nr. 19730 | € 49,–

Als Sisyphus seinen Stein losließ. Oder: Verlieben ist verrückt!

Ein psychologisches Lesebuch über menschliche Überlebensformeln und individuelle Entwicklungschancen

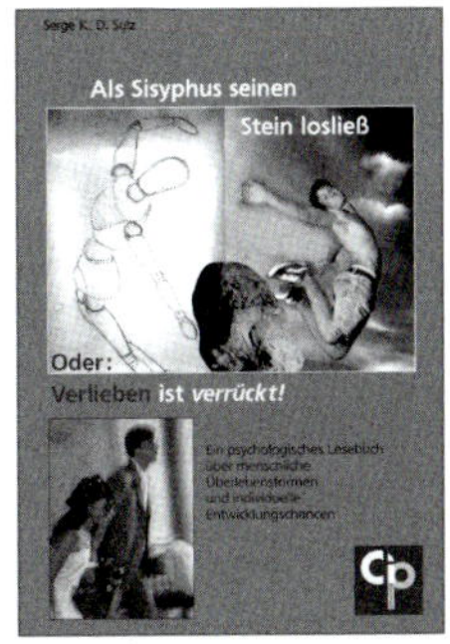

Der Reichtum an klinischer Erfahrung, die Klarheit in der gedanklichen Durchdringung und die emotionale Sensibilität im Erspüren der menschlichen Psyche lassen den Leser eintauchen in das, was Menschsein mit Leib und Seele heißt, lassen ein tiefes Verständnis entstehen, sich selbst in diesem Spiegel zu finden, die Bindungen zu den wichtigen Anderen zu begreifen und die Entstehung und weitere Entwicklung als Kosmos zu erblicken, der unser Leben umspannt. Eine spannende Lektüre für alle, die interessiert sind am Verständnis der menschlichen Psyche und unvermeidlich auch am Verstehen des eigenen Selbst und seiner Beziehungen.

S. K. D. Sulz | 360 Seiten | Bibl. Nr. 10022 | € 29,–

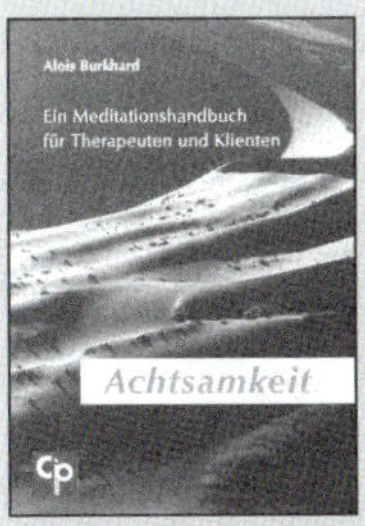

Achtsamkeit
Das Konzept der Achtsamkeit erfährt zunehmendes Interesse. Achtsamkeit bedeutet ganz in der Gegenwart, im Hier und Jetzt zu sein und sich seiner Gefühle, Gedanken und Handlungen in jedem Augenblick voll bewusst zu sein. Mittlerweile gibt es eine ganze Anzahl von Studien, die die Wirksamkeit bestätigen. Achtsamkeit kann man sich jedoch nicht theoretisch einverleiben, sondern man muss sie einüben.
Alois Burkhard | Bibl. Nr. 16455 | 18,– €

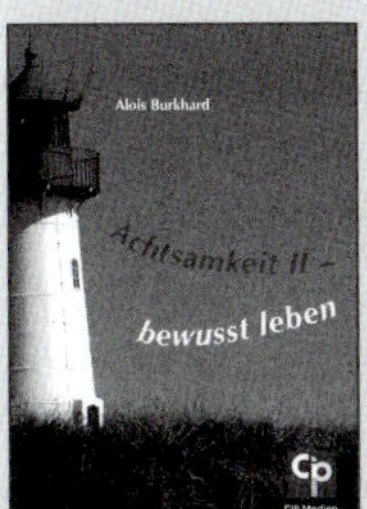

Achtsamkeit II – bewusst leben
Mittlerweile wird Achtsamkeitsmeditation auch bei der Behandlung von Depressionen und Sucht eingesetzt. Für Patienten in krisenhaften Situationen ist Achtsamkeit eine große Hilfe zur Selbsthilfe. Aber natürlich ist diese Form der Meditation für jeden Menschen ein wichtiger Helfer im hektischen Alltag.
Alois Burkhard | Bibl. Nr. 18624 | 22,– €

Im ersten Buch werden die Grundlagen der Achtsamkeit ausführlich erklärt, aber man muss es nicht gelesen haben, um Achtsamkeit II zu verstehen. Der Unterschied besteht darin, dass im zweiten Buch die Achtsamkeitsübungen länger und anspruchsvoller sind.

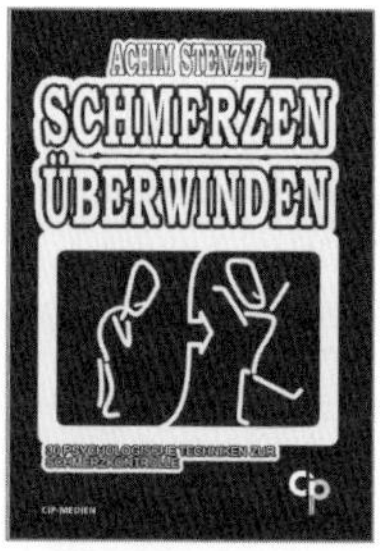

Achim Stenzel

Schmerzen überwinden

30 psychologische Techniken zur Schmerzkontrolle

Noch bevor die Psychotherapie beginnt oder parallel dazu ist das Wissen um das Phänomen Schmerz und um die Möglichkeiten eines wirksamen Umgangs mit diesem eine große Hilfe. Höchst aufschlussreich und sofort umsetzbar.

110 Seiten | € 18,–
Bibl. Nr. 16380

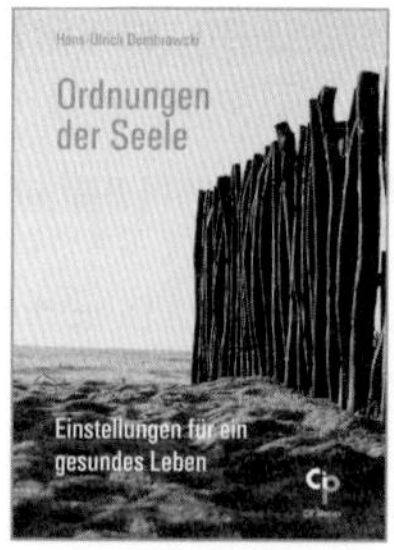

Hans-Ulrich Dombrowski

Ordnungen der Seele

Einstellungen für ein gesundes Leben

Probleme im Umgang mit sich und anderen führen dazu, dass das Leben immer weniger Freude bereitet. Ausgangspunkt ist die Erkenntnis, dass Einstellungen und Verhaltensweisen irgendwann im Leben gelernt werden und deshalb auch wieder verlernt werden können.

158 Seiten | € 18,–
Bibl. Nr. 19792

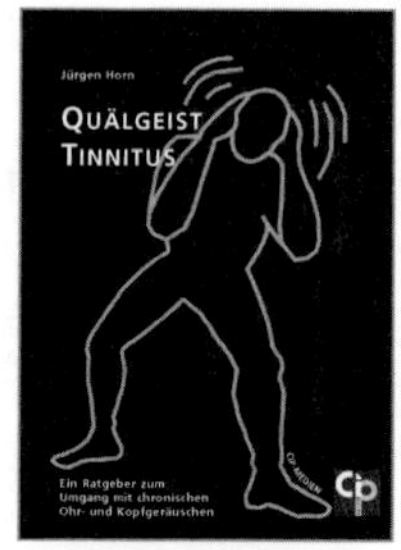

Jürgen Horn

Quälgeist Tinnitus

Der Umgang mit chronischen Ohrgeräuschen will gelernt sein. Dieses Buch wendet sich an Menschen, die sich von ihrem Tinnitus gequält und beeinträchtigt fühlen. Der Autor will einerseits Grundinformationen rund um das Thema Ohrgeräusche liefern, die den heimsuchenden Störenfried Tinnitus etwas menschlicher erscheinen lassen. Andererseits wird viel Wert darauf gelegt, dass der Tinnitus jenem grundlegenden Lebensparadox gehorcht, nach dem sich nur das verändern kann, das akzeptiert wird.

149 Seiten | € 18,50
Bibl. Nr. 16413

Dorothea Huber/Sibylle Kraemer (Hrsg.)

PSYCHOTHERAPIE FÜR DIE PRAXIS

Schwierige Patienten in der Psychotherapie

Aktuelle psychodynamische und verhaltenstherapeutische Konzepte

Welcher Psychotherapeut ist frei von Gefühlen wie Befangenheit, Unsicherheit, Missmut, gar Ärger, wenn er „schwierige" Patienten erlebt oder über diese spricht? Oft wird aber nicht von den eigenen Beziehungsgefühlen ausgegangen, sondern der Patient wird als schwierig, da aggressiv, narzisstisch, unkooperativ geschildert.

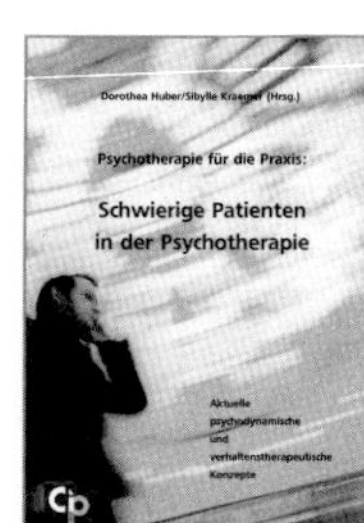

Hier setzt die eigentliche psychotherapeutische Arbeit an. Denn welcher Patient ist eigentlich nicht „schwierig"? Patienten haben Probleme. Sie sind aber auch nicht völlig anders als andere Menschen, ihre Probleme, in welcher Form auch immer, sind allerdings extremer. Sie sind im eigentlichen Sinne „normale" Menschen, die momentan krank sind oder Probleme haben. Das Zusammenspiel der Beteiligten, deren Interaktion, d. h. für den therapeutischen Spezialfall die Beziehung zwischen Therapeuten und Patienten, sollte im Blickpunkt unserer Aufmerksamkeit sein. Das wissen wir alle.

Wie das im Einzelnen aber aussehen kann, ist konkret am Beispiel von in diesem Buch vorgelegten theoretischen Überlegungen und Fallgeschichten zu erfahren.

Bibl. Nr. 20815 | 127 Seiten | € 20,–